Mayo Clinic 科普译丛

消化系统健康全书

胃肠道常见病防治指南

原书第 4 版

Mayo Clinic on Digestive Health

主编　（美）萨希尔·卡纳（Sahil Khanna, M. B. B. S.）

主审　段丽萍

主译　屈　伟

译者　（以姓氏拼音为序）

　　　赖雅敏　刘馨燕　刘燕南　庹晓晔

　　　王雪梅　姚宏伟　钟娉婷　朱　岳

U0217218

北京科学技术出版社

Mayo Clinic on Digestive Health, 4th Edition by Dr. Sahil Khanna M. B. B. S.

Copyright © 2020 Mayo Foundation for Medical Education and Research (MFMER)

Published by arrangement with Nordlyset Literary Agency

through Bardon-Chinese Media Agency

Simplified Chinese translation copyright © 2023

by Beijing Science and Technology Publishing Co., Ltd.

ALL RIGHTS RESERVED

著作权合同登记号　图字：01-2020-3289

图书在版编目（CIP）数据

　　消化系统健康全书：原书第 4 版 /（美）萨希尔·卡纳（Sahil Khanna）主编；屈伟主译. —北京：北京科学技术出版社，2023.10

　　书名原文：Mayo Clinic on Digestive Health

　　ISBN 978-7-5714-3172-3

　　Ⅰ.①消… Ⅱ.①萨… ②屈… Ⅲ.①消化系统疾病—防治 Ⅳ.①R57

　　中国国家版本馆CIP数据核字（2023）第141257号

责任编辑：赵美蓉	电　话：	0086-10-66135495（总编室）	
责任校对：贾　荣		0086-10-66113227（发行部）	
责任印制：吕　越	网　址：	www.bkydw.cn	
图文制作：北京锋尚制版有限公司	印　刷：	北京宝隆世纪印刷有限公司	
出 版 人：曾庆宇	开　本：	700 mm × 1000 mm　1/16	
出版发行：北京科学技术出版社	字　数：	250 千字	
社　址：北京西直门南大街 16 号	印　张：	18.5	
邮政编码：100035	版　次：	2023 年 10 月第 1 版	
ISBN 978-7-5714-3172-3	印　次：	2023 年 10 月第 1 次印刷	

　　定　价：128.00元

推荐序

关爱胃肠　呵护健康

作为一名消化专科医生，我看到《消化系统健康全书：原书第 4 版》（*Mayo Clinic on Digestive Health*）既惊喜又感动。认真翻看这本书后，我发现它虽然是一本针对患者的科普读本，但具有很强的专业性，也适用于非消化专科的医护人员阅读参考。全书涉及的内容广泛，从如何保持消化系统健康，到出现消化系统疾病时怎样应对，图文并茂，通俗易懂。中国古人讲"病从口入"，本书特别针对消化系统疾病的预防和治疗，从吃什么到如何吃均有阐述。

感触深刻的有两处。一是第一部分第 2 章讲到了近年来发展迅速的肠道微生物组相关内容。肠道微生物作为人体的重要组成部分，在维持机体健康方面发挥着巨大的作用。第一句话"你的样子由你所吃的东西决定"（You are what you eat）生动地呈现了肠道微生态平衡对机体的重要性。书中系统介绍了影响肠道微生态的主要因素，包括生活方式、饮食和药物等，以及与肠道微生态紊乱相关的一些常见疾病，如肠易激综合征、过敏、肥胖和代谢异常以及神经精神系统疾病，如孤独症等。书中展现的最新研究成果不仅能够帮助患者更好地理解疾病的发生发展，更重要的是能够指导读者通过合理的膳食和健康的生活方式维护肠道内环境的平衡。书中所持理念的应用已经不仅仅限于消化系统健康的维护，从大健康——人与自然和环境和谐相处——的角度看也非常重要。二是本书的附录给出了针对改善消化道症状的"FODMAP饮食计划"，详细列出了富含FODMAP（可发酵的寡聚糖、双糖、单糖和多元醇）成分的食物和饮料，以及根据个体的状况需要进行剔除和调整的食物。这些内容不仅对消化道疾病患者，特别是有腹痛、腹胀和腹泻等症状的功能性胃肠病患者重要，对健康人群消化系统的管理也非常重要。

随着生活节奏的加快、工作压力的增大，人们的消化系统最容易出现不适和症状。指导大众通过合理饮食和采用健康生活方式预防消化系统症状和疾病的发生，帮助患者准确描述症状的特点、积极配合医生的治疗、主动参与疾病的管理，对于疾病的预防、诊断和治疗都非常重要。本书无疑能够协助医生为患者提供更多的知识和更大的帮助。

希望《消化系统健康全书：原书第4版》中文译本的出版能够帮助更多的人拥有健康的胃肠道和快乐的生活！

段丽萍

北京大学医学部副主任

北京大学第三医院大内科主任

消化科主任医师、教授

前言

消化系统的概念似乎很容易理解，就是把食物放进嘴里，消化器官将食物分解，食物中的营养物质被肠道吸收，其余的则被当作废物排出。听起来很简单，不是吗？

事实上，人类的消化系统非常复杂。它既是食物的运输队，又是食物的加工厂，它需要许多不同器官的高效合作，才能把你吃的和喝的东西转化成能促进健康的复合营养物质。有时候，这个系统也会出现问题，或者说它的状态偏离了其该有的工作过程。

《消化系统健康全书：原书第4版》涵盖了对最常见消化系统疾病的症状、体征、病因、诊断和治疗以及预防的思考。也许你曾经历过烧心、腹泻、便秘、恶心或胀气引起的暂时不适，并试图搞清楚是什么原因可能引发这些症状。也许你遇到了某一个常见的消化问题，如胃食管反流病、消化性溃疡、胆结石，你需要了解关于治疗的信息。如果你长期有消化系统问题，如克罗恩病、乳糜泻，你可能正在寻求应对技巧。

在过去的十年里，我们看到了对许多消化系统疾病的理解、早期诊断和治疗方面的巨大进步。比如，今天我们对肠道，特别是肠道内的微生物组在维持整体健康中所起的重要作用有了更好的理解，我们也看到了肠道健康与身体其他系统健康之间的联系。这也产生了很多关于吃或者不吃什么有益于肠道健康的猜测和纷杂信息。

这本书涉及的内容非常广泛，从怎样保持消化系统健康，到出现消化系统疾病时如何应对等问题，从中都能找到答案。有些时候，人们在寻求医生的帮助之前等待太久。一般来说，越早解决问题，就越容易防止问题变得严重。

希望这本书能帮助你享受更高质量的生活，减少对消化系统的担忧。祝你消化好！

萨希尔·卡纳医生
（Dr. Sahil Khanna）

目录

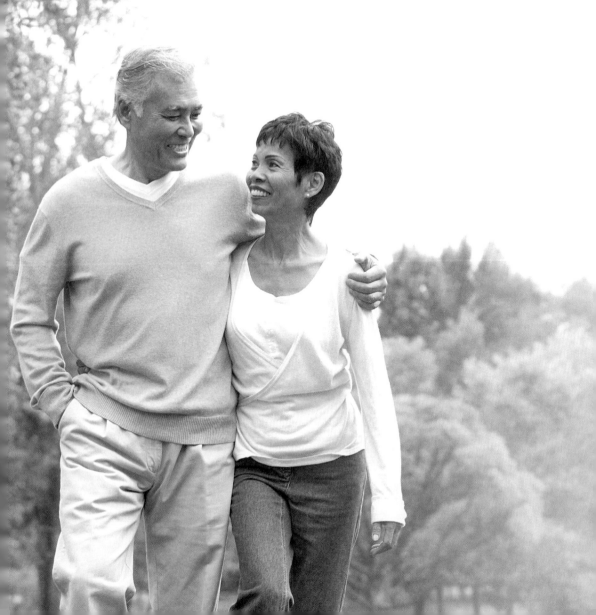

第一部分
消化健康基础

第 1 章

为什么你会有消化道问题

健康的身体和健康的肠道是相辅相成的。消化功能是维持生存和身体成长的关键功能之一。食物里含有必需的营养物质，给身体细胞提供营养和能量，以维持身体的生长、发育和自我修复。

你吃东西的时候，所摄食物在为身体提供营养前必须先进行转化。这就是消化系统的基本功能——把食物分成小块，再通过消化液进行化学转化，从而将营养物质提取出来并吸收进血液中（剩下的杂质将作为废物排出）。食物的分解主要通过消化液的作用，发生在口腔、胃和肠道，还要借助牙齿的撕咬、研磨等动作。

正常情况下，消化道的各个器官各司其职，高效运行。但是就像任何

由元件组成的复杂系统一样，有时程序会发生故障，即使是轻微失灵也可能产生问题。

当问题发生时，身体就会出现症状和体征。这是你的身体在告诉你有些事情不太对劲。通常情况下，这些问题都是小问题，也不经常发生，但有时可能会变得复杂，并且长期存在。

报警症状

出现烧心、疼痛、痉挛、胀气、恶心、腹泻、便秘、出血等症状时，你的身体在告诉你，你的消化系统出问题了。有时你可能会忽视这些胃肠道里正在发生（或还没有发生）的情

况，但这非常重要。

对一些人来说，疼痛、胀气、恶心时常发生，也可能突然发作，几小时后逐渐缓解。但对有些人来说，消化不良会持续存在，让你不得不持续关注。

可能导致消化问题的原因有很多，包括感染、炎症或消化道梗阻，以及包括饮食和压力在内的生活方式问题。通常情况下，不管你怎么做，这些症状和体征都很难消失。

据估计，有 6000 万～7000 万或者更多的美国人出现过某种消化问题。在药店可以发现这些问题普遍存在的证据——货架上摆着大量治疗消化系统疾病的药物和补充剂，包括抗酸剂、抑酸剂、泻药和纤维补充剂。

尽管非处方药物可以帮助缓解这些恼人的症状和体征，但并不能完全解决问题。如果你经常有消化不良、疼痛、恶心或胃肠痉挛的情况，去看医生就显得尤为重要了。

了解引起消化系统问题的根本原因，可能有助于减少焦虑，让你在社交活动中更自在。你可以和你的医生一起制定、实施治疗方案，控制病情，甚至有可能治愈疾病。同时尽早采取行动有可能阻止疾病的加重，使之不至于发展到危及生命。

消化系统在工作

消化道是包括食管、胃、小肠和结肠在内的一系列相关空腔脏器——它们一起形成了一个长长的、盘旋的、从口腔到肛门的通道，固态废物从肛门排出体外。唾液腺、胰腺、肝脏和胆囊等器官也在消化过程中发挥重要作用。

消化道肌肉收缩，推动食物沿着消化道进入持续的消化过程。关键节点处的瓣膜控制食物向前推进的数量，防止食物反流。神经和腺细胞组成的网络调节着肌肉的活动，以及酶和消化液的释放。食物被分解后，营养物质通过肠壁上的通道被吸收到血液中，再通过血液运输来滋养身体细胞。

当有问题发生时，引起症状和体征的原因往往有很多种，这使得诊断变得困难（你的生活也会变得混乱）。你和你的医生最紧要的事是在诊疗里找出所有的可能性，这经常需要经历一个排除的过程，然后集中到最可能的原因。

下面的章节描述了不同的器官及它们彼此之间的关系。这些知识有助于理解消化过程的复杂性和为什么会产生消化问题。

唾液腺

在你吃第一口食物前，消化过程就开始了。食物的香味，甚至想吃东西的想法，就足够让口水在你嘴里流淌。在口腔内侧除了一些小的腺体，还有三对大唾液腺。

当你咀嚼时，腺体排出含有淀粉酶的唾液，用化学方法分解食物。牙齿嘎吱嘎吱地咀嚼食物，同时舌头将食物和唾液混合在一起。这些动作将一口食物变成食团——柔软的、湿润的、适合吞咽的圆形混合物。

你在许多方面控制着消化系统工作的起始过程——把什么食物放进嘴里，咀嚼多长时间，什么时间吞下食物。一旦你吞下食物，剩下的消化过程则由你的神经系统控制。

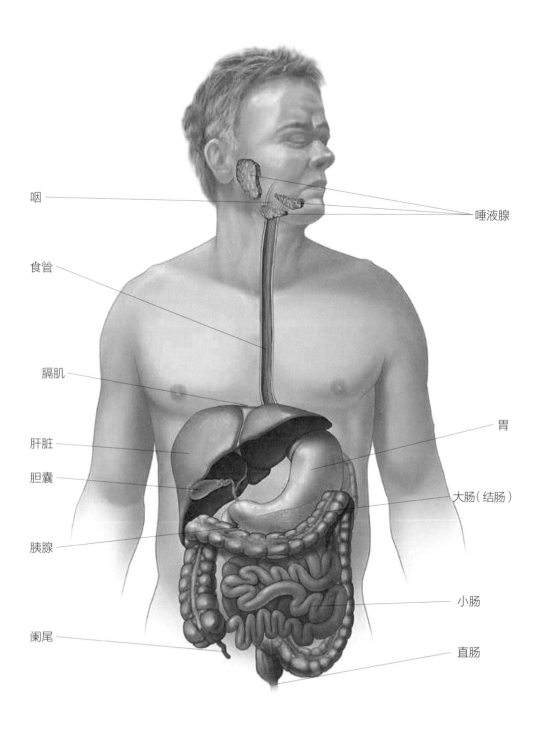

咽

食管

膈肌

肝脏

胆囊

胰腺

阑尾

唾液腺

胃

大肠（结肠）

小肠

直肠

消化道始于口腔，止于直肠，包括几个重要的内脏器官。食物沿着消化道在体内移动。

食管

当你吞咽时，口腔和咽喉的肌肉推动食物通过一个放松的肌肉环（食管上括约肌），这个肌肉环连接着你的喉咙（咽）和食管上部。食管是一根管子，通常约 10 英寸（25 厘米）长，连接喉咙和胃。

仅靠重力作用不足以使食物通过食管。需要食管肌肉同步收缩产生波动，推动食物向着胃移动。被吞下的食物上方的肌肉收缩，向下挤压，而食物下方的肌肉放松，让食物无阻力通过。这种循序渐进的收缩和放松模式叫作蠕动。蠕动是一种协调的肌肉活动，持续贯穿于整个消化道。

当食物到达食管下端时，它就会接近食管的下括约肌。平时这个肌肉瓣膜紧闭，形成阀门，防止胃酸倒流（反流）进入食管导致烧心。而吞咽时机体向阀门发出放松和打开的信号，命令其让食物通过，从而进入胃。

食物不能正常沿着食管腔向下移动，或者食管下括约肌没有放松，就会导致吞咽困难。吞咽困难最常见的原因是食管变窄，而食管狭窄通常是由过度的酸暴露引起。

胃

胃位于上腹部，就在肋骨下面，是一个中空的、肌肉发达的囊。典型的胃可以膨胀到容纳约 1 加仑（3.7 升）食物和液体。当胃空着的时候，胃壁组织折叠起来，有点像封闭的手风琴；而胃充盈时，褶皱消失。

胃有两个功能：一是把食物分成小块；二是把食物一点点地挤进小肠，在那里完成大部分的消化和吸收过程。

一般来说，胃需要 4 小时来排空，但如果这一餐脂肪很多的话，可能需要 6 小时。

早在食物到达胃部之前，胃里的消化液就开始流动了。在第一眼看到食物，闻到食物的味道的时候，大脑就会通过迷走神经告知胃：食物很快就会到了。这个好消息会触发胃内神经和肌肉释放乙酰胆碱。这个化学过程再引发系列连锁反应，使得胃部肌肉收缩，并指示消化腺释放消化液。

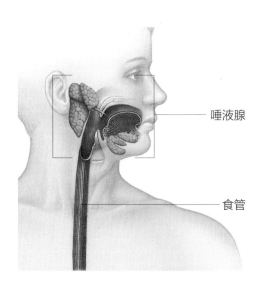

唾液腺

食管

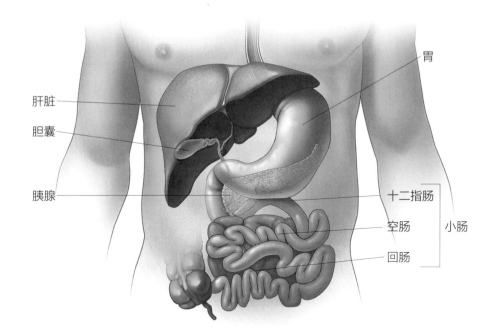

肝脏

胆囊

胰腺

胃

十二指肠

空肠 ┐

回肠 ┘ 小肠

当食物从食管进来的时候，你的胃已经为下一阶段的消化做好了准备。胃上部的肌肉放松，允许大量的食物和液体进来。胃壁的三层强有力的肌肉搅动食物，使其成为越来越小的碎片。胃壁上的腺体分泌的胃液有助于把食物分解成黏稠的奶油状液体，叫作乳糜。正常情况下一天内你的胃里产生 2～3 夸脱（1.9～2.8 升）的胃液。

盐酸是诸多种胃液成分中的一种。如果不是一层黏稠的黏液保护着胃壁，盐酸对胃本身也有腐蚀性。盐酸能杀死与食物一起吞食的有害细菌和微生物。胃液中还含有胃蛋白酶，它是一种蛋白质消化酶。胃黏膜保护力和破坏力的不平衡会损伤胃黏膜，导致糜烂或溃疡等情况。

有两种物质可以在胃内直接被吸收进血液，即阿司匹林和酒精，两者都能迅速通过胃黏膜。

食物充分混合后，胃部肌肉蠕动，把胃里的东西推向幽门瓣，其开口朝向小肠。幽门瓣是另一环状括约肌，每开放一次释放不到 1/8 盎司（约 3.7 毫升）的食物进入小肠。剩下的内容物会被保留在胃内以进行进一步的混合。

小肠、胰腺、肝脏和胆囊

小肠是一个弯曲的通道，大约 20 英尺（约 6 米）长，盘曲于腹腔内。食物在这里完成最后的分解，大部分

食欲、饥饿感和饱腹感

食欲是一种愉快的感觉，让你知道是时候吃东西了。而等你过了正常的吃饭时间，你的身体就会告诉你一种不愉快的感觉——饥饿感。食欲和饥饿感一起努力保持你的饮食规律。

食欲和饥饿感是由大脑中的下丘脑控制的。你吃的食物有一部分被转化成血糖（葡萄糖）。当血糖水平下降时，下丘脑会感知到，并沿着迷走神经向胃部释放神经冲动，这些冲动触发胃液释放，造成产生饥饿感的肌肉收缩。当果汁和空气通过胃肠道时，你可以听到你的胃咕噜咕噜作响。

如果你不能马上吃东西，这些感觉就会逐渐消失，你可能几小时内都不会觉得饿。一旦下一餐的时间到了，你可能会觉得非常饿。

一旦你吃饱了，你的大脑就会感知到。当你的胃已经填满，舒张到正常容量水平时，你的饥饿感就得到了满足（饱腹感）。

营养物质被吸收到血液中。小肠又可分为三部分：十二指肠、空肠和回肠（见第 18 页的插图）。

十二指肠 从胃中排出来的食物进入十二指肠。这是食物化学分解最密集的地方。从胰腺、肝脏和胆囊释放的消化液在这里汇合，与小肠壁分泌的消化液混合，共同分解食物。

十二指肠黏膜含有消化酶，例如乳糖酶，可以把双糖分解成单糖，比如将乳糖分解成葡萄糖和半乳糖。然而，十二指肠只通过肠壁吸收少量的营养。消化道肌肉继续收缩将食糜向前推进。

胰腺 胰腺是位于胃后面的一个柔软的粉红色腺体，形状有点像鱼，宽头，锥身，窄尾巴。

除其他分泌功能外，胰腺产生两种重要的具有消化功能的物质。

- 消化酶进入十二指肠上段，帮助分解你的主要能量来源——蛋白质、碳水化合物和脂肪。
- 胰岛素和胰高血糖素分泌到血液中帮助调节新陈代谢，包括血糖（葡萄糖）水平。

肝脏 肝脏是一个很大的器官，就在胸腔下面腹部右侧。肝脏实质上是个化学工厂，有数百种功能。这些

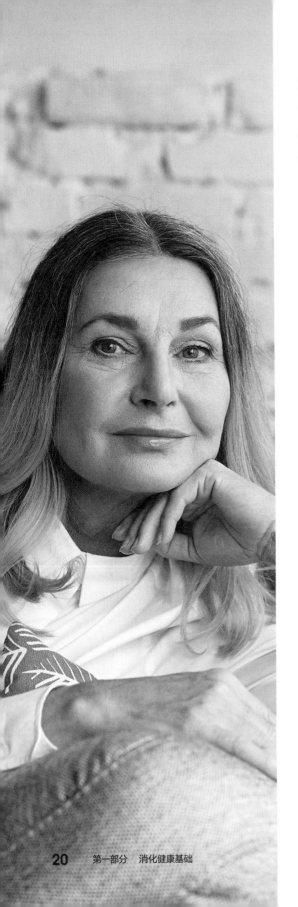

功能包括存储从消化的食物中得来的营养物质，过滤和处理摄入的有毒物质，比如酒精、化学物质和大多数药物。

肝脏还会分泌胆汁，这种黄绿色的溶液有助于分解脂肪，使其能被血液吸收。胆汁使大便呈现棕色、绿色或黄色。这种颜色的变化是正常的。然而，大便呈红色或黑色则表明可能有消化道出血。

胆囊 胆囊很小，是个半透明的靠近肝脏的囊。胆囊是胆道的关键部分，胆道系统的主要功能是将胆汁输送到十二指肠。胆囊的主要功能是在胆汁进入十二指肠之前储存肝脏分泌的胆汁。

肝脏持续分泌胆汁，即使身体没有在消化食物它也在分泌。多余的胆汁在胆囊里浓缩集中。当食物进入十二指肠的时候，十二指肠会向胆囊发出信号，胆囊会释放储存的胆汁。

空肠和回肠 小肠的中段称为空肠。正是在这个部位，许多营养物质被吸收进入血液。

小肠的最后一段是回肠，其主要功能是吸收食物残渣中残留的营养物质。一种人体必需的维生素——维生素 B_{12} 的吸收主要发生在回肠末端。胆汁酸也在回肠末端被吸收。如胆汁酸吸收不彻底进入大肠，则可能引起腹泻。

空肠和回肠含有多种细菌，有助于食物消化和营养吸收。研究人员发现，菌群平衡不仅有利于消化，而且对你的整个身体健康也有好处（见第2章）。

食物通过小肠的过程一般需要30分钟到3小时，具体时间取决于食物的成分。

大肠

结肠的功能是储存和排出食物中身体无法消化吸收的残渣。

结肠比小肠短，但它的直径更大，而且在空间上几乎完全覆盖了小肠。结肠又可分四个部分：升结肠、横结肠、降结肠和乙状结肠。

食物通过小肠末端的回盲瓣进入结肠。回盲瓣可以防止食物残渣返回回肠。食物残渣到达结肠时，几乎所有营养成分都已经被吸收，剩下的是水、电解质（如钠和氯化物）和废物（如植物纤维、细菌及从肠道内壁脱落的细胞）。

食物残渣通过结肠时，大部分的水分被重新吸收，剩余的残渣叫作大便，通常柔软但成形。大便中有细菌，但对人体无害，只要结肠壁完好无损。

这些细菌可能会导致某些食物成

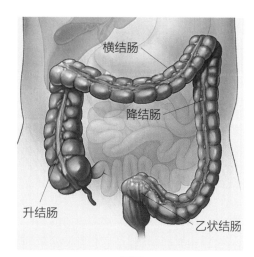

结肠

分发酵，产生气体。这种气体被称为屁，大部分是无味气体混合物。它的气味来自某些食物，特别是富含硫的食物，如大蒜和卷心菜，或使用了硫基防腐剂成分的面包、啤酒和薯条等。

当食物残渣通过结肠时，肠壁肌肉收缩，把废物分割、压缩成更小的体积。每顿饭后，大部分的蠕动发生在降结肠，它推动食物残渣通过降结肠进入直肠。

当直肠因充盈废物而扩张时，就会向大脑发送需要排便的信号。肛门括约肌和盆底肌肉一起充当肠道的最后一个瓣膜。括约肌放松，盆底和直肠的肌肉收缩，以增加压力，排出大便。

有时候你还需要通过腹壁肌肉给结肠和直肠增压压力，以利于排便。

如果肌群不能协同工作，排便就会变得困难，从而导致便秘。

你可以在第 7 章中了解更多关于便秘和如何管理便秘的知识。

消化系统问题

正如你在本章前面读到的，消化系统问题是人们上医院看病最常见的原因之一，也是人们需要服药治疗的主要原因。下一次你去药店时，可以注意一下正在出售的许多治疗消化道疾病的药物。

肠胃不适，无论是烧心、腹泻、便秘或胀气，都会严重影响你的日常生活，让你不能做自己喜欢的事情。

在接下来的章节中，你将了解更多关于胃、肠道和其他消化器官的功能，包括胆囊、胰腺和肝脏。你还将了解到影响正常消化功能的各种因素。

在讨论每种疾病时，我们列出了与这些疾病相关的常见症状和体征，以及应该去看医生的指征。此外，我们还提供有关诊断和治疗的实用信息。

人类的消化系统非常复杂。医生和研究人员不断在常见的胃肠道问题方面取得新的发现——为什么会发生，哪些人的风险最大，以及最好的治疗方法是什么。

很多时候，人们在寻求医疗建议之前会长期忍受病痛，因为他们觉得自己所经历的是消化过程中正常的一部分。举个例子，如果你经常服用抗酸剂，也许是每天服用，而且已经服用了几个月，甚至几年，那就应该去看医生。每天都有烧心的感觉是不正常的。另外，你越早正视问题，就越容易治疗，使之不至于变得更严重。

除了讨论具体的疾病及其治疗方法外，这本书还讨论了预防方法。你将学习到如何保持消化系统健康，降低患病风险。对许多人来说，生活方式的简单改变对保持消化系统健康有很大帮助。

理解术语

医生和其他医学专业人员用很多术语来描述消化道的各个部分及可能发生的消化系统疾病。有时医生可能会使用你不懂的术语。或者你读到了更新的电子病历，却没有真正理解它的意思。

这里有一些医生常用的术语和它们的解释，可能会对你有些帮助。

脓肿：身体局部的局限性脓液聚集

获得性：出生后才发生的

急性的：突然出现且通常持续时间短的症状

辅优的：主要治疗后的辅助治疗

无症状：没有症状

萎缩：器官或组织体积缩小

良性的：没有癌变

肠：肠道

慢性的：长期存在或反复发生的

禁忌证：不可以使用某种治疗的情况

膈肌：胸腔和腹腔之间的穹顶状肌肉

膨胀：腹部胀气

十二指肠：小肠的第一部分（上部）

消化不良：不消化的另一个术语

吞咽困难：吞咽有困难

水肿：因液体过多积聚而肿胀

病因学：病症或疾病的原因或起因

特发性：原因不明

回肠：小肠的最后一部分

惰性的：不活跃或者生长缓慢的

空肠：小肠中部

病灶：组织或皮肤上的异常灶

吸收不良：无法从食物中吸收必需的营养

恶性的：癌变的

胃肠运动：食物通过消化道的运动

坏死：组织死亡

阴性：表示没有疾病或异常

无创性：不需要用任何仪器进入人体

病菌：任何引起疾病的东西，通常指微生物

阳性：表示存在疾病或异常

预后：基于当前情况，可能出现的结果

饱腹：吃饱的感觉

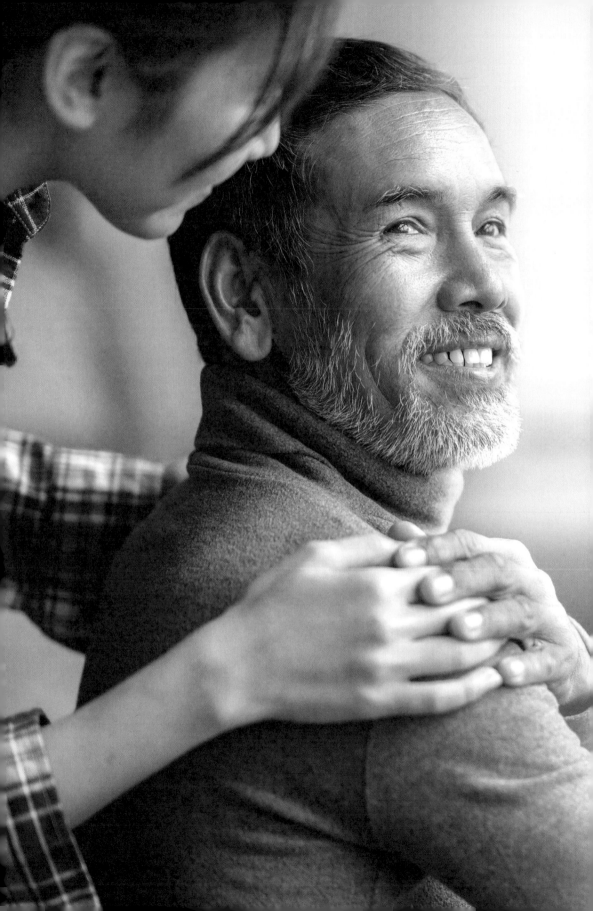

第 2 章
肠道微生物组

你可能已经听说过这样一句话："你的样子由你所吃的东西决定。"我们知道摄入体内的物质和健康息息相关。但随着科学的发展，我们越发清晰地意识到，人体的健康也可能由生活在体内的数万亿种微生物决定。

身体的各个部位（例如口腔、阴道、呼吸道）中，充斥着各种各样的微生物。但是，这些器官的微生物无论是其数量还是多样性，都不如肠道菌群有优势。多样性指的是生活在人体肠道中的微生物的种类以及平均分布情况。多样性至关重要，因为这是肠道健康的标志。

正常情况下，肠道生活着一定种类和数量的微生物，它们与身体各个部分相联系，维持机体整体健康。但有时这种平衡状态可能会被破坏，导致有益细菌数量减少和潜在有害细菌数量增加。目前医学研究正在不断探索这种稳态失衡是如何导致疾病发生的——从轻微的常见疾病（例如消化系统疾病）到意想不到的疾病（例如孤独症）。

在过去的几年中，许多研究已经发表了这个主题各个方面的成果，这得益于改进的测试方法，它可以帮助我们更好地分析微生物组。美国国立卫生研究院人类微生物组计划是最大的项目之一。它于 2007 年推出，已经实现了对存在于人体内各个部位细菌的分类，旨在了解健康的人类肠道菌群为何物，以及是否可以通过改变肠道微生物的组成来改善人体健康。

尽管相关的研究越来越多，但许多问题仍无法得到解决。最大的一个疑问是：这些失衡是否真的导致了疾病，还是它们是疾病的结果？肠道微生物组是复杂和难以研究的，因此找到答案并不容易。当你阅读本章时请记住，在大多数的情况下，我们只能说相关疾病和不健康的肠道微生物组之间有联系，尚不能证实肠道微生物稳态失衡是致病因素。

了解微生物组

在讨论消化系统如何影响我们的健康时，你会经常看到微生物和微生物组这两个术语。微生物组是指生活在特定环境中的所有微生物有机体的总称。例如，肠道的主要微生物是细菌，但病毒和真菌也寄居于此。这些微生物对人体有很多益处，包括增强消化道抵抗力，提供维生素等营养，调节新陈代谢和保护人体免受可致病的入侵者。肠道微生物在人体的免疫系统中也发挥着沟通和调节免疫的作用。

微生物组塑造了肠道的总体环境，它不仅包含特定的微生物，还包含其基因成分和相关环境因素。可以把它看作一个生态系统，类似于冰岛和巴西的生态系统。所以，肠道的环境也因人而异。

这种微生物生态系统的形成始于早期。研究表明，在出生之前，我们的消化道几乎一片空白。出生后，许多外部因素开始影响并塑型肠道的组成。例如，通过阴道分娩出生的婴儿与通过剖宫产出生的婴儿，他们的肠道细菌会不同。这是因为母亲在阴道分娩时把细菌传递给她的孩子。母乳喂养的婴儿相比于用配方奶喂养的婴儿，肠道细菌的组成也是不一样的。一个蹒跚学步的孩子，他（她）的肠道微生物的多样性与成人类似。总之，我们的身体容纳了大约100万亿种肠道微生物，其中包括了几百种不同的细菌。

在大多数情况下，肠道微生物组可以保持稳态。但某些因素可以改变这一点，例如药物或饮食的改变。衰老也会产生影响，因为随着年龄的增长，肠道微生物组的多样性往往会降低，这增加了致病的概率，例如艰难梭菌的感染。微生物稳态失衡也可能与其他胃肠道疾病有关，如肠易激综合征、过敏、肥胖和其他代谢问题，以及神经系统问题，如孤独症。这些将在本章后面讨论。

不断变化的肠道

当某些东西打破了人体肠道细菌的平衡并造成潜在的伤害时，这就是所谓的失调。这种不平衡可能导致肠道被潜在的有害微生物组占据，由此可能干扰负责维持健康的有益微生物组的正常功能。

饮食

正如你所想的，饮食对我们肠道微生物组的结构起着巨大的作用。今天，世界各地的人们越来越喜欢西方化的饮食，或者以增加快餐和糖的数量，减少膳食纤维，如水果和蔬菜的数量为特征的饮食。研究人员指出，随着饮食西方化，一些疾病的发病率不断上升，包括癌症、肥胖、自身免疫性疾病、炎症性肠病和过敏。这可能与饮食引起的肠道细菌改变有关。一些研究表明，富含饱和脂肪酸的饮食会改变肠道微生物的结构和多样性，减少可以抑制肥胖的细菌。这种饮食方式也可能导致肠道炎症。

当我们限制饮食摄入时也会出现问题。例如，近几年来，一些没有麸质不耐受或乳糜泻的人一直在避免食用含有麸质的食物。一项研究发现，在无麸质饮食四周后，参与者肠道微生物组的组成发生了改变，其中大多数人的有益微生物组数量

大大减少。

食品添加剂也可能造成肠道微生物损害。甜味剂，比如三氯蔗糖、阿斯巴甜和糖精等，都比糖甜得多，且热量也很低，但它们可能会扰乱肠道的微生物平衡和多样性。在一项研究中，给予三氯蔗糖的大鼠比不吃三氯蔗糖的大鼠体内潜在的有害细菌比例更高。乳化剂添加到加工食品中可以增加保质期，但乳化剂也被证实能降低肠道菌群多样性。人工甜味剂和乳化剂都可能增加肠道的炎症反应。一种以玉米淀粉为基础的甜味剂叫海藻糖，研究人员认为这是导致艰难梭菌流行的"幕后黑手"。

相反，以高纤维植物为基础的饮食结构已被证明是对肠道最友好的。其中一个例子是地中海饮食，它的重

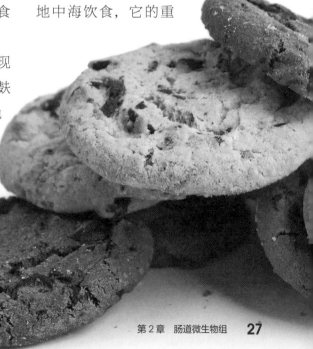

点是水果、蔬菜、全谷物、豆类、坚果和健康脂肪，如橄榄油和菜籽油。如果要吃红肉，也应该限制摄入量并搭配地中海饮食。膳食纤维显得尤其重要，因为它能提高肠道微生物的多样性。

药物

几乎所有的药物都会影响肠道微生物组，主要方式是通过改变肠道环境。一些药物，包括抗生素和质子泵抑制剂（PPIs），它们会产生对人体有害的变化。

抗生素因其影响肠道微生物组的能力而闻名，它可以使肠道发生有利于某些细菌定植的改变，这种改变会导致抗生素相关的腹泻和对艰难梭菌感染的抵抗减弱。抗生素的类型、剂量和疗程，这些因素都会以不同的方式影响肠道。

通常情况下，在停药后肠道微生物组会恢复到原来的状态。然而，一些研究发现，人体在接触抗生素后，特别是在产前或年幼时，肠道微生物组会发生长期变化，并会增加感染、代谢紊乱、过敏和抗生素耐药性的风险。这些不良影响会在接触药物后持续数年。

吸烟

吸烟对人体健康的许多方面有害。它也会对肠道微生物的组成产生负面效应，并引起肠道炎症。戒烟可以扭转其影响并提高人体肠道微生物的多样性。

压力

肠道和大脑通过共享的通路连接起来，它们可以就诸如激素、炎症和大脑化学物质等方面进行相互交流。压力会对这种沟通产生负面影响，并增加肠道失衡的风险。

家庭环境

特殊情况下，养宠物或家禽可能会影响你的肠道微生物组，尽管通常是积极的效应。研究表明，在有宠物的家庭里，儿童过敏的发生率较低。理论上说，动物可能有助于使年轻的、发育中的免疫系统脱敏。一些研究表明，在养宠物的家庭中，婴儿体内的微生物组更具有多样性。但动物是如何影响成年人的，目前还不知道。

当肠道情况由好变差时

在一些情况下，肠道失衡被认为在多种疾病的发展中起着一定的作用。然而，在大多数情况下，研究还不能证明其关联性。

当研究肠道微生物组的状态如何

影响我们的健康时，许多研究都是在小鼠身上进行的，特别是无菌小鼠，这意味着小鼠肠道内外都没有相应的微生物。人体实验需要更多的研究。以下是一些与肠道问题相关的情况。

艰难梭菌

艰难梭菌（*C. diff.*）是一种生活在正常肠道微生物组中的细菌。当生长失控时，它也是医院获得性腹泻的最常见原因，每年约有45万美国人受到影响。在最严重的情况下，艰难梭菌感染可危及生命，造成多器官功能衰竭（脓毒症）和死亡。不健康的肠道微生物组和感染的发展之间具有联系，艰难梭菌就是为数不多的被明确证明的情况之一。

大多数艰难梭菌感染是由服用抗生素引起的，特别是广谱抗生素，因为它破坏了正常的肠道微生物平衡，以致微生物多样性降低。人体的消化系统可以阻止特定的胆汁酸产生，从而保证艰难梭菌的生长受控，同时制造营养物质促进其增殖。艰难梭菌可产生毒素损害肠道屏障，影响肠道吸收，从而导致腹泻。

很多感染过艰难梭菌的患者在治愈后有反复感染的可能，这可能是因为肠道微生物组还没有完全恢复。对于这些人来说，使用不同抗生素的传统治疗往往是不成功的。一种称为"粪便微生物组移植"的操作（见第31页）可以恢复肠道微生物组稳态。粪便微生物移植通常有较高的治愈率。

肥胖

肥胖是世界范围内发病率日益增高的流行病，它与高血压、高胆固醇、脂肪肝、糖尿病、心脏病和全身慢性炎症有关。大量的研究已将不健康的肠道微生物组和人类与动物肥胖的发展联系起来。

以往的研究经常将拟杆菌和厚壁菌与体重的增加联系起来，尽管最近的一些研究并不支持这种结论。小鼠研究表明，将肥胖小鼠的微生物组移植给无菌小鼠中，可以导致无菌小鼠体重快速增加；而当无菌小鼠接受来自瘦小小鼠的微生物组时，这种现象却没有出现。但目前明确的联系还没有被证明。这是一个活跃的研究领域。

炎症性肠病

炎症性肠病包括溃疡性结肠炎和克罗恩病，这两种疾病都与胃肠道炎症有关（见第12章）。这两种疾病会引起频繁的腹泻、发热和腹痛。溃疡性结肠炎和克罗恩病可以在家族中遗传，但肠道中微生物的改变也被认为有一定的作用。

肠道微生物失衡可能损害肠道的屏障功能。肠道黏膜也是一种过滤器，保护其免受有害外来物的入侵。微生物组也可能是触发炎症性肠病的关键因素。研究表明，一个人的基因和微生物可以相互作用，在有遗传倾向的人群中会推动疾病的发展。

肠易激综合征

研究表明，肠易激综合征可能是由微生物组的紊乱所触发的，因为肠易激综合征有时会伴随肠道感染。此外，一些肠易激综合征患者对微生物组的治疗方法，如抗生素和益生菌反应良好，这些方法能对肠道微生物组产生有益改变，进一步表明微生物组在疾病发展中的潜在影响。

结直肠癌

饮食和营养与结直肠癌密切相关。吃水果、蔬菜和全谷物可以降低患癌症的风险，但富含饱和脂肪酸的饮食可能与结直肠癌的发生有关。此外，研究表明，与非癌组织相比，癌组织中肠道微生物的多样性往往较低，且癌组织中往往含有更多的潜在有害细菌和更少的有益细菌。细菌可能在癌症的发展过程中以其他方式发挥作用，包括产生组织内的炎症和破坏 DNA 的毒素。

孤独症

孤独症谱系障碍是一组复杂的疾病，对社会交往和沟通产生负面影响。虽然孤独症的发病率一直在增加，但其发病原因却鲜为人知。大约只有 20% 的孤独症病例被认为与遗传有关。

研究表明，肠道微生物组与孤独症谱系障碍之间存在潜在联系。然而这个结论需要进一步的研究，研究人员可能需要几年的时间才能更多地了解这种潜在的关系。

肠道和大脑共用一个复杂的、双向的沟通通路，被称为肠 – 脑轴，它以多种方式影响着人体。例如，肠道微生物组可以影响大脑中作为记忆重要组成部分的化学物质的产生，也可以通过大脑直接影响肠道功能来影响肠道微生物组，如酸的产生和消化道的运动。

这种联系的任何干扰都可能引发问题，特别是涉及血脑屏障时。血脑屏障是一种通过过滤血液中的有害物质来保护大脑的系统。

许多患有孤独症谱系障碍的儿童和成人都会伴随明显的胃肠道症状，如便秘和腹泻。许多研究报告表明，与其他儿童相比，孤独症儿童的肠道细菌发生了改变，尽管并非所有的研究都注意到这一点。研究发现，孤独

什么是粪便微生物组移植？

这个概念似乎有点奇怪：通过将健康人的肠道微生物转移给生病的人来治疗疾病。粪便微生物组移植在治疗对标准疗法无效的复发性艰难梭菌（*C.diff.*）感染方面非常成功。

粪便微生物组移植通过使用结肠镜或鼻胃管在肠道中放置另一个人（供体）的粪便，来恢复健康的肠道细菌。捐献者首先进行身体健康状况的筛查，对他们的血液进行感染指标检测，同时仔细筛查粪便中的寄生虫、病毒和其他传染性细菌。从供体留取粪便后，在进行结肠移植之前，粪便要与液体混合并清除其中的所有固体成分。

对粪菌移植术后肠道的研究表明，健康的细菌在新的环境中迅速占据一席之地，肠道模仿了供体的环境。目前，粪便微生物组移植在治疗艰难梭菌感染方面最为成功，成功率为 85%～90%。它的工作原理究竟是什么还不完全清楚，但有一个假设是，恢复正常的细菌种群，增加了对营养物质的竞争，可以阻止艰难梭菌的增长。

粪便微生物组移植在炎症性肠病中也得到了广泛的应用。研究人员兴致勃勃地探索粪便微生物组移植的其他潜在应用，包括肥胖、慢性疲劳综合征和纤维肌痛。一项小型研究发现，粪便微生物组移植可以降低 24% 参与者的孤独症谱系障碍症状，且效果至少持续 8 周。

与任何操作一样，粪便微生物组移植也有风险，包括组织损伤、感染、原有机体疾病的恶化。目前尚不知道使用此疗法的潜在的长期风险。粪便微生物组移植应该是在详细讨论操作方式及其风险和获益后进行。对于其他疾病，粪便微生物组移植目前仅处于研究阶段。

症儿童肠道中有益菌的数量往往较少，细菌的多样性也较低。一些研究人员认为这可能会影响神经系统的健康。

在小鼠身上进行的研究表明，增加脆弱拟杆菌可能会改变肠道微生物组的组成，有助于纠正肠道功能，并可能改善孤独症行为。另一个值得关注的研究领域是粪便微生物组移植

（见 31 页）。最近一项研究在儿童中观察到其治疗的有效性、安全性及良好的耐受性，并可使胃肠道症状和孤独症症状显著改善，例如改善社交技能方面的问题。然而，该项研究仍处于早期阶段，粪便微生物移植被认为是一种实验性治疗方法。

如果肠道微生物组在焦虑和抑郁等其他神经精神疾病的发展中可能有作用的话，具体的研究结果可能要过几年才能获得。

过敏

在过去的几十年里，食物过敏和过敏性疾病，如哮喘和湿疹，变得越来越常见。一种被称为"卫生假说"的理论认为，童年时期接触的微生物对增强免疫系统功能至关重要。这一过程中的任何改变，特别是常规抗生素的使用，都可能导致肠道微生物组的变化和不适当的免疫反应，从而导致过敏。

培养一个健康的肠道

定义一个健康的人体肠道微生物组包含什么并不容易。科学家知道多样性是一件好事。但更复杂的问题是，肠道内的微生物种类繁多，甚至在健康个体中也是如此。因此，研究人员

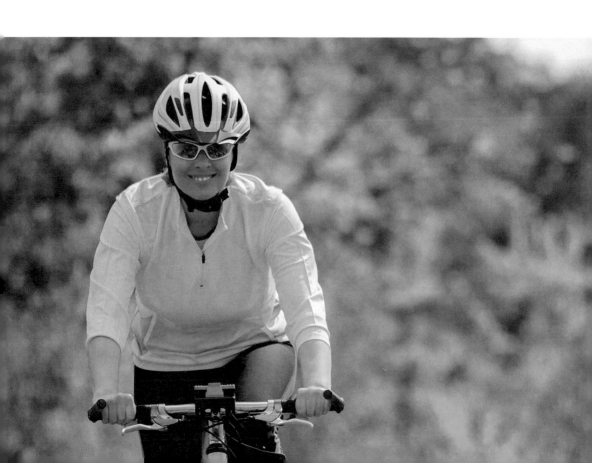

试图找出健康个体中某些稳定微生物的模式。

事实上，你可能会看到微生物测试的广告，它可以通过分析粪便样本来观察人体的肠道组成。虽然这些测试可以告诉你人体肠道内的微生物，但它们并不能真正地建议你或你的医生如何处理这些信息。目前肠道微生物组的研究还处于早期阶段，科学还不能确定肠道微生物组是否会导致疾病，或者疾病以及用于治疗它的药物是否有效——又把我们带回了"关联不能证明因果关系"的问题。

然而，我们确实知道，某些食物和生活习惯似乎有助于促进肠道健康。例如，适度的有氧运动已经被证明可以改善肠道微生物的组成。

研究还表明，食用以植物为基础的食物，如水果、蔬菜、豆类和全谷物，可以为我们的肠道提供益生元。这些食物含有复杂的碳水化合物。我们的身体不能消化复杂的碳水化合物，所以它们成为肠道细菌的食物，使有益菌茁壮成长。含有活性培养物的食物，如酸奶、泡菜和康普茶，也可以为肠道提供有益菌。

未来，我们可以根据个体的肠道微生物组情况来定制饮食。在那之前，最好的策略是锻炼和吃各种健康的食物，以保持肠道舒适。有关肠道健康和更多的饮食信息，请参见下一章。

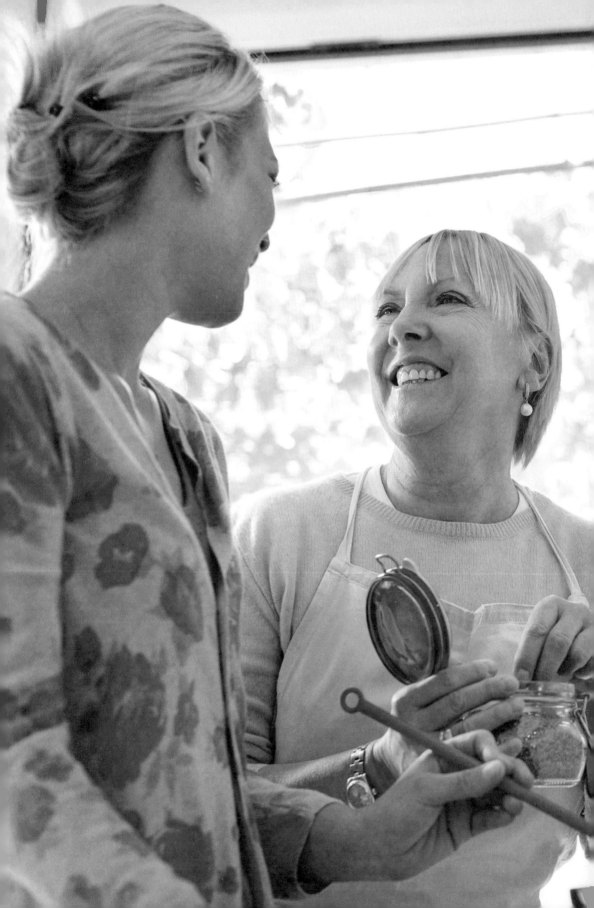

第 3 章

有益消化道健康的秘诀

你放在餐盘里的食物肯定与你是否有良好的消化能力有关。但重要的不仅仅是你吃什么。你吃了多少，怎么吃的——放松还是匆忙，专注还是分心——也很重要。你的日常饮食选择与长期饮食习惯都与能否保持你的消化系统健康有关。

当然，你不能指望通过健康的生活方式解决所有的消化系统问题。有些消化道疾病是遗传性的或原因不明，处理起来可能需要医疗援助。当然，还有很多症状和体征你可以自己控制，对生活习惯做一些改变都可能会有帮助。

选取更健康的饮食方式，慢慢吃，控制压力和进行有规律的体育活动，这些都是一些生活方式的重要改变，可能会对你的消化道健康产生重大影响。

如果你坚持得好，这些改变就会变成习惯。继而这些习惯就会变成惯例，并最终成为你新的生活方式，使你一辈子受益。除了改善消化系统健康，更健康的习惯可以降低你患病的风险，使你的气色和感觉也会更好。

吃什么

人体能够消化多种食物，每个人的情况是不同的。某些食物可能会引起一些人消化系统的相关症状，但另一些人则不会。这就是为什么没有一种方法可以让所有人的肠胃保持舒适。但是，良好的消化有几个基本原则是适用于大多数人的——可以吃的食物和需要限制的食物。

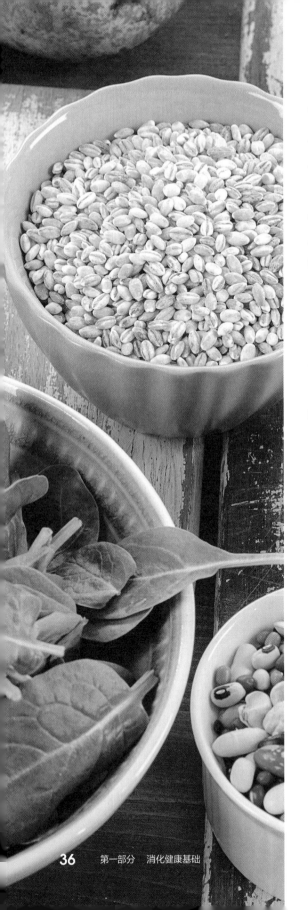

为了保持肠道健康，你要多吃富含膳食纤维和益生元的食物，少吃加工食品和高糖、高脂肪的食物。多喝水也很重要。

如果你有肠易激综合征或你可能对某些食物敏感，你可能会从一种称为低 FODMAP 饮食的特殊饮食中受益（见第 283 页）。

富含膳食纤维的食物

植物性食物——蔬菜、水果和全谷类食品富含膳食纤维，包含豆类、浆果、绿叶蔬菜、全麦食品和糙米（见第 38—39 页）。

你的消化道几乎可以接受任何你送过来的食物。某些食物很容易快速通过你的肠道并能帮助你的消化系统正常工作。这些食物富含膳食纤维，是健康饮食的重要组成部分，对消化功能尤其重要。

膳食纤维是植物性食物中不易消化的部分，你的身体无法吸收。膳食纤维有两种形式——可溶性的和不溶性的，富含膳食纤维的食物通常都含有这两种形式。可溶性膳食纤维在通过你的消化道时吸收其 15 倍分量的水，形成软便。不溶性膳食纤维使大便体积增大。

饮食中适量的膳食纤维可以预防便秘，减轻肠易激综合征的症状和体

膳食纤维补充剂

最好从食物中摄取膳食纤维，因为膳食纤维补充剂不能提供维生素、矿物质等富含膳食纤维的食物所含的其他营养物质。但是如果你不能从饮食中摄取足够的膳食纤维，膳食纤维补充剂就能帮助你达到每日膳食纤维推荐量。

还没有发现经常使用的膳食纤维补充剂是有害的，如服用车前子膳食纤维或者甲基纤维素。但是，膳食纤维补充剂可能会引起腹胀和胀气，至少最初使用时是这样。所以，如果你有肠道问题，在饮食中添加膳食纤维补充剂之前，请咨询医生。

最好询问医生或药剂师，膳食纤维补充剂与你服用的药物是否有相互作用。膳食纤维补充剂可能会减少某些药物的吸收，还可以降低血糖水平。如果你有糖尿病，可能需要调整你的药物或胰岛素。

如果你打算服用膳食纤维补充剂，开始时少量服用，尽量减少胀气和腹胀。另外，一定要多喝水。

征，降低患痔疮和憩室病的风险。憩室病是肠壁形成囊性结构的一种病症。膳食纤维也有助于维持肠道细菌的健康生长和多样性（见第 2 章）。

你应该摄入多少膳食纤维 美国国家科学院、工程院和医学院建议如下。

- 50 岁及以下的成年男性每天应摄入 38 克膳食纤维，50 岁以上的男性每天应摄入 30 克膳食纤维。
- 50 岁及以下的成年女性每天应摄入 25 克膳食纤维，50 岁以上的女性每天应摄入 21 克膳食纤维。

遗憾的是我们大多数人没有摄入足够的膳食纤维。随着时间的推移，西化的饮食已经演变成植物性食物越来越少，如水果和蔬菜，而精制谷物越来越多，如白面包、白面食和白米饭。这些变化导致膳食纤维消耗量减少。典型的西化饮食每天大约含有 15 克膳食纤维。

当你在饮食中添加更多的膳食纤维时，记得慢慢吃。一下子摄入太多膳食纤维就会产生腹痛，包括胀气和胃肠痉挛。多喝水有助于预防这些症状。要注意的是有些人需要限制摄入膳食纤维。如果你有肠梗阻，最好吃

如何获得膳食纤维

为了避免胃肠不适和因快速摄入过多膳食纤维而产生胀气，应在几周内逐渐增加膳食纤维摄入量。以下是一些常见食物中的膳食纤维含量。

谷物、谷类食品和面食	分量大小	总膳食纤维 *（克）
麦麸片	1 杯	7
熟的珍珠大麦	1 杯	6
熟的燕麦片	1 包或 1 杯	4
熟的全麦意大利面	1 杯	3.9
熟的糙米	1 杯	3.5
100% 全麦面包	1 片	2

豆类和坚果	分量大小	总膳食纤维 *（克）
熟豌豆	1 杯	16.3
熟扁豆	1 杯	15.6
罐装黑豆	1 杯	12
罐装素食烤豆	1 杯	10
杏仁	1 盎司（约 28 克）	3.5
开心果	1 盎司（约 28 克）	3

水果	分量大小	总膳食纤维 *（克）
覆盆子	1 杯	8
带皮的梨	1 个中等大小	5.5
带皮苹果	1 个中等大小	4.4
蓝莓	1 杯	3.6
香蕉	1 根中等大小	3.1
橙子	1 个中等大小	3.1
切开的草莓	1 杯	3.0

蔬菜	分量大小	总膳食纤维 *（克）
煮熟的青豆	1 杯	8.8
烤熟的冬季南瓜	1 杯	5.7
熟的西兰花	1 杯	5.1
熟的芽甘蓝	1 杯	4.1
烤熟的土豆（带皮）	1 个中等大小	3.8
烤熟的红薯（带皮）	1 个中等大小	3.7
熟的甜玉米	1 杯	3.6
生的胡萝卜	1 个大的	2.1

资料来源：美国农业部国家营养数据库标准参考，旧版，2018 年 4 月和 Mayo Clinic 营养学部。
* 膳食纤维含量因品牌而异。

低纤维饮食，以防止肠梗阻发生。如果你有乳糜泻或面筋过敏，你要吃不含面筋的全麦食品。

含益生菌的食物

益生菌通常被称为"有益的细菌"或"好细菌"。它们是有益微生物，在发酵过程中发挥作用。

有人认为含有益生菌的食物可能对消化系统有好处，因为它们含有有益菌，有助于抵抗潜伏在肠道里的坏细菌，并把它们排出去。在这一点上，支持益生菌的证据多于实证。

益生菌可以在含有"有活性的"或"活着的"培养物的酸奶中找到。酸奶是用不同的细菌发酵牛奶制成的，这些细菌会留在最终产品中。其他的益生菌来源包括一些奶酪、酸菜，还有一种叫作酸牛奶的发酵乳饮料，以及被称为泡菜的发酵蔬菜和红茶菌。

你的肠道，尤其是结肠，充满了复杂而多样的细菌。你需要细菌来消化你吃的食物。但是一个不健康的平衡——没有足够的"好"细菌，或"坏"细菌太多，这都会产生问题（见第 2 章）。

益生菌食品有助于改善腹泻和便秘，促进肠道整体健康。一些研究表明，益生菌可能也有助于改善其他健康状况，包括肠易激综合征。

富含益生元的食物

益生元存在于各种食物中，如芦笋、山药、香蕉、洋葱、大蒜、洋蓟，以及豆类和全麦制品。

可以把益生元看作是肠道中有益细菌（益生菌）的食物。益生元是帮助益生菌生长的天然食品成分。它们本质上是促进健康细菌生长的肥料。

研究表明，益生元有助于预防和改善感染性与耐药性腹泻，并减少与炎症性肠病相关的症状。作为健康饮食的一部分，益生元甚至在减重中也有作用。

在饮食中摄取足够益生元的最好方法是多吃水果、蔬菜、豆类、全谷类食物。与益生菌补充剂类似，最好从食物中获取益生元，因为大多数含有益生元的食物也都含有其他有益健康的营养素。与益生菌补充剂一样，益生元补充剂的监管是有限的。

说到维生素和补充剂，食物是最好的来源。吃富含维生素和矿物质的

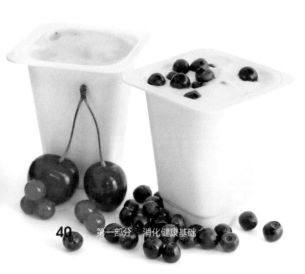

关于益生菌补充剂

一些研究表明益生菌补充剂可能对你的健康有益，但另一些研究没有发现任何益处。同时要记住，益生菌补充剂的生产商并不需要遵守制药公司那样严格的规章制度，所以你不能很确定益生菌补充剂含有标签上写的成分。

如果可以的话，最好从食物中获取益生菌。如果你选择服用益生菌补充剂，最好从含有乳酸菌和双歧杆菌混合菌株的补充剂开始，这些菌株通常存在于人体胃肠道中。

并非所有的益生菌补充剂都是一样的。不同类型的菌株以不同的方式工作，产生不同的效果，对每个人的影响也不一样。

益生菌补充剂通常被认为是安全的，但在服用益生菌补充剂之前，请咨询你的医生，特别是如果你怀孕或者有健康问题的时候。免疫系统低下的人，如癌症治疗或器官移植患者，对益生菌补充剂产生不良反应的风险更高。

健康饮食是保持健康的最佳途径。如果你觉得你的饮食可能不那么健康，你可以考虑每天服用复合维生素。当涉及特定的消化相关产品时，请咨询医生。想必你不会服用浪费钱的补充剂，或者对你的健康有潜在危险的补充剂。

液体

液体是很重要的，因为它们有助于溶解你吃的食物中的营养物质，使其更容易被吸收。液体还能软化粪便和润滑食物残渣，使残渣更容易通过你的消化道，有助于防止便秘。

为了确保身体所有系统都能正常工作，也包括你的消化系统，每天摄入足够的液体是很重要的。你需要多少液体取决于多种因素，包括你的健康状况，你在哪里生活，你做多少活动，你出汗多少。你可能听说过 8×8 规则的建议，每天喝 8 杯 8 盎司（约240 毫升）的液体。

8×8 规则很容易记住，对大多数人来说这也是一个能够达到的目标。对一些人来说，不需要 8 杯。而有些人可能需要更多的液体。另外，请记住，如果你有特殊的身体状况，你可能需要限制你的液体摄入量或摄入比健康成年人的推荐量更多的液体。

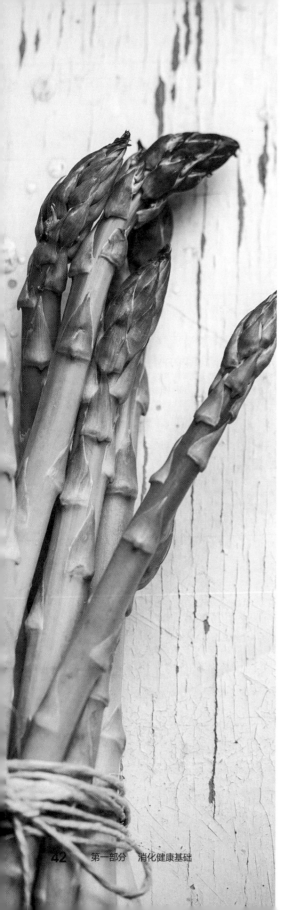

大多数人可以通过口渴的感受来获得推荐的液体量。水是个不错的选择，你也可以从果汁、牛奶、咖啡、茶、水果和蔬菜中获取液体。大多数蔬菜和水果至少含 80% 水分。

在过去，含咖啡因的饮料一般不算液体，因为它们被认为有利尿作用，会增加排尿，导致体液流失。最近的证据表明并不是这样的。而酒精因为具有利尿剂的特性，它不算液体。酒精和咖啡因也可能导致胃灼热和消化不良。

你可能会发现早上喝一杯热饮料比喝冷饮更好，尤其是当你被便秘困扰的时候。喝了热饮料大约 30 分钟后，你的身体可能有一个自然的排便冲动。喝含咖啡因的饮料也会刺激排便，因为咖啡因是一种兴奋剂，可能会导致一些人腹泻。

限制什么

你应该多吃那些对你肠胃有好处的食物。但是，有没有你应该限制或不吃的有害消化的食物呢？答案是肯定的，但是不吃这些是很困难的。

高度加工的食物和含糖或脂肪多的食物对肠道不好。问题是，它们味道很好，而且到处都是。虽然你不能完全远离这类食物，但应该尽你所能限制摄入它们。

加工食品

加工食品是指经过生产过程改变，使其看起来与自然状态不同的食品。把未加工的甜玉米和高度加工的玉米产品，如袋装玉米片、含有高果糖玉米糖浆的甜点，进行比较，三种食物都有玉米成分，但它们一点都不一样。

生产过程通常会让有益的食品成分损失掉，如维生素、矿物质和纤维，同时会还添加不健康的成分，如防腐剂和其他人工成分，这样可以提高产品的口感、质地或保质期。

高糖食品

加工食品中常见的添加剂是糖或高果糖玉米糖浆。除了尝起来甜，糖还常被用作食品稳定剂、膨大剂或防腐剂。

当你摄入的糖分超过血液吸收的量时，肠道中多余的糖分就会增多。肠道中的细菌以糖为食，产生气体。这会导致腹痛、腹胀和肠胃胀气。过多的糖也可能导致有害细菌的过度生长。因为它的热量很高，过量的糖会导致肥胖，这是 2 型糖尿病的常见原因。

人造甜味剂，如甘露醇、山梨醇和木糖醇，也不利于消化。这些甜味剂被称为糖醇，主要存在于无糖口香糖和糖果中。对于大量食用的人来说，甜味剂会产生肠气、腹胀和腹泻。一些糖添加剂，如饮食中的海藻糖，已经被证实与肠道艰难梭菌感染有关。

高脂肪食物

摄入太多脂肪对你不好，因为脂肪会减缓消化过程。脂肪含量高的食物往往在你的胃里停留的时间更长，而且会增加胃酸，可能引起胃胀和烧心。

有些人吃了高脂肪、油腻的食物后会腹泻。这可能是因为他们的身体不能充分消化或吸收脂肪，导致食物比正常情况更快地通过消化道。

饮食习惯

怎么吃和吃什么对消化健康同样重要。消化不良可能只是由于你进餐的时候或是在餐间养成的习惯不好。为了帮助你提高消化能力，请遵循以下建议。

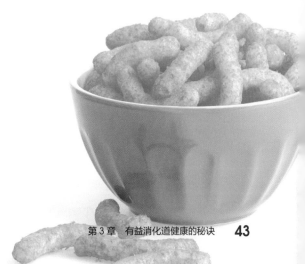

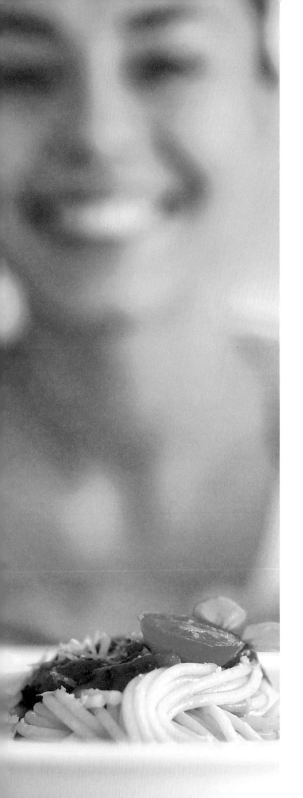

吃的适量

　　大食量增加了消化负担。你的身体产生的消化液是一定量的。如果你吃得太多，可能没有足够的消化液来完成这项任务。大量的食物也增加了通过消化道的废物量，可能会导致腹胀。

　　适量进食则使消化过程更舒服。另外，如果你吃得少一些，就减少了暴饮暴食的风险，而且可能会更容易控制你的体重。

早上吃

　　早晨是一天中能够充分利用结肠肌肉收缩产生的胃结肠反射的最好时机。该反射有助于将食物残渣从结肠排出到直肠，引发排便。吃早餐对消化系统产生压力，压力传导至结肠中的食物残渣，有助于增进有规律的排便。

按时进餐

　　当你按照一个固定的时间表来进食的时候你的消化器官运作最好——比如一日三餐，而不是你想什么时候吃就什么时候吃。按照规律性时间表来进食，你的消化系统在两餐之间就有时间休息。到吃饭时间而不吃饭，会导致过度饥饿，以致吃得过多。

吃饭时要放松

繁忙的日程安排使人们总是匆匆忙忙地吃完饭，或是边走边吃。当你吃得太快的时候，你经常在你的胃发出饱腹信号之前就吃多了，这通常会导致过度饮食和体重增加。此外，你往往不会咀嚼食物足够长的时间，也不会将其研磨成足够小的碎片，这会加重你的消化系统负担。当你快速吞下食物时，你吞下的空气也比你慢慢吃时吞下的多。这会导致打嗝、腹胀和胀气。

你吃饭时的精神状态——不管你是匆忙、紧张还是放松——都会影响你的消化。你若放松，你咀嚼食物就更充分，胃液和肠液流动也更自如，

酒精的影响

任何过量的东西，包括过量的酒精，都会引起消化系统问题。酒精会使胃壁发炎。它还会使防止胃酸反流到食管的瓣膜（食管下括约肌）松弛。由此增加你烧心或食管出血的风险。

过度饮酒的人更容易出现消化道炎症和内出血。饮酒过多的人患肝病、胰腺炎、口腔癌、喉癌、食管癌、胃癌、结肠癌、肝癌的风险增加。经常饮酒和吸烟的人患口腔癌、喉癌和食管癌的风险大大增加。

女性可能更容易受到酒精相关疾病的影响，因为她们的身体产生的分解酒精的酶更少。此外，随着年龄的增长，人们对酒精的耐受性也会降低。老年人对酒精的代谢下降，更容易受到酒精的伤害。

将酒精限制在适度的范围内——非孕妇和 65 岁以上的男性每天最多一杯，65 岁及以下的男性每天最多两杯。一杯的定义是 12 盎司（约 360 毫升）啤酒、8 盎司（约 240 毫升）麦芽酒、5 盎司（约 150 毫升）葡萄酒、1.5 盎司（约 45 毫升）40 度蒸馏酒。

即便你在周内不喝酒，也不能在周末饮酒过量，这本质上是在补喝你一周中没喝的酒。会导致严重的肝损伤。

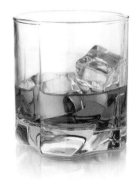

你的肠道肌肉收缩和放松正常。如果你带着压力进食则会干扰肠道的正常功能，并可能导致胃部不适、胀气、烧心、便秘或腹泻。

吃饭时请坐起来

为了确保食物能正常消化，胃酸不会反流到食管里，躺着时不要吃东西。饭后不要躺下。饭后至少等 3 小时再躺下或睡觉。

体育活动

你可能想知道为什么我们提到体育活动。事实上，体育活动对消化很重要。每天的体育活动除了帮助你保持健康的体重外，还有助于加快食物通过消化道。

体育活动是指你做的任何能燃烧热量的活动，比如园艺、打扫房间，或者离开办公桌舒展一下筋骨。运动是一种有组织的、重复性的体育活动，如游泳、骑自行车、快走和举重。

有氧运动能加快你的呼吸和心率，是最有益于消化健康的。有氧运动会刺激你的胃肠道肌肉的活动，帮助运送食物和废物通过消化道。有氧运动也有助于减重。

不幸的是，美国人变得越来越久坐不动。我们不经常参加娱乐运动或

锻炼。事实上，美国疾病控制和预防中心最近的一份报告发现，只有 23% 的美国成年人达到了推荐的运动量。

如果你自己不积极，那你总也找不到更好的时间开始自己的运动计划。如果你有健康问题，明显超重或者已经好几年没有活动过了，开始之前先和你的医生谈谈是很重要的。医生可以帮助你选择安全和适当的活动。

如果不能保证每天都锻炼的话，一周中要保证几天至少有 30 分钟的体育锻炼。如果你不知道如何开始，可以选择步行作为活动的开始，因为它简单、方便，也不贵。你只需要一双好的步行鞋。

以下是你开始更多活动时的一些建议。

先走后跑

过度的运动热情可能会导致过激行为——如运动量太大，难度太大，运动太频繁，过分追求快速。这种全然不顾身体条件的方法是不值得提倡的，容易引起受伤。最好的方法是慢慢来，一点点地增加。

寻找机会

试着把更多的活动纳入你的日常计划。一个可以活动更多的方法是把你的跑步机或健身自行车放在电视机

前，一边看你喜欢的节目，一边骑自行车或跑步。或者你可以走楼梯而不是坐电梯，或者把车停在离工作地点更远的地方，再多走几个街区。可以考虑戴上活动跟踪器来激励你走更远。

倾听身体的声音

活动不应该引起不适。如果你感到疼痛，呼吸急促，头晕或者恶心，你可能是把自己逼得太紧了，你就得休息一下。如果你感觉不舒服，就休息一两天，缓过劲来尽快恢复锻炼。运动前一定要做热身运动，简单的走路或者轻柔的拉伸都可以。另外，运动后也要留出时间让体温自然降下来。

做你喜欢做的活动

如果你想要一个你可以坚持的锻炼计划，最好这个计划里都是你感兴趣的活动项目。能增加你的健康水平的活动类型很多，诀窍在于选择那些你觉得有刺激性和娱乐性的项目。

挑个时间开始并且坚持下去

安排锻炼的具体时间，无论是一小时的锻炼还是一天中短时间的定期锻炼。不要总想着在"空余时间"锻炼。如果你不能优先考虑锻炼，那么锻炼就会因为其他事情被推到一边。

压力

你是否有过撕心裂肺或忐忑不安的时候呢？大多数人都有。这是因为大脑和胃肠系统是紧密相连的，它们彼此"交流"很多。控制消化功能的细胞和调节大脑情绪中心的细胞之间的这种联系称为肠–脑轴。

这就意味着当你焦虑、担心或感到压力大时，你不能很好地消化食物。毫不奇怪，许多胃肠道疾病都与压力和焦虑有关。

压力大的时候，身体做出的反应就好像你有危险似的，给你的肌肉泵入更多血液以使你有更多的能量来抵抗攻击或者逃跑。这就会减少进入消化器官的血流，导致消化系统肌肉动力不足，消化酶分泌减少，食物和废物在消化道中的通过性下降。临床上出现烧心、胀气和便秘等症状。

有时候压力作用恰恰相反，会加快食物通过肠道的速度，引起腹痛和腹泻。压力还会使溃疡、肠易激综合征和溃疡性结肠炎等消化系统疾病的症状加重。

寻求帮助

每个人都有压力。重要的是你能意识到有压力，并采取措施来缓解压力。如果不处理，压力就会损害你的健康，造成体重增加，产生睡眠问题，并对你的消化产生消极的影响。

帮助减轻和管理压力的最好方法之一就是锻炼。锻炼常常起到"叫暂停"的效果，让你转向专注于眼前的任务而不是整天生活在压力中。当你锻炼身体时，你的大脑就会找到一种内心平静和掌控的感觉。

其他对抗压力的方法包括放松呼吸和渐进式肌肉放松，以及冥想和瑜伽等。药物也有帮助。

如果你难以控制生活中的压力，不要害怕寻求专业帮助。医生可以把你和受过压力管理训练的人联系起来。治疗师经常用来帮助管理压力的一种方法叫作认知行为疗法。它专注于找出导致你痛苦的具体因素，学习如何改变你的想法和情绪，并制定应对压力的策略。

药物

几乎所有的药物都会以某种方式影响消化。通常这些影响是轻微的，不会引起注意，但是有些药物会产生中度以至重度的症状和体征，特别是如果你经常服用某些药物的话。

例如，用于止痛的阿片类药物会导致便秘，治疗高血压的药物会导致腹泻或便秘，而抗感染的抗生素会导致恶心或腹泻。抗生素性腹泻会影响大肠中的正常菌群平衡，导致某些细菌过度生长。

阿司匹林和非甾体抗炎药是最具潜在破坏性的药物。非甾体抗炎药包括非处方药布洛芬和萘普生钠。偶尔服用阿司匹林和非甾体抗炎药通常是安全的。但如果经常服用，或者服用量超过推荐量，这些药物可能会引起恶心、胃痛、胃出血或溃疡。如果你经常服用这些药物，请咨询医生。

某些药物，包括一些抗抑郁药、镇静剂、安神药、哮喘药物、治疗恶心的特殊药物，食物在吞咽后进入胃，药物会干扰位于食管和胃之间的括约肌的活动。如果肌肉功能不正常，胃酸会反流到食管，导致胃酸反流。

此外，有些人吞咽药片或胶囊有困难，或他们服药时不喝水。留在食管中的药片或胶囊可能会释放出刺激食管内壁的化学物质（见第160页）。这可能导致溃疡、出血和食管狭窄。吞咽药物时要喝水，吞咽后要保持直立。

咨询医生

如果你认为你的消化系统问题可能与你服用的药物有关，那就去医院看一看，并带上你的药物。医生可能会建议你服用对消化道损伤较小的其他药物，或者可能是你目前服用药物中的一小部分。对于某些药物，与食物一起服用也有助于减少副作用。

但是，咨询医生或药剂师前，不要停止服用药物，尤其是处方药。突然停止某些药物会导致严重的副作用。

了解消化系统疾病

我们在这一章中谈到了很多话题，它们都很重要。消化道的健康与你的生活方式有很大关系——包括食物的种类、食物的量、身体活动、一天的生活节奏、生活中的压力和服用的药物。

人类的消化系统具有显著的适应性，可以适应各种各样的情况，能承受惊人的应激状态，能忍受偶尔不规律用餐造成的伤害。

但是，随着时间的推移，不健康的饮食、不良的饮食习惯、压力和缺乏运动可能最终会造成损伤。偶尔出现的症状，如烧心或腹痛，最终可能会变得更加频繁和严重。

然而，并非所有的消化问题都源于生活方式。有些疾病被认为是遗传性的或与炎症或感染有关。对于一些消化系统的问题，没有明确的原因。

以下章节中的信息可以帮助你了解一些最常见的消化系统疾病。你还将了解到更多可以采用的方法，这将有益于你的胃肠道和改善你的消化健康。

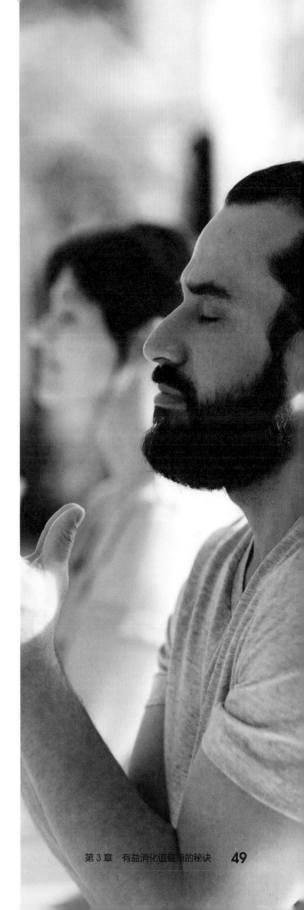

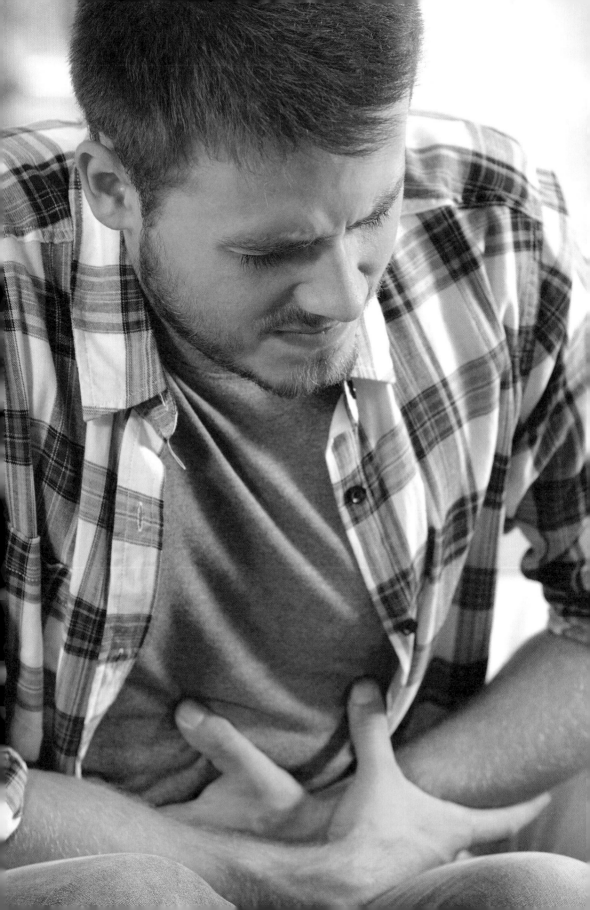

第 4 章

胃肠道感觉

你知道这种感觉，可能以前有过，也很有可能再次经历这样的感觉。这可能是一种令人难受的恶心感或腹泻的急性发作，使你不得不去最近的洗手间，也许是一顿大餐之后常有的烧心感。

几乎每个人偶尔都会经历一些消化道异常的症状和现象。

通常，你会有两种或两种以上感觉同时发生，使得这样的感觉很难被准确地描述。例如，当你抱怨自己"消化不良"时，你可能会提到一系列的表现和症状，如腹胀、打嗝、恶心和轻度痉挛等。

此外，许多消化系统问题的原因往往还不清楚。消化道中有几个复杂的器官，其功能及相互关系令人费解。

某些表现和症状，如吞咽困难，几乎总是提示消化系统疾病，而其他症状，如恶心，可能并不一定是胃肠道问题所致。

通常，消化问题是暂时的。有时，它们是由你的饮食或者行为引起，这时你是可以自行解决的。

可能引发消化问题的行为包括：

• 吃辛辣食物或高脂肪食物

• 一顿饭吃得太多

• 吃得太快

• 喝太多咖啡或酒

• 吸烟

• 压力大或焦虑

这些行为中的任何一种都会引起不适，有些人会受到很大的影响，而有些人只会有轻微的不适。通常，在引发症状的行为停止后，症状和表现很快就会消失。

当消化系统的症状和表现很快变得严重而使人虚弱时，或者持续存在几天、几周或者恶化时，你才需要去担心。你的症状和表现可能预示着你的身体有疾病。

别忘了，有时候你认为是消化系统问题，实际上也有可能是其他部位的问题，比如心脏或肺部疾病。例如，心脏病发作的症状之一就是消化不良。如果你发生严重或持续的消化不良，尤其是快速出现或伴有其他症状，请不要延误就医。

本章的目的是帮助你更好地了解最常见的消化系统症状和表现，以及是哪些原因导致了这些症状。但去医院看病还是很重要的，尤其是如果你的问题很严重或是持续存在的话。总之，你可以找出原因。通过体检，再加上对于你的表现和症状、饮食和锻炼习惯，以及日常生活习惯的了解，都是消除你忧虑的必要措施。为了发现更严重的问题，可能需要进一步的检查（见第5章）。

吞咽困难

大多数人认为吞咽是再自然不过

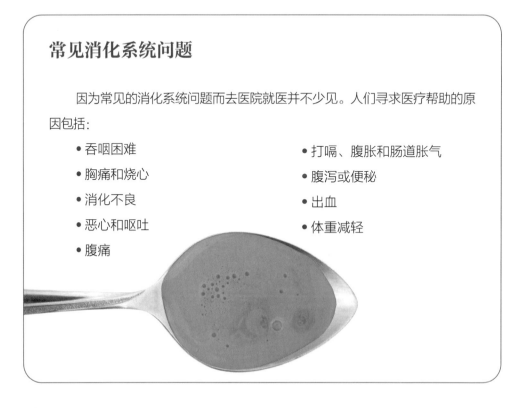

常见消化系统问题

因为常见的消化系统问题而去医院就医并不少见。人们寻求医疗帮助的原因包括：

- 吞咽困难
- 胸痛和烧心
- 消化不良
- 恶心和呕吐
- 腹痛

- 打嗝、腹胀和肠道胀气
- 腹泻或便秘
- 出血
- 体重减轻

的行为。他们咬一口食物，咀嚼，吞咽，不需要多想。对其他人来说，吞咽可能是一个日常问题。

如果你在吞咽食物时感觉到食物卡在喉咙或胸部，你可能有吞咽困难（dysphagia）。dysphagia 这个词来自希腊语单词 dys（"困难"）和 phagia（"吃"）。吞咽困难可能发生在上消化道的两个部位——咽部和食管。

咽

咽部位于喉咙的后部，通向食管。如果你有咽部吞咽困难，你很难把食物从你的嘴和喉咙部送到上食管。这个问题通常是（但并不总是）由脑卒中或神经肌肉疾病而导致的咽喉肌肉力量减弱引起，如肌肉萎缩症或帕金森氏症。

有时，吞咽困难可能源于所谓的咽食管憩室。在这种情况下，在食管上部形成一个小袋，食物颗粒聚集在那里，会阻碍吞咽。

其他表现和症状可能包括：

- 吞咽时窒息或咳嗽
- 通过鼻子反流液体（有时是食物）
- 口臭
- 反复清喉或咳嗽
- 声音微弱
- 体重减轻

食管

食管吞咽困难是指食物卡在或挂在食管中的感觉。这种形式比咽部吞咽困难更常见，通常伴有胸部压迫感或疼痛。其他症状和表现可能包括：

- 吞咽疼痛
- 喉咙痛
- 持续咳嗽
- 咕噜声

食管吞咽困难有很多原因。其中最常见的一种是由于瘢痕组织的形成导致食管下段变窄。当胃酸反流到食管并使食管组织发炎，可能会形成瘢痕组织。其他的情况，如病毒或真菌感染也会产生食管炎症。

一种称为嗜酸粒细胞性食管炎的食管过敏性疾病也会导致吞咽困难，尤其是儿童和年轻人。在这种情况下，称为嗜酸性粒细胞的白细胞在食管内壁堆积。这些堆积物会使食管组织发炎，导致吞咽困难。

吞咽困难的其他原因包括癌症治疗造成的放射性损伤和食管下段狭窄。随着年龄的增长，推动食物进入胃的食管肌肉力量会减弱，使其更难吞咽。贲门失弛缓症或硬皮病等疾病会损害食管神经或肌肉，导致吞咽困难。少数情况下，肿瘤（非癌性或癌性）可能会导致吞咽困难。

偶尔发生的吞咽困难并不是一个严重的问题，可能仅仅是因为咀嚼食物不够好或吃得太快。但如果发作频繁或症状严重，请就医。

治疗吞咽困难

如何治疗吞咽困难通常取决于其原因。

物理疗法　如果吞咽困难是由咽部周围肌肉力量减弱所致，物理治疗师可能会帮助你更好地吞咽。

药物　对于胃食管反流病引起的吞咽困难，处方药通常能有效防止胃酸反流到食管。药物也可以改善与感染或炎症相关的吞咽困难。嗜酸粒细胞性食管炎的治疗，可以使用短期的类固醇。

组织扩张　如果食管因瘢痕组织而变窄，妨碍食物通过，医生可能会使用一种装置来扩张组织。这个装置是通过一根细长的软管（内镜）穿入食管。通常，这种装置是一个可充气的气球，放在狭窄的部分，然后充气以扩张食管。

手术　如果是憩室、严重狭窄或肿瘤，可能需要手术来解决问题以让食管通路恢复畅通。

饮食改变　有时有必要调整饮食的黏稠度，直到做出诊断和制定治疗计划。根据症状和表现的严重程度，可能需要限制你的饮食，只吃软食、糊状或液体食物。少吃多餐也可以减少吞咽困难症状。在嗜酸粒细胞性食管炎的情况下，消除某些食物有助于治疗。

了解更多

有关可能导致吞咽困难的更多信息，请参阅第 10 章胃食管反流病。

胸痛和烧心

发生胸痛有多种原因：心脏病发作的前兆、心肌缺氧（心绞痛）、肺部疾病、胸腔软骨炎。

不过，很多时候，胸痛与心肺无关。相反，它源于消化系统问题。例如，与胆囊炎症相关的疼痛会扩散到胸部。最常见的消化相关胸痛是烧心。

烧心是一个常用的术语，用来描述胸部的烧灼感，可能从上腹部开始，一直辐射到颈部。烧心不是一种疾病，而是一种症状。有时，特别是当你躺着的时候，烧心的感觉可能与你口腔中的酸味有关，这种酸味是由胃酸反流到食管上部和口腔中所致。

正常情况下，因为食管下括约肌的阻挡，胃酸会保留在胃里。食管下括约肌起着瓣膜的作用，只有当你吞咽、打嗝或呕吐时才会打开。但有时瓣膜松弛或力量减弱，使胃酸反流到食管，产生烧心的感觉。

在成年人中，有很多原因偶尔会引起烧心。体重超重、暴饮暴食或饭后过早躺下，都会对括约肌瓣膜造成压力，导致括约肌轻微打开，胃酸流入食管。过多的酒精或咖啡因，以及某些食物，也会松弛括约肌或增加胃酸的产生。

如果你一周有几次烧心的症状或者需要经常服用抗酸剂，那就需要就医。胃有烧心感可能是更严重疾病的症状，如胃食管反流病。如果你的烧心感似乎越来越严重或与以往不同，特别是当它伴有手臂放射状疼痛时，请立即就医，疼痛可能是心脏病发作的预兆，而不是烧心。

了解更多

有关可能导致烧心或胸痛情况的更多信息，请参阅第 10 章胃食管反流病。

消化不良

患者就医的常见原因之一是消化不良。消化不良是描述上腹部不适的总称。它实际上是一系列症状和表现的集合——不舒服的饱腹感、恶心、烧心、腹胀伴打嗝。但最常见的是人们把消化不良和胃痛联系在一起。

虽然消化不良可能很常见，但人们对它的感受却各不相同。有些人偶尔会出现症状和表现，而有些人每天都在为此烦恼。胃痛的常见原因包括：

- 消化性溃疡
- 药物、酒精或感染引起的胃部炎症（胃炎）
- 非溃疡性消化不良，其症状与溃疡相似，但不存在溃疡

不太常见的是，消化不良可能是其他消化系统疾病的症状，如胆囊炎症或胰腺疾病。

偶尔出现消化不良一般不必担心。它甚至可能与饥饿感有关。但如果你有持续的、反复的或严重的腹痛或不适，则需要就医。

了解更多

有关可能引起胃痛或不适的其他信息，请参阅第 11 章胃溃疡和胃痛、第 14 章胆囊疾病或第 15 章胰腺疾病。

恶心和呕吐

大多数人都会偶尔感到恶心、胃部不适，并伴有呕吐的冲动。呕吐是对进入消化道的微生物和刺激物的一种自然反应——强制排出胃内容物。

恶心和呕吐的常见原因有：

- 病毒感染
- 变质食物中的细菌
- 血液中高水平的毒素，包括酒精和毒品
- 怀孕期间或长时间的紧张状态

下，激素水平增加

- 剧烈头痛或内耳不适，包括晕车
- 肠梗阻

恶心和呕吐通常不是严重疾病的征兆和症状，除非它们持续存在或伴有疼痛。如果你能在呕吐物中看到血液或者呕吐物看起来像咖啡渣（部分消化的血液），应该立刻就医。

根据你可能遇到的其他症状和表现，恶心和呕吐可能与需要就医的消化系统疾病有关，例如溃疡、胆结石、胰腺炎、肝病或肠梗阻。

自我照护

对于因病毒或细菌引起的罕见恶心和呕吐，以下措施可能有助于减轻你的不适并防止脱水：

- 停止进食和饮酒几小时，直到你的胃部不适已经缓解。
- 避免吃有异味的食物。吃冷食或不需要烹饪的食物。
- 当你感觉好些时，可以吃些冰块儿，或喝一小口水、淡茶、清淡软饮、无咖啡因运动饮料、肉汤。经常小口喝饮料可以防止脱水。
- 当你准备吃东西时，从容易消化的食物开始，比如食用明胶、

饼干和烤面包。一旦你能忍受这些，可以试试口味温和的、不含脂肪的食物，比如谷类食品和水果。

- 几天之内避免摄入脂肪、辛辣食物、咖啡因、酒精、阿司匹林、其他非甾体类抗炎药。

了解更多

关于可能引起恶心和呕吐的更多信息，请参阅第 11 章胃溃疡及胃痛、第 14 章胆囊疾病、第 15 章胰腺疾病和第 16 章肝脏疾病。

打嗝、腹胀和肠胀气

打嗝、腹胀和肠胀气是与消化道中空气或气体积聚相关的常见主诉。虽然这些情况会让你感到沮丧、不舒服或尴尬，但它们通常不需要太担忧。

有些人抱怨他们的消化系统里经常有太多的气体。他们的主诉通常包括三种形式的痛苦：过度打嗝、腹胀、经常需要放屁（肠胃胀气）。

打嗝

打嗝是让身体排出在进食或饮水时吞下的多余空气的一种方式。吃得太快，吃东西或喝碳酸饮料时说话，都有可能造成这种情况。

常见会产生气体的食物

限制吃这些食物的量可以帮助你减少肠道气体。但请记住，不同的食物会影响不同的人。不要一下子就把这些食物从你的饮食中剔除掉。列表中的食物提供许多有益的营养素。另外，如果不把它们全部试吃一遍，你就不会知道哪个才是真正的罪魁祸首。

相反，试着在几周内不吃一种食物，如果症状好转，这种食物可能对你来说是容易产气的食物。用食物做实验，看看你是否能忍受少量的食物，或者是否需要把它从饮食中剔除。

豆类和某些蔬菜

- 烤豆
- 干豆
- 青豆
- 西兰花
- 芽甘蓝
- 卷心菜
- 花椰菜
- 扁豆
- 洋葱
- 干豌豆
- 水萝卜
- 酸菜

过量的水果和果汁

- 苹果汁
- 苹果
- 香蕉
- 西梅汁
- 西梅干
- 葡萄汁
- 葡萄干

乳制品

- 冰淇淋
- 牛奶

麦片

- 麦麸片和其他含有麦麸的食品

其他

在有些人体内容易产气的其他食品和产品包括：

- 高膳食纤维食品（见第38—39页）
- 高脂肪食品，如奶油酱汁、肉汁、糕点、高脂肪肉类和油炸食品
- 某些糖的替代品，如山梨醇、甘露醇、木糖醇、赤藓糖醇和异麦芽糖，用于无糖口香糖、糖果、甜点和一些液体药物

当你打嗝时，积聚在胃里的空气会被强行送入食管并从嘴里排出。偶尔打嗝可以缓解胃的饱胀感，但如果你经常打嗝，可能说明你吞下了太多的空气。一些人即使他们不吃东西也不喝酒，也会反复打嗝，这是一种紧张时吞咽空气的习惯。

胃酸反流到食管也会导致打嗝。你可能经常吞咽以清除酸液，这会导致吞咽进更多的空气和更频繁地打嗝。

减少打嗝的最好方法是少吞咽空气。如果你不确定如何做到这一点，这里有一些建议可以帮助你。

- 慢慢吃，慢慢喝。通常，你咀嚼食物和喝饮料的时间越长，你吞下的空气就越少。
- 避免口香糖和硬糖。当吮吸硬糖或嚼口香糖时，你比正常情况吞咽的次数更多，而吞下的有一部分是空气。
- 不要使用吸管。当吸吮吸管时，你吞下的空气比从玻璃杯里直接喝更多。
- 戒烟。如果你吸烟，有很多理由应该戒烟。其中一个原因是可以减少打嗝。当你吸入烟草制品的烟雾时，也会吸入并吞咽空气。
- 少喝碳酸饮料。啤酒和软饮料中释放的二氧化碳增加了肠道中的气体量。

有时，被称为膈肌呼吸的深呼吸练习可以帮助减少打嗝。如果呼吸练习或上面列出的步骤无助于减少胃里的过量空气，请就医排除与打嗝有关的更严重的情况，如胃食管反流病或胃炎。

腹胀

腹胀是胃部和肠道中气体积聚的常见术语。很多时候，腹胀伴有腹痛，腹痛可能是轻微的钝痛，也可能是强烈的锐痛。排出气体或大便可能有助于缓解腹胀。

大多数情况下，腹胀是由于吃了很多高脂肪食物所致。在消化过程中，脂肪会延缓胃排空，从而增加饱腹感。吃得太快时吞下空气也会导致腹胀。

有时，腹胀可能与肠道异常有关，如乳糜泻或乳糖不耐症，在这种情况下，你的肠道无法吸收某些食物成分。另一个原因可能是果糖不耐症，在这种情况下，你无法正常吸收水果和许多加工食品中的单糖。

腹胀也可能伴有肠易激综合征，或与压力和焦虑有关。不太常见的是，腹胀可能与胃排空延迟（胃轻瘫）有关，这是一些糖尿病患者的问题，或者是由胃肠道感染或肠道梗阻引起。如果你的腹胀伴有疼痛或呕吐，需要去就医。

肠胀气

有时候你吞下的空气会一直移动到结肠，然后通过肛门排出体外。不过，大多数情况下，肠道气体（肠胃胀气）是未消化食物到达结肠后发酵产生的。当你的肠道很难分解食物中的某些成分时，也会产生气体，比如奶制品和水果中的糖。

便秘会产生肠道气体。食物残渣在结肠中停留的时间越长，发酵的时间就越长。肠道气体主要由无味物质组成。伴随肠胃胀气的臭味来自结肠中分解食物颗粒产生的含硫气体。

帮助减少肠道气体的方法包括以下内容。

限制能产生气体的食物　试着确定对你来说哪些食物可能会产气。对一些人来说是产气的食物可能对另一些人来说就不是。请参阅第 57 页常见会产生气体的食物。

在解决问题时，不要仅仅因为它们会引起产气，就从你的饮食中排除所有有营养的食物，比如蔬菜和水果。一般来说，你可以在健康饮食的同时找到减少气体产生的方法。例如，少吃一种特定的食物，或者用一种不太可能产气的方法进行烹饪。

与医生或营养师讨论你的饮食和容易产气的食物。你可以尝试用含有 α–半乳糖苷酶的非处方产品，以减少气体的形成，或是许多含有西甲基硅油的产品，以减少气体产生。

逐渐添加膳食纤维　高膳食纤维食物有利于消化和健康，但过快过多摄入膳食纤维会引起产气。如果你想增加你饮食中的膳食纤维含量，可以在几个星期内逐渐增加。营养师可以告诉你哪些高膳食纤维食物不太可能产生气体。

经常锻炼　体育锻炼有助于防止便秘，从而减少肠道气体。每天进行 30~60 分钟的体育锻炼。体育锻炼也有助于减少腹胀。

多喝水　像运动一样，水有助于防止便秘，从而减少气体。每天喝 8 杯 8 盎司（约 240 毫升）的水，除非你的身体状况需要限制液体。

了解更多

有关可能导致打嗝、腹胀或肠胀气情况的更多信息，请参阅第 8 章肠易激综合征、第 9 章乳糜泻和第 10 章胃食管反流病。

腹痛

腹痛可自行发生，也可伴有其他体征和症状，如胀气或腹胀。偶尔的疼痛发作可能是因为吃得过多或吃了太多不好的食物，如高脂肪食物、易产气的食物，或乳糖不耐受患者吃了乳制品。通常疼痛会在几小时内消失。

如果是病毒或细菌感染，不适可能会持续 1 ~ 2 天。

有些人腹痛的阈值较低，在遇到与压力、刺激或腹胀相关等情况时，比正常人更容易出现腹痛。这被称为内脏超敏反应，与肠易激综合征有关。

反复、持续、严重或伴有其他表现和症状的腹痛可能存在潜在的严重疾病，应该由医生进行评估。

腹痛的部位可能有助于医生缩小确定病因的范围，然而，也可能与消化系统无关。其他情况，包括血管或生殖异常，也可能引发腹痛。有时，疼痛的位置可能会产生误导（参见下面的"转移性疼痛"）。

对于与消化系统有关的疾病，以下是最常见发生疼痛的部位。

脐周

肚脐周围的疼痛通常与小肠疾病或阑尾炎有关。阑尾是一个蠕虫形的袋子，从结肠伸出。它可能会被食物残渣堵塞，导致发炎、肿胀，充满脓液。

脐以上

上腹部位于腹部中央，肚脐正上方。这个区域感觉到的应该是与胃病有关的疼痛。这个区域持续的疼痛也可能预示着十二指肠、胰腺或胆囊有问题。

脐以下

位于肚脐以下并向两侧扩散的疼

转移性疼痛

腹痛的一个特征是它能够沿着深部神经通路转移，并出现在远离问题根源的地方。例如，胆囊炎引起的疼痛可能会扩散到你的胸部和右肩。胰腺疾病引起的疼痛可能会从肩胛骨放散出来。医生称之为"转移性疼痛"。

鉴于腹部重要器官多，以及它们发出的信号复杂，如果您出现以下任何疼痛症状，最好咨询医生。

- 严重、反复或持续疼痛
- 疼痛似乎恶化
- 伴有发热、出血或呕吐的疼痛

痛可能意味着大肠（结肠）问题。这个部位的疼痛也可能来自感染，或者女性的盆腔炎或卵巢疾病。

左上腹

腹部左上侧疼痛比较少见。如果有这个部位的疼痛，可能意味着结肠、胃或胰腺有问题。

右上腹

右上腹部剧烈疼痛通常与胆囊炎（胆囊炎发作）有关。疼痛可能会扩散到腹部正中，并放散到背部。有时，胰腺或十二指肠的炎症和一些肝脏疾病也会在这一区域产生剧烈疼痛。

左下腹

左下腹疼痛通常提示乙状结肠（直肠上方）的问题。可能的疾病还包括感染（憩室炎）、炎症（克罗恩病或溃疡性结肠炎）或癌症（很少）。

右下腹

右下腹疼痛可能表明结肠或小肠下段（回肠末端）发炎。或者可能与克罗恩病有关，或者与结肠癌有关（少见）。有时阑尾炎会在这个区域产生疼痛。

腹壁

有时，腹痛可能是由于腹壁肌肉的组织结构紊乱所引起。这种情况称为腹壁疼痛，可能源于腹部创伤、肌肉扭伤或拉伤、疤痕和手术后良性神经瘤的形成。减轻腹壁疼痛的治疗方法包括物理治疗、局部麻醉或超声引导下的触发点注射。

腹泻和便秘

腹泻和便秘是常见的消化道问题，几乎每个人都会经历。通常，它们持续很短的时间，然后消失。但有时这些情况会持续存在。持续存在时通常意味着消化系统功能紊乱。

腹泻

腹泻一词描述的是水样的、松散的和频繁的排便。腹泻时由于小肠黏膜发炎，通常会导致肠道吸收营养物质和液体的能力降低。

饭后，你摄入的食物和液体中的营养物质会被加工并在小肠中吸收。结肠会吸收消化食物中残留的液体，排泄物会形成半固体大便。当这一过程紊乱时，就会导致腹泻。

很多因素会影响消化过程，阻碍营养物质和液体的吸收。

病毒感染　这是腹泻最常见的原因。入侵的病毒会破坏小肠黏膜，影响体液和营养物质的吸收。一般来说，

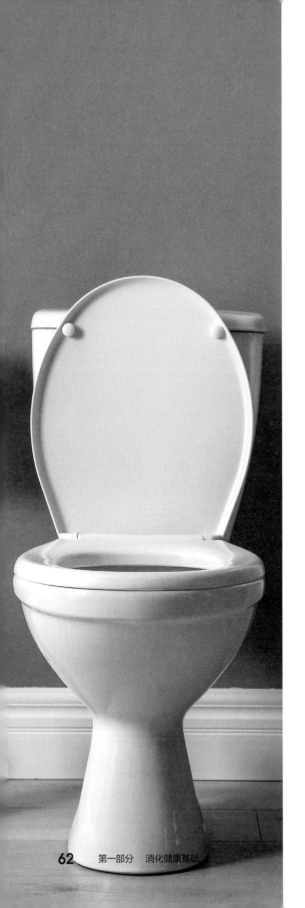

1~3天后症状开始好转，腹泻逐渐消失。

细菌感染 受污染的食物或水中的细菌可形成毒素，导致肠道分泌盐和水。由此减弱小肠和结肠吸收液体的能力。与病毒感染类似，腹泻通常在几天内消失。

艰难梭菌是一种可引起各种症状的细菌——从长期腹泻到危及生命的结肠炎症。艰难梭菌感染通常发生在服用抗生素后。

其他因素 虽然不常见，但腹泻也可能是由寄生虫引起的。一旦寄生虫被消灭，腹泻通常会消失。一种能导致长期腹泻的常见寄生虫叫贾第鞭毛虫。你可能通过饮用井水或溪流中的污染水而感染贾第鞭毛虫。

与食物相关的腹泻 有时腹泻源于对某些食物的不耐受或敏感。例如，有些人对牛奶不耐受，无法消化牛奶和奶制品中的糖（乳糖）。如果他们吃或喝含有乳糖的产品，会导致痉挛、胀气和腹泻。食品的其他成分，包括食品添加剂和人造甜味剂，也会引起类似的问题（见第3章）。

过量的咖啡因或酒精 含咖啡因和酒精的饮料会刺激排便。如果你喝得过多，它们可能会导致食物残渣过快地通过小肠和结肠。

药物 腹泻可能由药物引起。导

致腹泻的药物包括一些抗生素和某些含有氢氧化镁的抗酸剂。一旦停药，腹泻通常就会消失。

肠道疾病 持续或反复发作的腹泻通常与某种肠道疾病有关。可能的病因包括肠易激综合征、炎症性疾病，如溃疡性结肠炎或克罗恩病，或吸收不良，如乳糖不耐受或乳糜泻。有少数的腹泻可能与肿瘤有关。

自我照护

腹泻通常会自行痊愈，不需要抗生素或其他药物。有一些非处方药，如易蒙停、碱式水杨酸铋和高岭土果胶，可以减缓腹泻，但这些产品并非均有效。如果出现严重或持续腹泻，伴持续或反复腹痛或便血，请就医。

脱水是一个常见问题，因为腹泻会大大增加一天中流失的液体量。采取以下措施防止脱水，并在恢复过程中缓解症状。

- 多喝水。每天至少喝 8 ~ 10 杯透明液体。包括水、淡茶、稀释果汁或含有电解质的饮料。
- 逐渐添加固体食物。从容易消化的食物开始恢复饮食，如饼干、吐司、米饭和鸡肉，以及谷类食品。
- 避免某些食物和饮料。不要急于食用乳制品、高脂肪食物、辛辣食物、含有咖啡因或酒精的饮料，请等待几天。它们会延长腹泻。
- 不要服用某些抗酸剂。氢氧化镁会引起腹泻，所以不要使用任何含有这种物质的产品。
- 减轻压力。对于某些形式的慢性腹泻，针灸、穴位按压或按摩等疗法，可以通过缓解压力和刺激身体的自然防御系统来减轻症状。然而，这些疗法都没有被科学证明。

便秘

结肠的主要职责之一是吸收通过结肠时食物残渣（废物）中的水分。食物残渣在结肠中停留的时间越长，流失的水分就越多。如果长时间停留，大便就会变得非常干燥，很难排出。经常排小而坚硬的大便可能是便秘的征兆。

便秘的发生有多种原因，而且随着年龄的增长，便秘更为常见。因为随着年龄的增加，消化道的肌肉变得不那么活跃，这意味着食物残渣不再像以前那样容易通过。你的生活方式也可能改变。

增加便秘风险的因素包括没有摄入足够的液体，膳食纤维吃得太少和没有足够的体育锻炼。

此外，某些药物可以减缓消化，

产生便秘。它们包括含有铝的麻醉剂和抗酸剂。有些肠易激综合征患者会出现腹泻和便秘交替发作。

一般来说，便秘是一种可以很容易纠正的暂时状况。然而，有时便秘也会导致更严重的问题。

如果您遇到以下情况，请就医。

• 近期不明原因便秘
• 近期出现无法解释的排便习惯变化
• 虽然饮食或运动习惯已经有所改变，便秘还是持续超过 7 天
• 便血或剧烈腹痛

了解更多

关于便秘和如何管理便秘的更多信息，请参阅第 7 章。了解有关可能导致腹泻原因的更多信息，请参阅第 8 章肠易激综合征、第 9 章乳糜泻、第 12 章克罗恩病和溃疡性结肠炎、第 13 章憩室病和第 15 章胰腺疾病。

出血

如果注意到你的口腔或肛门（消化道的两个端点）有出血迹象，你很容易变得警觉。有时出血可能是一些小问题，如牙龈疾病或痔疮。而有些时候，出血是一些严重情况的预警，比如溃疡或癌症。最安全的做法是尽快就医。

唾液或呕吐物中的血

出血可能来自多方面，包括口腔、牙龈或鼻子受伤。如果你是咳出来的血，通常是肺或气管问题。可能导致唾液或呕吐物中带血的消化系统状况包括以下方面。

• 消化性溃疡
• 食管内壁撕裂
• 食管、胃或小肠组织炎症
• 食管癌或胃癌

血通常是鲜红色的。偶尔，可能呈现黑色或深棕色，类似咖啡渣，这意味着血液已经在你的胃或小肠上部被部分消化。这通常提示可能有一些严重的问题需要进一步检查。

如果出现呕血请立即呼叫紧急援助。在等待过程中，尽可能抬高双腿躺下。不要吃或喝任何东西。

直肠出血

直肠和肛门出血的原因很多。血液可能在大便的表面、厕纸上或混合在大便中。要去看医生，以了解是什么原因导致了你的症状。

肛裂和痔疮是直肠出血的最常见原因。与肛门撕裂或痔疮有关的出血通常是鲜红色的。

直肠出血的其他原因包括溃疡性结肠炎或克罗恩病引起的结肠炎症。

直肠出血也可能是非癌性生长（息肉）或结肠癌的征兆。

有时，血液颜色较深，与粪便混合，呈现黑色、栗色或桃花心木色大便。黑便可能表明是肠道上部出血。

了解更多

有关可能导致消化道出血的更多信息，请参见第 11 章胃溃疡及胃痛、第 12 章克罗恩病和溃疡性结肠炎，或第 17 章结直肠癌。

意料之外的体重减轻

对于那些多年来一直在努力减重的人来说，无意间的体重减轻似乎是一份礼物。然而，如果不经过努力就有很大的体重减轻，有可能意味着严重的疾病，应该和医生讨论。

每个人的体重每天、每周都有波动。当踩在浴室秤上称体重时，你会发现这些波动。

但是，如果你的日常生活没有改变——像往常一样吃东西、锻炼身体，也没有节食，而你的体重在减轻呢？非自愿体重减轻是指在 6 个月内体重下降超过体重的 5%。如果你的体重在160 磅（约 72 千克）左右，那么减掉5% 的体重大约是 8 磅（约 3.6 千克）。

如果你不确定你最初的体重是多少，其他线索可能表明你的体重正在减轻。例如，你可能注意到你的衣服变得宽松，或者你把腰带系得更紧了。

非自愿体重减轻的潜在原因很多。很多人首先担心的是癌症，但大多数人不会得癌症。可能导致非自愿体重减轻的消化系统疾病有以下几种。

- 吞咽困难
- 吸收障碍
- 胰腺或肝脏疾病
- 癌症

如果你有消化系统问题，定期称体重是个好方法。如果发现你的体重正在减轻，但又不知道为什么，那就去看医生。

在准备就诊时，列出你经历的所有症状和表现。非自愿体重减轻的管理包括确定是什么导致了体重减轻。一旦确定了病因，你的医生就能更好地进行治疗。如果你和你的医生认为体重减轻的检查很重要，有可能需要接受一些诊断。

了解更多

关于可能导致体重减轻的更多信息，请参见第 9 章乳糜泻、第 12 章克罗恩病和溃疡性结肠炎、第 15 章胰腺疾病、第 16 章肝脏疾病和第 17 章结直肠癌。

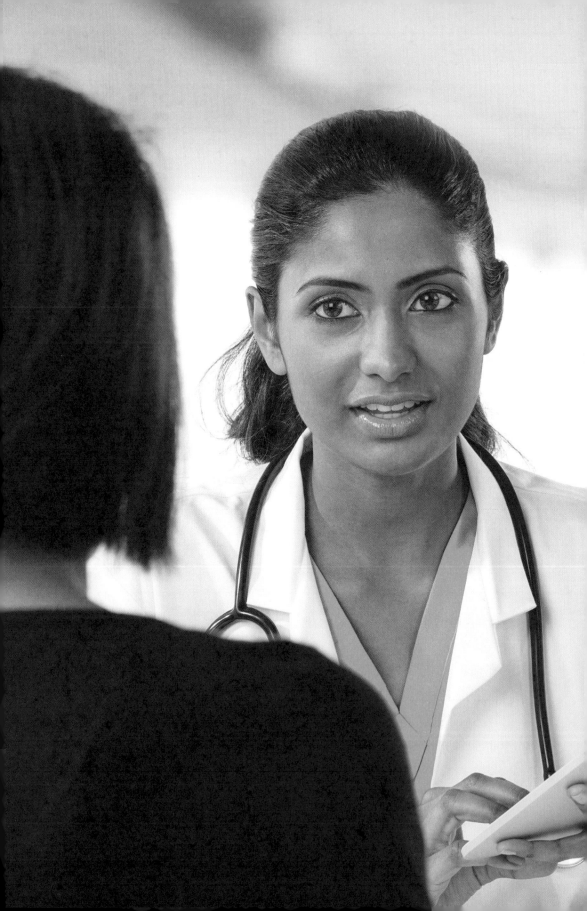

第 5 章

诊断性检查

有时，医生可以通过问几个问题和做一次体检，就能很快地确定消化道问题的原因。然而很多时候，在医生能够诊断出你的病情并开始治疗之前，你可能需要接受一项或多项检查。当有一些原因可能会导致你的症状时，诊断性检查尤其有用。检查结果可以明确或排除一种或多种可能性。

医生在做消化道检查时，一般要看三个主要因素。

- 消化道结构是否正常？食糜通过消化道是否顺畅，或者是否有狭窄的区域或疝气会妨碍食糜和食物残渣正常通过？有没有沿着肠道的袋状凸起导致食物残存？
- 消化道功能是否正常？消化液

的产生和释放是否正常？神经和肌肉推动食糜通过消化道运转是否正常？防止食糜倒流的括约肌工作正常吗？

- 是否有炎症或感染？是不是消化道黏膜出现炎症或感染，阻碍了液体和营养物质的充分吸收？胃或小肠有溃疡吗？

有许多不同类型的消化道疾病检查方法。你可能会做哪些检查，部分取决于你的症状和体征，以及它们的位置、严重程度和发生频率。其他因素可能包括你的年龄、一般健康状况以及个人和家庭病史。有时，可能需要重复检查。

本章描述的诊断性检查是最常见的。其中一些检查会生成你身体内部的详细图像，可以让医生看到你内脏的大小和结构。其他检查会显示消化系统不同部分的功能。

虽然它们提供了有价值的信息，但这些检查并不总是能够确定问题的确切原因。例如，很难确定是什么原因引起的腹痛或恶心。有时，诊断是一个由多个检查结果指导的排除过程。

血液检查

血液检查通常是诊断过程中的第一步，因为这个相对简单，而且可以大致了解你体内的情况。血液检查几乎不需要准备，但在抽血前你可能需要禁食。

检查时，要从你的一根静脉（通常是你手臂上的一根静脉）中抽取血液样本，然后将样本送到实验室进行分析。根据你的体征和症状，可以进行以下一项或多项血液检查。

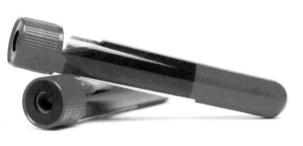

全血细胞计数（CBC）

这项检查检测血液的几个特性，包括红细胞、白细胞和血小板的水平。红血球减少（贫血）和血红蛋白降低，可能与胃肠道出血有关。白细胞水平升高可能表明感染或炎症。

肝功

肝功是检测血液中某些酶和蛋白质的水平。如果肝脏功能不正常，这些指标通常是不正常的。有关肝病的更多信息，请参阅第 16 章。

肌酐

肌酐是肌肉组织正常代谢产生的废物，血液中肌酐水平的升高是肾脏疾病的标志。可以检测肌酐水平来检查疾病和药物的副作用。也可以通过检测肌酐水平用来帮助确定药物剂量。

白蛋白、维生素 D、维生素 A 和维生素 B_{12} 以及叶酸

血液中这些物质的水平降低表明肠道可能无法从食物中充分地吸收某些营养物质，是典型的吸收不良问题。

电解质

严重的呕吐或腹泻会导致血液中的电解质钠、钾、镁水平异常。异常

> ## 问：为什么医生要求我在就诊前不要吃东西？
>
> 答：如果你可能需要一些检查作为初步评估或回访的一部分，医护人员可能会要求你在就诊前不要进食。这是因为有些检查，如血液检查、X光或超声波检查，需要禁食才能安全地进行，也以获得准确的结果。如果你在就诊前吃过饭，你就得改天再来做检查。

的电解质水平会使你面临心脏或大脑问题的风险。

尿液和粪便检查

尿液检查有助于确定尿液中激素、蛋白质、矿物质或盐类的异常水平，或尿液中是否存在正常情况下不应该有的物质，如血液。有不同类型的尿检。对于一些检查，你只需要提供一个小样本，通常是用尿杯收集一些尿液。有些检查要求收集24~48小时的尿液。

医生可能会要求留粪便样本，以检查可能会导致腹泻的感染或胆汁酸吸收障碍。粪便检查还可以识别大便中脂肪含量的增加，以提示你有吸收障碍的问题。

另一种常见的粪便检查是粪便免疫化学试验（FIT）。它可以检查出大便中隐匿的血液，这些血液可能与癌症或其他可能导致肠道出血的疾病有关，

比如溃疡或炎症性肠病。检查时，用卡片或试管收集少量粪便，检测是否有血液。另一种老的、不太常用的检测潜血的方法是粪便潜血试验（FOBT）。

然而，并非所有的癌症病变或癌前息肉都会出血。因此，即使有癌存在，潜血试验也有可能得到阴性结果。这就是为什么大多数医生会推荐其他的结直肠癌筛查方法，而不仅仅是粪便免疫化学试验。

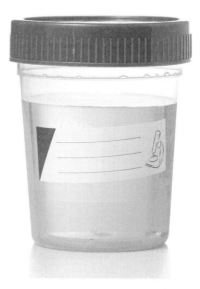

粪便 DNA 检测

粪便 DNA 检测是结直肠癌的一种较新的筛查方法。你可能在电视上或报纸上看到过这种检测的广告。

结肠的内壁不断脱落细胞，这些细胞通过大便离开你的身体。除了正常细胞外，癌前息肉或癌性肿瘤也会脱落细胞，在粪便中聚集。这些癌细胞和癌前细胞会显示出与正常细胞不同的 DNA 变化（DNA 标记物）。

粪便 DNA 检测通过检查几个 DNA 标记物，以检查结肠息肉或结肠癌的可能性。它还能检测粪便潜血，也有可能提示癌症的存在。当 DNA 标记物或出血被确认后，必须进行其他检查，如结肠镜检查，以确认结肠中是否存在息肉或癌症。

与更常用的结直肠癌筛查不同，粪便 DNA 检测不需要任何准备。正常饮食，用专用容器收集大便样本，然后把样本带到医生办公室或邮寄到指定的实验室。

目前，粪便 DNA 检测"Cologuard"在美国已经被批准用于结肠癌筛查，筛查对象是那些没有结肠癌家族史和结肠息肉病史的人。粪便 DNA 检测已经得到包括美国癌症协会在内的多个机构的认可。

一种新的粪便检查可以检测一种通常在血液白细胞中发现的蛋白质（钙卫蛋白）。患有炎性肠病的人比没有炎性肠病的人大便中钙卫蛋白水平更高。

根据医生检查的需求，你可能只需要提供一个粪便样本或可能需要收集长达 48 小时的粪便标本。收集粪便通常是为了检查吸收障碍。

X 线检查

X 线影像检查包括将身体的一部分暴露在可以穿透器官和软组织的小剂量电磁辐射中。放置在身体另一边的特殊胶片收集电磁信号，生成你身体内部结构的二维图像。

有不同种类的 X 线。用哪种类型取决于出现症状的部位等多种因素。有时，你可能会被要求在做 X 线检查前喝一种液体，比如钡剂，以使消化道更容易看到。

上消化道 X 线检查

这个测试有助于鉴别食管、胃和小肠上部（十二指肠）的问题。检查前禁食有助于清除食物和排除胃里的液体，从而更容易发现异常。

在检查开始时，你要吞下一种叫钡剂的白色液体。钡剂会暂时覆盖消化道的内壁，这样消化道内壁在 X 光片上就会更清晰地显示出来。你也可能被要求吞咽产气液体或药片，如碳酸氢钠。这样可以使你的胃充分扩张，胃的皱褶被撑开，可以更好地看到胃的内壁。

如果你躺着，放射科医生会把一台 X 线机放在你的上方，如果你站着，放射线机会放在你前面。医生将通过视频监视器跟踪钡剂通过上消化道的过程，寻找异常或问题。

X 线影像可以检测出食管狭窄及新生物和胃及十二指肠的其他异常。

小肠 X 线检查

如果医生怀疑你的小肠有问题，比如肠梗阻，钡剂 X 线检查可能会扩大到整个小肠。当钡剂通过各个部分时，通常每隔 15 ~ 30 分钟要拍摄一次图像。钡剂到达小肠末端可能需要

4 小时。一旦钡剂到达结肠，检查就结束了。

结肠 X 线检查

钡灌肠是结肠 X 线检查的常用名称。通过这个检查，医生可以检查你的结肠部分，可以发现溃疡、狭窄的区域（狭窄）、息肉、内壁小囊（憩室）、肿瘤和其他异常。

在这个过程中，结肠需要排空，所以需要提前 1 ~ 2 天限制饮食以减少粪便。也可以在检查前吃些泻药，或者灌肠，来帮助清空结肠。

在检查过程中，你躺在 X 线机下面的检查台上。放射科医生将一根细长的润滑管放入直肠。这根管子与一包钡剂相连，钡剂覆盖在结肠壁上，这样它的内壁在 X 线片上会更清晰地显示出来。一个小气球附在管子上，位于结肠末端，防止钡剂外流。

放射科医生将在连接到 X 线机的监视器上查看结肠的形状和状况。当钡剂充满结肠时，你可能会被要求转动并保持几个姿势，以得到不同的结肠视图。这时，放射科医生可能会用力按压你的腹部和盆腔来调整结肠的位置，以便更好地观察。医生也会通过导管注入空气来扩张结肠提高图像质量。这被称为双重或空气对比剂钡灌肠造影。

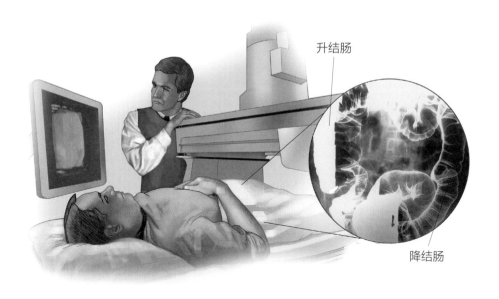

升结肠

降结肠

在结肠 X 线检查（也称为钡剂灌肠）期间，将一根含有钡剂的小管子插入直肠。当钡剂释放出来时，会使结肠的内壁亮度增强，在 X 线片上更清晰可见。

计算机断层扫描

计算机断层扫描（CT）结合了 X 线和计算机技术，可以显示内脏器官和组织的 3D 图像。与标准的 X 线相比，计算机断层扫描可以检测到许多不同级别的组织密度，从而提供更详细和更清晰的信息。

计算机断层扫描是诊断狭窄区域（狭窄）、积血或其他积液、感染（脓肿）、肠疝、肠梗阻和穿孔以及肿瘤的有效影像学检查方法。

在这个过程中，你躺在一个检查台上，检查台滑入一个甜甜圈形状的 X 线扫描仪。扫描仪围绕你旋转，从不同的角度进行一系列扫描。探测器在扫描仪对面即你身体另一边旋转，收集 X 线信号。计算机将信号收集并合成内脏结构的三维图像，放射科医生可以从任何角度对其进行检查或将其分解成横截面层。

腹部和盆腔的 CT 扫描有助于识别胰腺、脾脏、肝脏和肾脏，有时还包括胃、肠、胆囊、胆管和其他盆腔

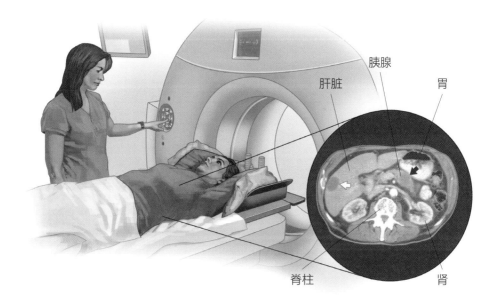

肝脏　胰腺　胃

脊柱　肾

在计算机断层扫描检查时，X线扫描仪会绕着你旋转，从不同的角度进行扫描。右侧是一个横截面图像，显示胰腺中有一个肿瘤（黑色箭头）已转移到肝脏（白色箭头）。

器官的异常。你可能需要在扫描前禁食，这有助于清空胃肠道，使消化器官看得更清楚，异常更容易被发现。

腹部计算机断层扫描检查中最不舒服的部分可能是饮用（或注射）含有碘的液体，这种液体的味道可能会令人不快。这种液体在检查过程中起到对比剂的作用，使器官和组织在扫描时显示得更清楚。

因为有些人对碘过敏，在检查之前，你会被问到是否对碘或放射检查中使用的类似药物有过过敏反应。

超声波检查

超声波利用高频声波的反射来生成内脏的图像——原理上类似于船上使用的水下声呐技术。

当你躺在检查台上时，医生会在你的皮肤上擦一种像果冻一样的耦合剂，棒状的装置（传感器）被压在你的腹部。传感器将听不见的声波传输到你的体内，这些声波从不同组织密度的内部结构反射。反射波由传感器捕获。计算机将这些数据转换成动态

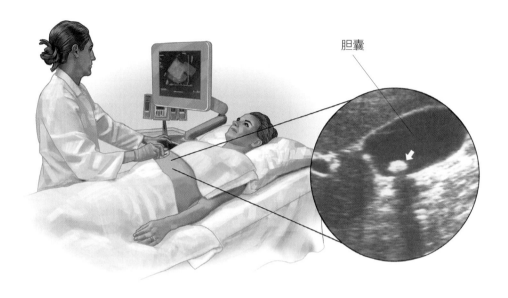

胆囊

在超声波检查过程中，从手持式传感器发出的反射声波被收集起来，并在外部监视器上显示为动态图像。右边的扫描显示胆囊中有胆结石（白色箭头）。

三维图像，并显示在外部监视器上。

超声波在检测胆结石和腹腔内多余液体（腹水）方面特别有用。使用特殊技术，超声波也可以帮助识别堵塞或阻塞。

另一种类型的超声检查称为内镜超声。内镜超声可以用来观察肠胃邻近器官，如肝脏、胰腺、胆囊和胆管。

内镜检查

医生诊断消化道问题最有效的方法之一就是直接观察消化道内部。要做到这一点，需要将一根细而柔韧、里面装有一盏光纤灯和微型电子相机的管子插入你的身体。

管子通过两条路线之一插入。第一条路线是从口腔和食管向下到达胃和小肠上部（十二指肠）。第二条路线是从肛门向上进入直肠和结肠的全部或部分，甚至是小肠的最后一部分。

医生用来检查胃肠道的仪器叫作内镜。当它被用来检查下消化道时，它通常被称为结肠镜，或者称为乙状结肠镜。

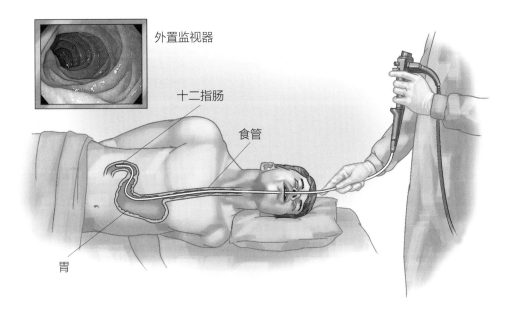

外置监视器

十二指肠

食管

胃

内镜检查可实时显示上消化道，包括食管、胃和十二指肠。来自示波器的图像显示在外置监视器上。

上消化道内镜检查

一种称为食管胃十二指肠镜（EGD）的检查可以让医生直接检查你的食管、胃和小肠的第一部分（十二指肠）。这项检查的图像有助于确定引起上消化道症状和体征的原因，如吞咽困难、烧心、恶心、呕吐、胸痛、出血或上腹部疼痛。

在食管胃十二指肠镜检查时，医生会检查炎症组织、溃疡和异常增生。可以通过内镜插入小型设备完成不同的操作。内镜手术的一些例子包括：

• 取组织样本（活检）

• 采集液体样本

• 去除异物或非癌性增生（息肉）

• 如果有疤痕组织使食管变窄，可松解（扩张）食管

• 识别和治疗出血性病变

检查前至少 6 小时内不能吃东西或喝东西，以便在检查时你的胃是排空状态。检查前，会服用镇静剂，也可以接受麻醉喷雾剂，使你的喉咙麻木，有助于防止你作呕。

将内镜放入口腔后，你将被要求吞咽以帮助导管从喉咙进入食管。导管不会干扰你的呼吸，但当它缓慢地通过你的消化道时，你可能会感到轻

微的压迫或饱胀感。在检查过程中，小型摄像机会传送图像，让医生仔细检查你的食管、胃和上小肠的黏膜是否有异常。

在 X 线或 CT 图像上看不清的异常在内镜下更为明显。这包括胃反流引起的食管组织发炎和食管血管异常扩张（静脉曲张）。医生还可以确定胃壁炎症，以及胃和小肠上部（十二指肠）的小溃疡和肿瘤。

为了更好地观察胃壁，会用空气来使胃膨胀，并使它的自然褶皱伸展。空气可能会导致你打嗝或在检查后放屁。

检查完成后，需要一个多小时才能从镇静状态中恢复过来。你需要有人开车送你回家，因为镇静剂的作用可以持续 24 小时。

在这段时间里，不要喝酒，不要从事操作重型机械的工作，也不要做重要的决定，即使你感觉很好。你可能会有 1 ~ 2 天的轻微咽痛或喉咙刺激感。

结肠镜检查

与上消化道内镜检查类似，结肠镜检查可以让医生直观地检查下消化道。当内镜在结肠中移动时，医生会检查正在显示的图像。

在检查过程中，医生可以：

• 检查是否有异常情况，如出血、

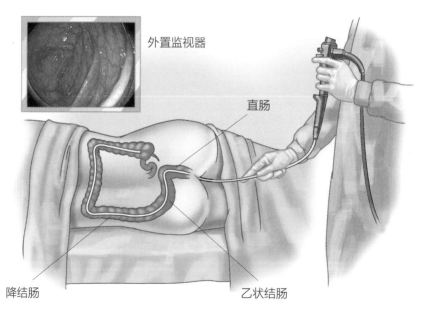

外置监视器

直肠

降结肠

乙状结肠

在结肠镜检查中，一根软管插入直肠，长度可以穿过结肠。下消化道的图像会出现在外置监视器上。

溃疡、炎症、息肉、肿瘤、小袋（憩室）和狭窄区域

- 取活检样本
- 息肉切除
- 治疗出血性病变
- 松解（扩张）狭窄区域

在检查过程中，结肠必须是排空的，所以你需要在检查前 1～2 天遵循清淡的饮食。在检查的前一天晚上和当天早上，你还需要服用泻药。检查前给你注射镇静剂是为了帮助你放松。也可以服用止痛药。

检查时，你需要采取左侧卧位。空气被泵入结肠，使它膨胀，以便更好地观察内壁。检查时你可能会感到痉挛性疼痛或压迫感。当内镜撤出来的时候，这些感觉就会消失。

一旦检查结束，需要一个多小时才能从镇静状态中恢复过来。你需要有人开车送你回家，因为镇静剂的药

如何使结肠镜检查准备更容易

许多人会说结肠镜检查前的准备工作是整个过程中最麻烦的部分。一些提示可以帮助简化流程。

- **提前两天。**开始吃低膳食纤维饮食。避免吃水果、生蔬菜、全谷物、坚果、干果。
- **前一天。**不要吃固体食物。坚持喝清淡的液体、肉汤、冰棍和非红色或紫色的明胶。检查前一天晚上，按照指示喝下第一剂泻药。
- **检查当日。**只喝透明液体，并在预定检查时间前两小时停止饮用任何液体。按指示时间服用第二剂泻药。
- **贯穿始终。**按指示服药，在检查前两小时多喝水以保持水分。

喝下所有的准备好的泻药很重要。如果你觉得因为口味的原因很难做到这一点，可以尝试以下技巧。

- 将溶液冷藏并冷饮。
- 吸食冰块、柠檬或酸橙块。
- 在喝每一杯溶液前嚼口香糖。
- 用吸管喝。

虚拟结肠镜检查

虚拟结肠镜检查，也称为计算机断层扫描（CT）结肠成像，是一种成像技术，它将腹部器官的 CT 图像进行组合和数字处理，以生成结肠和直肠内部的详细视图。与传统的结肠镜检查不同，虚拟结肠镜检查不需要使用镇静剂或将内镜插入结肠。一般情况下，它被用来筛选那些无法忍受传统结肠镜检查，具有普通风险的结直肠癌筛查。

在扫描前，使用泻药以清除结肠里的粪便。开始检查时，通过插入直肠的小导管向结肠内充满空气或二氧化碳。然后用 CT 扫描仪对整个结肠和直肠进行成像。

虚拟结肠镜检查通常比传统结肠镜检查快。有时你可能会被要求屏住呼吸来控制腹部运动，避免图像变形。在某些情况下，需要静脉注射造影剂以更清晰地显示结肠息肉。

比较虚拟结肠镜与传统结肠镜检查结果的研究发现，虚拟结肠镜在发现大多数类型的息肉时与传统结肠镜一样敏感。有些息肉，包括小息肉，用虚拟结肠镜检查可能不太容易被发现。如果发现可疑区域，就需要传统结肠镜检查来更好地观察，进行活检并切除息肉。

虚拟结肠镜检查并不是癌前息肉高危人群的选择，无论如何都需要传统的结肠镜检查。

结肠癌筛查检测

以下是结肠癌筛查的推荐检查方法。和医生谈谈哪种检查对你最好。你可以在本章中阅读更多关于每个检测的信息。

结肠镜检查 结肠镜检查时，将一根长的、可弯曲的管子（结肠镜）通过肛门插入直肠。在导管顶端有一个微型摄像机，医生可以检测整个结肠内部的变化或异常。检查中发现的结肠息肉通常可以用小型工具切除。

粪便 DNA 检测 粪便 DNA 检测使用你的粪便样本来寻找粪便中存在的消化道细胞中 DNA 的变化。这种变化可能预示着结肠癌或癌前病变。粪便 DNA 检测也会检查大便中是否有血液。

虚拟结肠镜检查（CT 结肠成像） 对于这项测试，计算机断层扫描产生腹部器官的横截面图像。

纤维乙状结肠镜检查 在纤维乙状结肠镜检查中，一根细而软的管子通过肛门插入直肠。在导管顶端有一个微型摄像机，医生可以看到直肠内部和结肠下部（乙状结肠）的大部分。

隐血检测 这种检测方法背后的逻辑是，大的结肠息肉或癌组织中的血管是脆弱的，而且很容易因大便通过而破损。受损的血管通常会出血到结肠或直肠，但很少有足够的出血量在粪便中可见。隐血试验可以检测出粪便中的少量血液。

效要一天的时间才能完全消失。在随后的几个小时里，你可能会感到腹胀和胀气，直到排出注入的空气。这个时候不是乘飞机旅行的最佳时间，因为注入的气体可能膨胀并导致疼痛。

乙状结肠镜检查

在检查过程中，医生只检查你的直肠和乙状结肠（也许还有降结肠的一部分），而不是整个结肠。一般来说，做乙状结肠镜检查时你不需要服用镇静剂，准备检查通常需要 1 ~ 2 次灌肠。

医生可能会要求乙状结肠检查，以找出腹泻、腹痛或出血的原因，或寻找癌症的迹象。乙状结肠镜检查可以作为癌症筛查的一部分，对年龄在50岁或以上的平均风险人群，通常结合大便是否有隐性出血的检查。

检查之后的几小时内，你可能会感到一些腹胀，直到你排出注入的空气。如果在乙状结肠检查中发现息肉，下一步通常是做结肠镜检查，切除息肉并检查整个结肠是否有其他息肉。

胶囊内镜

如果上消化道和下消化道的内镜检查无法确定消化症状的原因，医生可能会要求做胶囊内镜检查。这个检查可以让医生看到你小肠中那些其他检查不容易到达的区域。

检查开始前，你的腹部会贴上几块贴片。每个贴片都有一个天线和一个记录仪相连，你可以把它系在腰间的皮带上。然后你吞下一个维生素大小的胶囊，里面有一个微型照相机。当它进入小肠时，相机会拍照。图像被收集并存储在录像机上，然后合成一段视频。

大约 8 小时后，检查就完成了。在此期间，你可以做大多数常规活动，但可能存在某些限制。如需要避免剧烈运动或任何干扰记录仪的活动。当你在排便后看到胶囊在马桶里时，它是可以安全地冲进马桶的。

胶囊内镜最常用于寻找胃肠道出血的来源，如溃疡或血管异常。有时，这种方法被用来诊断炎症性肠病，以及息肉和肿瘤。该测试不能在肠梗阻或肠道狭窄的人身上进行，可能会导致胶囊被卡住。

关于使用胶囊内镜做结肠检查的研究正在进行中。

超声内镜

顾名思义，超声内镜（EUS）将内镜检查与超声技术相结合。超声内镜使用一个配有摄像机和超声波探头的内镜来创建内脏器官的图像。

首先，内镜放置在食管、胃、十二指肠、乙状结肠或直肠内。然后，超声波从显微镜的顶端发出。反射的信号被收集并投射到外置监视器上，这样医生就可以仔细检查你的胃肠道和邻近的器官，比如胰腺或肝脏。超声内镜还可以让医生通过超声引导，用细针穿刺胃壁或肠壁，获取异常组织的样本。

和其他的内镜检查一样，需要在这个检查过程中使用镇静剂，并且需要时间从镇静状态中恢复。这项技术在观察肿瘤和胃肠道的其他异常情况以及在评估恶性肿瘤的扩散方面特别有用。

动态酸（pH）监测

这个检查有助于明确你是否有胃酸反流，如果胃酸反流到你的食管就会使食管组织发炎。

动态酸（pH）监测使用酸测量探针（导管）来确定何时发生反流和反流持续多长时间。医生可能会用一些药物来帮助你放松。护士或技师也可能会用麻药喷洒你的喉咙。

医生通过鼻道（很少的时候会是通过嘴）将导管插入食管。导管位于食管和胃之间，就在食管下括约肌上方。这种装置不会干扰你的呼吸，而且大多数人在监测过程中没有或几乎没有不适。与导管另一端相连的是一台小型记录仪，它记录酸的测量结果。

需要把小型记录仪系在腰上或肩带上。监测期间，你可以四处走动，也可以回家。

在监控过程中，你会被告知什么时候吃喝，不能洗澡或游泳。第二天会要求你回来取下设备。

了解酸反流发生的频率和持续时间有助于医生确定如何最好地治疗你的疾病。这项检查还可以通过胃酸反流发作与发病的相关性来帮助确定是否反流可能导致其他表现和症状，如胸痛、咳嗽或喘息。你可能会被要求记录这些表现和症状。

动态酸（pH）监测有时用于确定控制酸反流的治疗是否有效。除了导

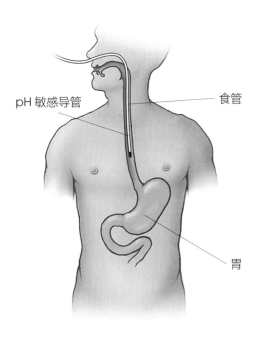

动态酸（pH）监测

管上的上下食管探针，第三个探针可能会放在胃里以测量那里的酸水平。

食管肌功能检测

如果医生怀疑你的吞咽问题（吞咽困难）是由食管肌肉不能正常工作引起的，会建议你进行食道肌功能检测，这种测试也被称为食管压力测试。在测试过程中，一个小的、压力敏感的导管通过鼻子（很少的时候会是通过嘴里）插入食管。在食管中，它可以测量你在吞咽水时的肌肉压力变化。

当你吞咽时，食管中的肌肉通常会收缩、舒张，从而推动食物和液体

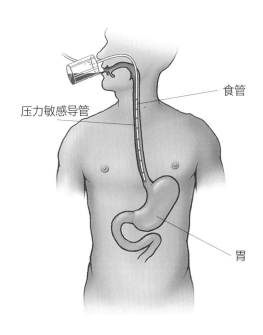

食管肌肉功能检查

流向胃。此外，食管顶部和底部的肌肉瓣膜（食管上下括约肌）放松并打开，让物质通过，然后它们再次收紧以保护食管内壁的组织。

食管壁肌肉或肌瓣功能不全（贲门失弛缓症）可导致吞咽困难，并导致胃食管反流和胸痛。它们也会导致肺炎，因为有少量的胃内容物被吸入肺部。

传输试验

如果其他诊断检查无法确定持续性腹痛、恶心、呕吐、便秘或腹泻的原因，医生可能会要求进行一些传输试验。这些检查可以测量食物通过消化道的速度，包括消化道的某些区域或是整个消化道。如果你的消化道肌肉或神经不能正常工作，食物在肠道中的移动可能太快或太慢。

胃排空

这个检查可以评估胃将食物排空到小肠的速度。糖尿病患者有患胃轻瘫的风险，这种病人的胃排空太慢。医生可能也会给不明原因的呕吐或者在吃了适量食物后也会觉得饱胀的人预约这个检查。

开始测试前需要禁食一晚。第二天在医院吃包含炒鸡蛋的早餐。鸡蛋里含有几滴无色无味的微放射性的示踪剂。

（图中标注）
食管
压力敏感导管
胃

吃完早餐后,你站着或躺着,伽马照相机可以拍下你吃下的鸡蛋经过胃时的照片。图片只显示了鸡蛋中的放射性示踪元素,而不是你的内脏。

第一张照片是在你吃了东西之后立即拍的,然后是在 1 小时、2 小时和 4 小时拍的照片。4 小时的测试比 2 小时的更准确。在拍照期间,你可以坐着或四处走动。

医生知道正常的胃排空速度,通过跟踪示踪元素的运动,医生可以将你的胃排空速度与正常时间相比较。

小肠传输

这项测试与胃排空测试相似,只是在 6 小时时再拍摄一系列额外的照片。如果你的小肠以正常的速度推进食物通过,那么大部分含示踪剂的鸡蛋此时已经穿过小肠,进入结肠。最后一组图片显示放射性示踪剂是否已经离开小肠。

全肠传输

如果医生怀疑你的整个消化道不能正常推进食物,但不确定问题发生在胃肠道的什么部位,你可以做一个完整的肠道转运测试。

通过吞下一个含有放射性示踪物质的胶囊开始检查(见下图)。胶囊的设计是为了在通过上消化道到达结肠

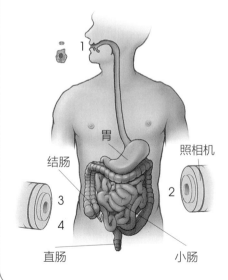

全肠转运研究

胃
结肠
照相机
1
2
3
4
直肠
小肠

1. 吞下含有示踪剂的胶囊,吃鸡蛋早餐。
2. 拍摄图片显示来自鸡蛋的示踪剂穿过胃和小肠。
3. 胶囊在结肠溶解,释放示踪颗粒。
4. 拍摄图片显示从颗粒释放的示踪剂与食物残渣混合,通过结肠。

时保持其完整性。在结肠，它溶解并释放示踪剂到下消化道。

在食用胶囊大约 1 小时后，你要吃跟其他传输试验相同的鸡蛋早餐，然后是相同的拍摄照片时间。由此提供上消化道的排空。

与其他传输试验相比，这项检查的一个重要区别是，你在服用胶囊后 24 小时左右要回来进行拍照。此时，胶囊应该已经释放出示踪剂，它应该与中下结肠的食物残渣混合。如果示踪物仍集中在结肠上部，可能意味着结肠不能正常排出食物残渣。

结肠传输

对于患有严重、持续性便秘的人，医生可能会要求做结肠传输试验。你吞下的胶囊与全肠道传输试验中用的胶囊相同，但在这种情况下，你不需要吃特制的鸡蛋早餐。取而代之的是，护士或医疗技师会告诉你一天中什么时候可以吃饭。

当你吞下胶囊后马上拍照，然后是 4 小时后再拍照。4 小时间隔的照片，可以看到胶囊到达你的结肠上部。你需要在 24 小时后返回医院进行图片拍摄，以查看示踪剂在你的结肠中的推进情况。有时结肠传输试验会延长到 48 小时。

在全肠传输试验中，如果示踪剂没有移动到结肠中下部，那么你的结肠传输食物的速度不够快，这有助于解释便秘的原因。

测压

压力测试用于测量胃肠道内的压力和运动。食管测压检查也称为食管肌肉功能检查（见第 82 页）。

肛肠测压

肛肠测压通常用于便秘或大便失禁的患者。这项检查测量直肠和肛管内的压力。将一个导管插入直肠，它检查你的肛门括约肌的力量和它们放松与收缩的能力。

另外两种检查通常与肛肠测压一起进行。这些检查有助于评估直肠功能是否正常，以及它感知大便的能力。

球囊排出检查 球囊排出检查测试你的排出能力。当你侧卧时，一个带球囊的小导管被插入肛门和直肠。管子的一端有一个可充气的小球囊。一旦管子就位，球囊就会充满水并膨胀。你需要试着把它排出去。

球囊感应直肠内、肛门内括约肌和肛门外括约肌的压力，然后将数据传输到计算机。异常低的压力可能表明有肌肉力量或协调问题。

直肠感觉检查 这个测试是用来

检查直肠感觉的。直肠感知大便的能力对于知道何时需要上厕所至关重要。此外，这个检查还评估大便进入时直肠的扩张和收缩情况。

直肠排便试验（排粪造影）

这项检查通常用于有大便失禁或便秘问题的人。它检查下半结肠（乙状结肠）和直肠如何排出粪便。

检查时，直肠中会充满一种跟软便密实度相似的半固体糊状物。这种膏药含有钡，在 X 线片上是可见的。之后，坐在 X 线机旁边的马桶上。在排便的时候，你被要求放松，然后挤压、收紧你的腹部，把糊状物排出。

在检查的每个阶段都要拍 X 线片和录像。分析 X 线片，寻找乙状结肠和直肠结构或功能的缺陷。结果可以显示脱垂或肌肉功能和肌肉协调的问题。可使用磁共振成像进行类似试验。

呼气试验

对于一些胃肠道疾病，医生可以通过分析你的呼气情况来确定你是否有这种疾病。最常见的两种呼气测试是用来检查幽门螺杆菌（*H.pylori*）感染或对乳糖和果糖的耐受性。

幽门螺杆菌呼气试验

幽门螺旋菌是一种可以感染胃或小肠上部（十二指肠）的细菌，会刺激或引起黏膜炎症，可能发展成溃疡。

呼气测试时，首先向一个气球状的袋子内吹气，以提供你正常呼气的基线样本。然后需要喝或吃一些含有放射性碳的物质，幽门螺杆菌会在胃里将其分解释放二氧化碳。几分钟后，你再次向一个气球状的袋子内吹气。如果你感染了幽门螺杆菌，你的呼气样本会显示二氧化碳含量增加。

氢呼气试验

氢呼气试验可用于诊断乳糖或果糖不耐受。乳糖和果糖是糖的形式。如果你对其中任何一种有不耐受，那么糖就不能在小肠内完全消化吸收，它会通过结肠产生氢气。可以通过呼出的气来测量。氢呼气试验也可以用来帮助诊断小肠细菌过度生长，在这种情况下，小肠中可能存在过多的细菌。

在测试时，首先向一个气球状的袋子内吹气，以获取呼气的基线样本。然后你喝下一定浓度的某种糖溶液，每隔一段时间向气球状的袋子内吹气，看看是否能检测到氢气。

第二部分
消化系统疾病

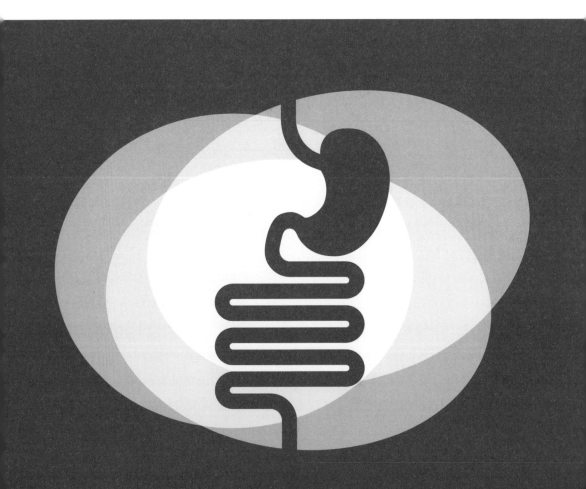

第 6 章
肥胖

不止你一个人因为超重的问题而处于挣扎的状态。近 40% 的美国成年人——超过 9300 万人——达到肥胖标准。肥胖被定义身体脂肪过量，并会增加不良健康的风险。如果个体的体重指数（BMI）≥ 30（见第 89 页），就可以诊断为肥胖。如果你属于肥胖级别，则意味着你的体重至少比理想或健康的体重多了 20%。

肥胖曾经被认为只是美感问题，现在则被归类为慢性疾病。它也是一种复杂的疾病，在这种疾病中，很多因素在其发生和进展中发挥着作用。

其实你很清楚超重会对自己的身体健康造成严重影响。除了糖尿病、心血管疾病和癌症，肥胖还会增加人体患消化系统疾病的风险，包括胃食管反流病、胆结石和非酒精性脂肪肝。

肥胖也会影响心理健康。许多超重的人常常成为被批评和嘲笑的对象。他们经常会遭受歧视、社会偏见、排斥和羞辱。这些行为会导致肥胖者抑郁、焦虑和自尊心低下等心理问题。

为什么我会超重

为什么有人超重？答案通常归结到了数学问题。对于大多数人来说，肥胖是由于每天摄入的热量比通过活动和运动消耗的热量多。但肥胖不仅仅是一个简单的数学方程。很多因素会导致体重增加。

你的 BMI 是多少?

要确定你的 BMI 值,请在表格的左栏中找到你的身高。同地找到最接近你的体重值。看看这列顶部的数据,这就是你大致的 BMI。或使用以下公式:

1. 身高(英寸)乘以身高(英寸)。

2. 用体重(以磅为单位)除以第一步的结果。

3. 这个结果再乘以 703。(例如,一个重 270 磅的人,68 英寸高,BMI 为 41。)

或者:

1. 身高(米)× 身高(米)。

2. 体重(千克)除以第一步结果。

3. 其结果即为你的 BMI 值。

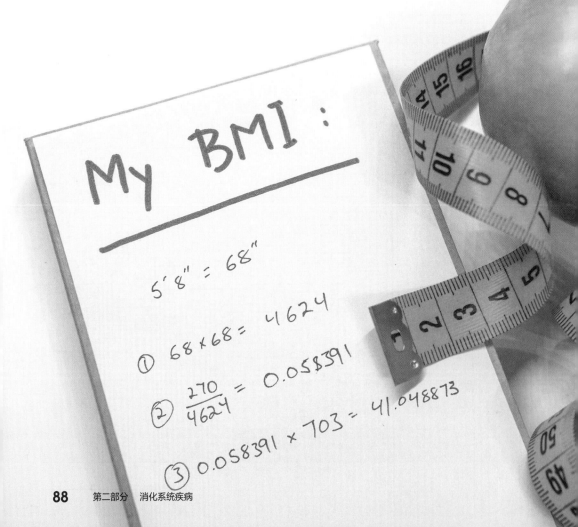

	正常		超重					肥胖				
BMI	19	24	25	26	27	28	29	30	35	40	45	50
身高						体重（磅）						
4'10"	91	115	119	124	129	134	138	143	167	191	215	239
4'11"	94	119	124	128	133	138	143	148	173	198	222	247
5'0"	97	123	128	133	138	143	148	153	179	204	230	255
5'1"	100	127	132	137	143	148	153	158	185	211	238	264
5'2"	104	131	136	142	147	153	158	164	191	218	246	273
5'3"	107	135	141	146	152	158	163	169	197	225	254	282
5'4"	110	140	145	151	157	163	169	174	204	232	262	291
5'5"	114	144	150	156	162	168	174	180	210	240	270	300
5'6"	118	148	155	161	167	173	179	186	216	247	278	309
5'7"	121	153	159	166	172	178	185	191	223	255	287	319
5'8"	125	158	164	171	177	184	190	197	230	262	295	328
5'9"	128	162	169	176	182	189	196	203	236	270	304	338
5'10"	132	167	174	181	188	195	202	209	243	278	313	348
5'11"	136	172	179	186	193	200	208	215	250	286	322	358
6'0"	140	177	184	191	199	206	213	221	258	294	331	368
6'1"	144	182	189	197	204	212	219	227	265	302	340	378
6'2"	148	186	194	202	210	218	225	233	272	311	350	389
6'3"	152	192	200	208	216	224	232	240	279	319	359	399
6'4"	156	197	205	213	221	230	238	246	287	328	369	410

参考文献：Circulation, 2014; 129 (suppl 2): S102; NHBLI Obesity Expert Panel, 2013.
亚洲人的 BMI 值为 23 或更高，可能会增加健康问题的风险。
注：1 英尺 ≈ 0.3 米，1 英寸 = 2.54 厘米，1 磅 ≈ 0.454 千克

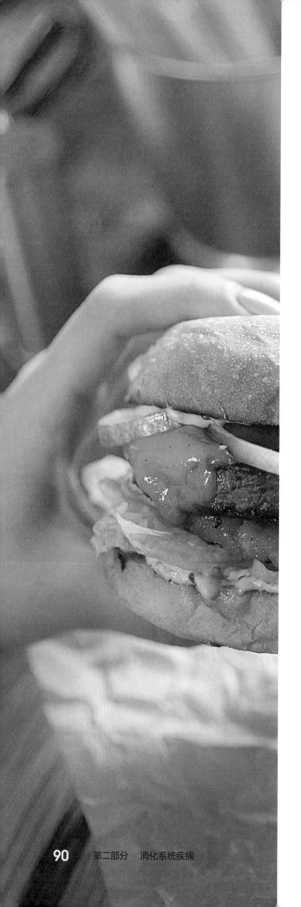

生活方式因素

吃高热量食物、饭量大、久坐、不活动、不锻炼，这些因素都会增加肥胖的风险。这些也都是当代人超重的常见原因。

我们的祖先吃得和我们一样多，甚至比我们还多，但他们却没有我们这么胖，为什么呢？首先，他们吃的快餐和加工食品都较少，这些往往都包含更高的脂肪和热量。

他们的身体也总是在运动的状态。因为汽车、电视、现代技术以及工作性质的变化——从农业劳动转向电脑办公桌工作——导致当代人每天消耗的热量数量急剧下降。

遗传因素

有证据表明，肥胖往往可以在家族中遗传，但基因所起的作用尚不清楚。科学家认为肥胖更有可能是基因和环境之间复杂相互作用的结果。这意味着，虽然你可能有超重的遗传倾向，但你不一定会变胖。最终，你的体重是由饮食、体力活动和环境所决定的。

心理因素

人们有时用暴饮暴食来应对生活中的问题或宣泄无聊、悲伤、压力或挫折等情绪。

其他因素

尚有很多因素可能导致体重增加，但它们本身并不足以导致你超重。

- 年龄　随着年龄的增长，人体内的肌肉量会减少，从而降低新陈代谢。此外，随着年龄的增长，身体往往不那么活跃。这两种变化都导致热量的消耗减少。

- 戒烟　许多吸烟者在戒烟后体重增加，这是因为他们在戒烟时把摄食当作一种应对方法。

- 药物和疾病　一些药物，如皮质类固醇、抗抑郁药和抗惊厥药，都可能会导致体重增加。在某些情况下，体重增加可以找到存在的健康问题，如甲状腺功能低下或库欣综合征。关节炎、背部或神经等疾病也会影响运动，使体重增加的可能性更大。

- 怀孕　有些妇女在怀孕期间的体重增加超过了建议的体重，

肠道细菌和你的体重

正如在第 2 章中所读到的，你的胃肠道是大量微生物的家园，包括 1000 多种不同的细菌。

有趣的是，研究人员发现，肥胖者肠道中的细菌状态与瘦者往往是不同的。因此人们猜测，人体肠道的组成——"健康"和"不健康"细菌之间的平衡，可能会通过影响人体消化和代谢食物的方式来影响体重。

一些科学家推测，某些特定的细菌成分更能分解食物颗粒，从而为身体提供更多的热量。此外，某些特定的细菌可能会减缓促进饱腹感激素的分泌，导致你吃得更多。

如果你想知道益生菌是否可以解决你的体重问题，答案是否定的。目前的研究尚未发现益生菌是治疗肥胖的有效方法。益生菌是发酵过程中产生的有益微生物，促进健康细菌的发展（见第 40 页）。

显然，目前有更多的问题和有待研究的内容。科学家可能需要几年时间才能更好地认识肠道细菌与肥胖之间的关系。但不要让这成为你放弃寻求帮助的理由。无论是什么原因导致的肥胖，治疗都可以帮助你减重。

在婴儿出生后，她们很难将体重减下来。

减重治疗

尽管最近有很多新的研究和发现，但减重和保持健康体重的公式仍然适用。只有当你消耗的热量比你摄入的多时，体重才会下降。

多年来，你可能会受到流行饮食的诱惑，它们据说能快速、轻易地减重。然而，现实中没有这种神奇的食物。虽然有些人确实靠流行饮食减了体重，但大多数人在停止这种饮食后体重会反弹。

成功减重需要多管齐下。饮食改变、增加体力活动和行为改变是重要的第一步。减重并维持体重不反弹，是你必须养成并且坚持的健康习惯。

如果你一直在减重但没有成功，或者减重了但无法保持，那就寻求相关专家的帮助吧。医生可以有许多方法来帮助你减重和保持体重。这些方法包括处方减重药物、微创治疗方法和手术。

饮食

那么，怎么吃才能减重呢？第一步是少吃——更具体地说，减少摄入热量。减重是简单能量平衡的结果——热量的摄入减少和热量的消耗增加。热量的摄入来自你吃的食物，热量的输出取决于你身体的活跃程度。

为了减少摄入的热量，你应该遵循更健康的饮食。健康的饮食始于摄入大量的蔬菜和水果。研究表明，每天多吃蔬菜和水果的人体重较轻，人们可以通过多吃植物性食物来减重。

吃蔬菜和水果能增加胃内容物体积，让你有饱腹感，又不会增加过多热量的摄入。此外，这些食物含有丰富的膳食纤维和营养物质以及其他健康的化合物。

同时，你需要限制糖、脂肪和动物蛋白的摄入，如红肉，以及含有添加剂和人工甜味剂的精加工食品。

看看推荐的饮食计划，重点就是蔬菜、水果和全谷物，并限制饱和脂肪和糖。美国农业部的"我的餐盘"膳食指南就是一个例子。另外就是 Mayo Clinic 膳食指南，类似于"我的餐盘"。

Mayo Clinic 膳食指南

Mayo Clinic 膳食指南是一种以生活方式为基础的方法，其重点是在摆脱不健康饮食习惯的同时，采用更健康的饮食方式。它鼓励基于能量密度或热量密度的概念来减重。

有些食物，少量即含有大量的热量，例如含有黄油和糖的烘焙食品。

这些食物所含能量很高。相比之下，其他食物即使量大也只含有少量的热量，它们所含的能量不是很高。蔬菜和水果就是体积大、能量密度低、热量低的代表食物。

摄入能量密度低的食物，你可以吃得更多，热量的摄入也少。此外，能量密度低的食物更容易使你饱腹，因为它们富含膳食纤维和营养。

Mayo Clinic 膳食指南是基于 Mayo Clinic 健康体重金字塔（见第 94 页）。你会看到蔬菜和水果构成了金字塔的基础。这些是你可以吃的食物，因为它们健康友好且能量密度低。

在金字塔上往上看是碳水化合物。摄入碳水化合物时，可以选择全麦产品，因为它比精制的产品更健康。全麦食品包括全麦面包、全麦意大利面、燕麦片、糙米和大麦。

蛋白质和乳制品的选择应该是瘦肉或低脂的。这些食物包括鱼、瘦肉、豆类和脱脂牛奶等。脂肪的选择可以是含有不饱和脂肪的食物，如坚果和橄榄油。最后，偶尔摄入甜食是可以的，但应该避免每顿饭都摄入。

Mayo Clinic 健康餐桌和食物金字塔阐述了应该如何将其应用到你的膳食计划中。一般来说，餐盘里一半以上的食物应该是蔬菜。在三餐中加入沙拉和一份水果是比较简单的做法，以此来确保

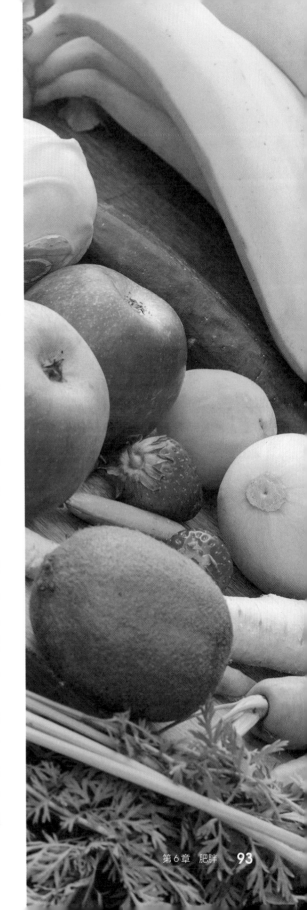

Mayo Clinic 健康体重金字塔和健康餐桌

利用 Mayo Clinic 健康体重金字塔来帮助你做出合理的饮食选择。为了实现减重的目标，你可以多吃点金字塔底部的食物群，少吃点顶部的食物群。Mayo Clinic 健康餐桌可以帮助你大致判断自己餐盘中食物的构成状况。

Mayo Clinic 健康体重金字塔

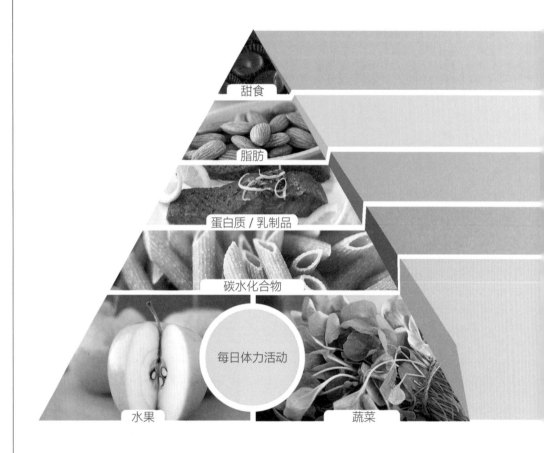

Mayo Clinic 健康餐桌

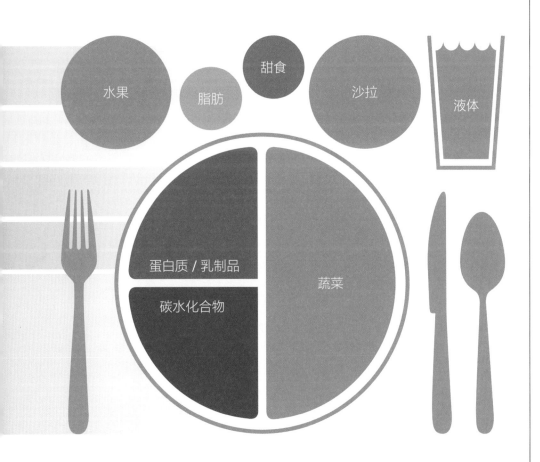

水果

脂肪

甜食

沙拉

液体

蛋白质 / 乳制品

碳水化合物

蔬菜

你摄入足够的蔬菜和水果。

将碳水化合物的量控制在餐盘的1/4左右，蛋白质和乳制品的量也是如此。不要每餐饭都摄入脂肪和糖，应该尽量减少其摄入。坚果是一种健康的脂肪，因其所含的热量很高，所以你也需要控制摄入量；糖也是如此。某些类型的液体（水是最好的）最好在餐桌上摆够。

许多试图减重的人低估了每天液体摄入的热量数量——无论是非食用苏打水、含热量的咖啡饮料、果汁抑或酒精。为了减重和保持体重，你要注意饮料中的热量，并将其严格限制在最低限度。

有关 Mayo Clinic 膳食和最佳食物的更多信息，请前往 diet.MayoClinic.org。

体力活动和锻炼

减重的另一个关键是进行足够的体力活动和锻炼。体力活动是指任何可以消耗热量的运动，既可以是园艺工作、悠闲散步，也可以是工作间隙的伸展运动。运动是一种结构化的重复形式的体力活动，可以提高身体素质，如游泳、骑自行车、快步走和举重。

为了防止体重增加或保持体重下降的趋势，你需要每天走至少一万步来保证足够的运动时间。你可以在智能手机或跟踪设备（计步器）上记录日常步数。此外，每周尝试进行至少150分钟的适度强度的体育活动。相当于一天30分钟，一周5天。如果你已经减重成功并且正在努力维持体重，你需要每天更加积极地锻炼——每周300分钟。

你不需要成为一名优秀的运动员，只要能够找到舒服的运动方法就行，多动，少久坐。你如果不太爱动，那么随着运动量的增加，你的耐力和身体素质会稳步提升。第98~99页的表格显示了可以通过各种不同的活动燃烧热量。

一种使身体变得更加活跃的方法是参加健身挑战或社区健康计划。这些活动往往由雇主或当地医疗机构主持，或由社区机构或组织。参加这些活动除了可以改善健康状况，也是一个很好的社交方式。

记住，你不需要一次就将所有的活动都做完。早上花15分钟步行，下午花30分钟用推式割草机割草，晚上花15分钟骑自行车，这些都可以达到日常的运动目标。

积极进行身体锻炼是很重要的，因为这可以在许多方面改善你的健康，不仅仅是帮助减重。体力活动可以改善体内的脂肪与肌肉的比例。除了增强你的肌肉，体育活动还可以增强你的心脏、血管和肺功能。因此，尽量不要把体力

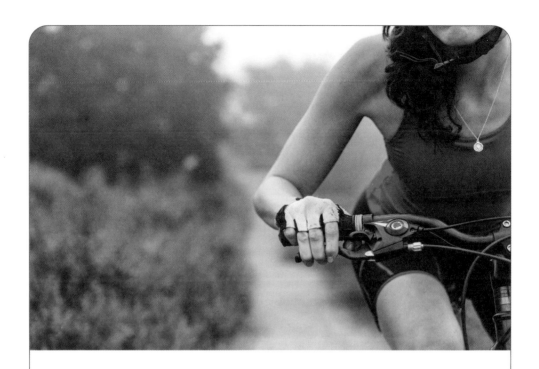

在你开始运动之前

在开始运动之前，和你的医生交流一下通常是个不错的选择。如果你有健康问题，或者有心脏病高危因素，则可能需要在运动的时候采取一些预防措施。

- 不确定自己的健康状况
- 曾在运动或剧烈活动期间或运动结束后觉得胸部不适、呼吸急促或头晕
- 属于 40 岁或以上的男性、50 岁或以上的女性，而且最近还没有体格检查
- 血压为 140/90mmHg 或更高
- 有糖尿病、心脏病、肺或肾脏疾病，或明显超重
- 家族成员中在 55 岁之前有心脏相关问题
- 正在服用糖尿病、高血压相关药物，或存在心脏问题等其他疾病
- 有骨或关节问题，这些可能会因某些形式的体育活动而恶化

时长 1 小时的热量燃烧

在 1 小时的运动中，燃烧的热量数量因活动类型、强度水平和个人因素而有很大差异。

活动（时长 1 小时）	个人体重和热量消耗		
	160 磅 （73 千克）	200 磅 （91 千克）	240 磅 （108 千克）
低强度健美操	365	455	545
水中健美操	402	501	600
骑自行车（休闲），每小时 <10 英里（16 千米）	292	364	436
划艇	256	319	382
舞厅跳舞	219	273	327
椭圆机（适度力量）	365	455	545
打高尔夫（俱乐部）	314	391	469
徒步	438	546	654
力量（重量）训练	365	455	545
划船（静态）	438	546	654
跑步，5 英里（8 千米）/ 小时	606	755	905

活动（时长 1 小时）	个人体重和热量消耗		
	160 磅 （73 千克）	200 磅 （91 千克）	240 磅 （108 千克）
越野滑雪	496	619	741
高山滑雪	314	391	469
楼梯跑步机	657	819	981
中强度游泳	423	528	632
太极拳	219	273	327
网球（单打）	584	728	872
步行，2 英里（3.2 千米）/ 小时	204	255	305
步行，3.5 英里（5.6 千米）/ 小时	314	391	469
瑜伽（哈他）	183	228	273

参考文献：Ainsworth BE, et al. 2011 Compendium of Physical Activities: A second update of codes and MET values.

Medicine & Science in Sports & Exercise. 2011;43:1575.

注：1 磅 ≈ 0.454 千克

活动仅仅看作是减重的工具，而是将其视为一种健康的生活方式。

行为改变

每个人都是不同的，因此减重的难度也不尽相同。对许多人来说，超重与不健康的生活习惯密切相关，比如经常外出吃饭，一直不停地吃，深夜吃零食，通过暴饮暴食来缓解压力或抑郁情绪，不吃早餐，不锻炼。

为了能够达到成功减重的目标，你需要识别自己的不健康习惯，并找到改变这些行为的方法。行为改变，也被称为行为疗法，旨在帮助个人改变行为从而达到减重的目的。改变行为的方法包括以下内容。

与营养师协作

注册营养师可以帮助制定适合你个人情况的饮食计划。饮食计划应该以你能接受的方式来设计。如果饮食计划中包含了你不喜欢或不会吃的食物，那这对你是没有什么好处的。

咨询

多和训练有素的专业人士交流，可以帮助你解决与饮食有关的情绪和行为问题。治疗可以帮助找到暴饮暴食的原因，并且学习用健康的方式来应对焦虑或压力。也可以从中学会如何控制自己的饮食和活动，识别导致暴饮暴食的原因，并控制对食物的欲望。

加入一个互助小组

许多人享受互助小组的友情，互助小组是由共同面临类似挑战的人组成。可以和健康护理团队谈谈你所在地区的减重互助小组。

参与体重管理计划

一些医疗中心可以提供多学科的体重管理项目，重点是教你如何控制体重，制定减重步骤。

这些项目通常包括烹饪课程、与健身教练一对一或小组培训，以及和顾问探讨如何解决不健康的行为。

另外，还有商业体重管理方案，这些侧重于具体的减重方式，包括定期的支持会议。体重监督者就是这种程序的一个例子。在你加入商业体重管理计划之前，要和医生聊聊，以确保这个计划是否适合你。

处方药

当生活方式的改变不足以达到减重的目的时，药物可能会有所帮助。抗肥胖药物可以与饮食、运动和行为改变结合使用，而不是代替它们。如

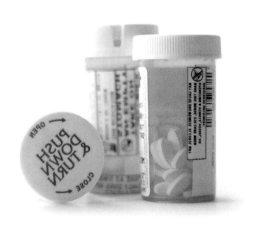

果你在生活中不做其他改变，抗肥胖药物就可能无法起效。此外，抗肥胖药物还可能有副作用，所以请确保你已经和医生咨询过相应的风险和获益。

抗肥胖药物应该与你目前服用的其他药物无拮抗作用或适合既往的健康状况。在服用抗肥胖药物时，需要密切的医疗监测，意味着每隔几个月就要进行体检。请记住，药物的作用可能会随着时间的推移而减弱，当停止药物治疗时，许多人的体重会反弹。

处方可提供的抗肥胖药物包括奥利司他、利拉格鲁地德、洛沙宁、苯特明和托吡酯、布丙酮和纳曲酮。奥利司他的效果也有所下降。其他处方药可供短期使用。

手术和内镜治疗

多种手术都可以帮助减重。与药物类似，如果不改变生活方式，这些方法也不可能长期获益。

手术

减重手术，也叫减肥手术，提供了最有可能减重的机会，但它并不是没有严重的风险。手术限制了你能够舒适地摄入的食物数量，或者减少了体内食物和热量的吸收，或者两者兼有。当其他减重方法不起作用或无法达到预期效果时，可以考虑减重手术。减重手术包括以下几种。

胃旁路手术　在 Roux-en-Y 胃旁路手术中，外科医生在胃顶部创建一个小袋，胃下面的小肠部分与小袋连接。食物和液体直接从小袋流入小肠，绕过主胃。胃旁路手术是治疗重度肥胖最有效的方法。

袖状胃切除手术　在这个手术中，部分胃被切除，从而形成一个狭窄的小胃囊来储存食物，看起来很像袖子。新的胃要小得多，进食时它不会扩张，吃很少即有饱腹感。这个手术比胃旁路手术简单得多。

胆胰转流十二指肠开关术　外科医生切除了大部分胃，保留带出门的胃远端与小肠的第一部分（十二指肠）。然后封闭小肠中段，并将小肠的最后一部分直接连接到十二指肠。分离的肠段被重新连接到肠的末端，以保证胆汁和消化液流入肠腔。

可调节胃束带手术 目前已不太常用。在这个手术中，胃被一条充气带分离成两个袋。医生把带子像皮带一样拉紧，这样在两个袋子之间保留了一个小通道。带子可以放松以适应胃扩张，一般是将带子长久留置于体内。

决定采用哪种手术很重要。与外科医生讨论你的选择，并确保医生对这方面的减重手术比较有经验。

内镜手术

目前有各种各样促进减重的微创手术。与药物类似，这些手术本身不改变生活方式，因此不可能产生长期效益。此外，因为它们的技术更新，

什么是减重补充剂呢？

购买一种能够帮助你减重的非处方药产品可能很诱人。但这不浪费你的钱吗？这些药物安全吗？

几乎没有证据表明非处方中药或其他膳食补充剂能维持减重。有关这些产品的安全性和有效性的研究也相对较少。

如果你正在考虑非处方减重产品，那一定要和医生沟通，特别是当你目前有健康问题，正在服用处方药，或者处于怀孕或哺乳期。同样重要的是需要了解可能与你目前使用的药物、维生素或矿物质相互作用的建议。

需要注意的是，与处方药不同，膳食补充剂的制造商不确保其产品的安全性，并对可能的利益做出诚实的说明。它们在上市前不受美国食品和药物监督管理局（FDA）的审查或批准。此外，用于支持索赔的调查研究质量也参差不齐。

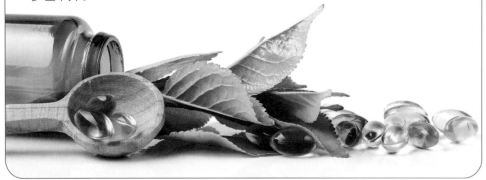

远期效果尚不清楚。

内镜手术是在没有开放切口的情况下进行，通常不需要住院。经美国食品和药物监督管理局批准的内镜手术包括以下几种。

胃内球囊法　将一根细管通过喉咙进入胃，顶端特殊的气球被释放出并留置在胃里，留滞的时间可长达六个月。气球挤占胃内空间，减少胃容量，从而限制了食物的摄入量。

吸入疗法　最近被美国食品和药物监督管理局批准。这种治疗是为了减少饭后身体吸收的热量。在这个手术中，一根细管被放置在胃内，连接胃的内部和一个位于腹外侧的小按钮（端口）。每餐后，该设备通过腹部端口将高达30%的膳食排空（吸气）到厕所。

内窥镜袖状胃成形术　在这个手术中，胃从里面被缝合，形成一个狭窄的小胃囊，用于容纳食物，状似袖子。新的胃要小得多，进食时它不会扩张，这将让人吃很少即有饱腹感。

展望

不幸的是，无论你尝试什么治疗方法，体重反弹是很常见的。如果继续暴饮暴食或过度摄入高热量食物，你的体重仍然会在减重手术后反弹。

保持体重的最好方法之一就是经常锻炼。当体重和健康状况逐渐稳定后，和医生谈谈你可以做的运动。还有其他的一些方法——药物、手术和内镜手术——来帮助你减重和保持体重。

最后，不要对自己太苛刻。减重和保持体重都是一步一个脚印的事，你要信心满满以确保达到目标。

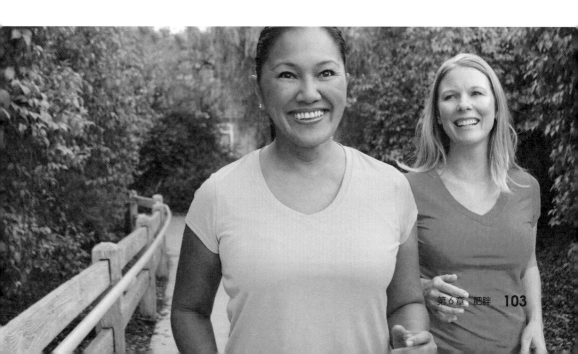

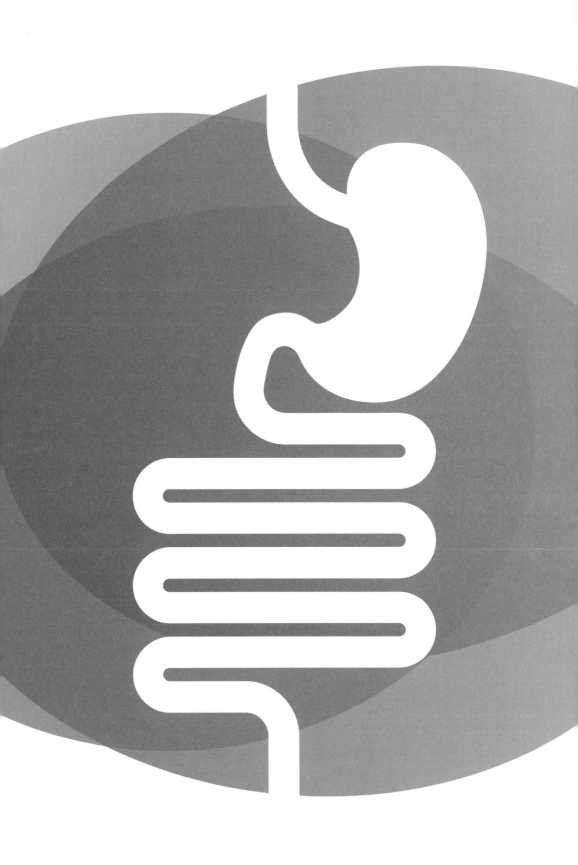

第 7 章

便秘和大便失禁

好像把太多的时间花在马桶上了？洗手间变成"战场"了？如果你正在经历便秘，可能会有这种感觉。你可能正用力地想排出那些又干又硬的粪便。有时候，不管你多么努力，始终都觉得不能完全清空你的肠子。

或者你正在经历相反的情形。当排气时，会有大便带出？再比如大便会在没有任何征兆的的情况下漏到内裤上？当感觉到肠道在蠕动时，是否有时来不及到达洗手间？如果你的答案中有任何一个肯定的回答，那么可能有大便失禁。

便秘和大便失禁都是很麻烦的事情，但不必觉得尴尬而不去寻求医疗帮助。这两个问题都并不罕见，可以通过采取一些方法来管理或治疗这种

情况——无论症状是简单的、烦人的、还是严重到足以影响你的日常生活。都不必独自默默忍受。通过与医生合作以积极解决问题，你可以感觉更好，并且生活得更好。

便秘

当身体消化食物时，食物经过胃、小肠和结肠，最后通过直肠，然后离开你的身体。如果食物很难通过结肠或直肠，那么可能会便秘。

便秘通常被描述为每周排便少于三次，但便秘的症状各不相同。你一周可能只排一次大便。或者可能有频繁的肠蠕动，但都不觉得肠道已经被清空。一般来说，从一天排便三次到一周排

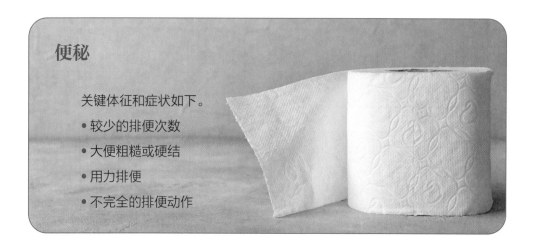

便秘

关键体征和症状如下。

- 较少的排便次数
- 大便粗糙或硬结
- 用力排便
- 不完全的排便动作

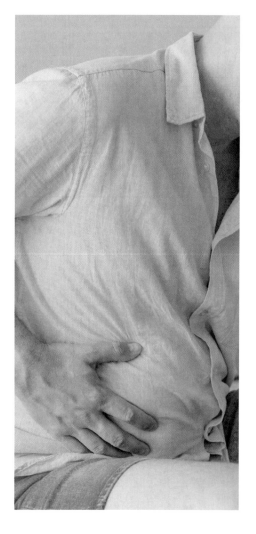

便三次都被认为是正常的。真正重要的是，在排便的过程中有多困难。

当便秘症状持续数周时，会被认为是慢性便秘。在美国，慢性便秘已经影响到多达 20% 的成年人，而且报告这一问题的女性多于男性。随着年龄的增长，这种情况变得越来越普遍，影响到 65 岁及以上人群的 1/3。当症状严重且持续时间较长时，这就会影响日常生活，从工作效率到社交等方方面面。即使如此，仍然只有少数人愿意与医生谈论他们的症状并寻求帮助。

少数情况下，便秘可能是严重问题的迹象。因此，如果症状不能通过自我调理得到改善，比如在饮食中添加膳食纤维或者服用泻药，那么和医生沟通是很重要的。一般来说，应该避免在不咨询医生的情况下，服用泻药或大便软化剂超过一个星期。

症状

医生使用罗马 IV 标准来作为慢性便秘的诊断标准。这些指南由国际医学专家小组制定，它们概述了慢性便秘的常见症状。

如果你经历了至少三个月的以下两个或两个以上的症状，就可能有慢性便秘。

- 排便用力
- 大便硬结或干燥
- 感觉不能完全排空大便
- 感觉就像直肠有堵塞，阻止排便
- 需要借助一些方式来清空直肠，例如用手按压腹部，用手指从直肠里抠出大便
- 如果不使用大便软化剂或泻药，每周的大便次数少于三次

原因

有很多原因可以导致便秘。有时可能是多种原因共同造成的，而有时确切的原因也不清楚。以下是一些便秘常见的原因。

饮食或生活方式不平衡 如果没有摄入足够的膳食纤维或进行充分的体育活动，你可能会出现便秘。经常忽视按时排便也会便秘。

肠易激综合征 是一种大肠的常见疾病。肠易激综合征可引起便秘或腹泻，并伴随着腹部不适或疼痛。肠易激综合征中的临床表现为便秘的称为便秘型肠易激综合征，是指即使有排便的冲动，但仍然排不出大便。

盆底功能障碍 正常的排便运动需要收缩膈肌和放松盆底肌肉（耻骨直肠肌和肛门括约肌）的协同作用。当盆底功能发生障碍时，这些肌肉就不能正常工作或放松了。

药物 止痛药如阿片类药物会引起便秘。还有其他药物也会引起便秘，这些包括抗组胺药、抗抑郁药、降压药、抗癫痫药和治疗帕金森病的药物等。另外，膳食补充剂，如钙和铁，也会导致便秘。

慢传输排便 有时大便需要较长的时间才能穿过肠道，医生称这个问题为慢传输。由此解释为什么粪便在肠道内变得很难通过。

肠道阻塞或结构问题 较少见。结肠或直肠的结构问题可能会减慢或阻止排便运动。这些问题可能包括：

- 下直肠内侧的撕裂（肛裂）
- 肠梗阻
- 结肠、直肠或腹部的肿瘤
- 结肠狭窄（肠狭窄）
- 阴道后壁膨出（直肠膨出）
- 脱肛（直肠脱垂）

其他疾病 其他与便秘有关的疾病包括代谢紊乱，如糖尿病、激素紊

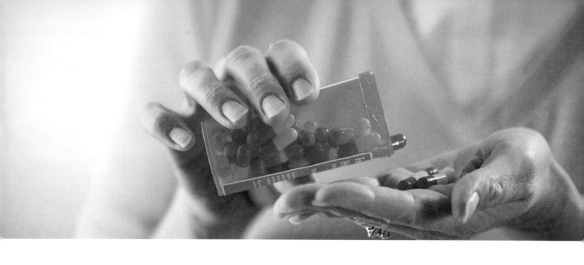

乱，甲状腺功能低下（甲状腺功能减退）和神经系统疾病，如帕金森病和多发性硬化症。

便秘的诊断

如果你一直饱受便秘的痛苦，医生可能会问很多与此相关的表现、症状、病史、服药史和生活方式。这些信息很重要，因为它们可以协助医生诊断你是否有便秘，以及便秘的原因。

医生可能也会对直肠和腹部进行查体。查体过程中可以找出与肠道运动有关的肌肉的问题。还可以协助诊断是否合并其他病变，如肠道堵塞或解剖结构异常。

在直肠指检过程中，医生将用戴着手套、润滑过的手指进入直肠进行检查（见第 109 页图）。如果在直肠指检的过程中感到疼痛，需要告诉医生。这种检查可能令你感到不舒服，但还不至于很痛苦。

在采取这些步骤后，医生还可能进行以下一项或多项测试，以确定便秘的原因。你可以在第 5 章中阅读更多关于该类检查的内容。

- 验血　血液样本将用于反映你的全身情况，如低血细胞计数或甲状腺功能减退。
- 肛门直肠测压　这个检查将用于检测肛门括约肌的肌力，以及其在适当的时间收缩和舒张的能力。
- 气球排出试验　这个检查经常与肛肠测压合并操作，将一个装满水的气球放置于直肠里，计算气球排出所需要的时间。
- 排粪造影　这一操作通常与气球排出试验一起进行。医生将钡剂制成的软糊或凝胶置入直肠，使其通过 X 光或磁共振成像显影。排便的时候，肌肉蠕动会推动钡剂混合物通过大肠和肛门，钡剂混合物的运动过程将被记录分析。这个检查有助于检测肠道的解剖结构异常。

- 结肠传输试验 这个检查可以用来评估食物在结肠中的移动情况。吞下一个胶囊，这个胶囊内有不透 X 线标志物或无线记录设备。接下来几天中，结肠的运动会被记录并通过 X 线显示。在某些情况下，你可能摄入一些放射性碳标记过的食物，一个特殊的相机将记录它的放射量（闪烁扫描）。

- 结肠测压 这项操作检测的是参与排便运动的神经和肌肉是否正常。在这个过程中，你将被全身麻醉，然后医生将一根导管插入到结肠里进行简单的检测。导管是由比吸管稍厚的柔性塑料管制成。管子被小心地固定在大腿或臀部的位置上。在这项检查里，医生将通过测量结肠肌肉收缩的强度以确定结肠的收缩是否正常。

- 其他 其他检查，如粪便检测或结肠镜检查，诊断便秘不太常用。如果存在便血，不明原因的体重减轻或发热，那么医生很可能会建议你进行结肠镜检查。

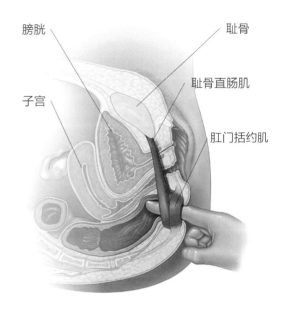

膀胱　耻骨　耻骨直肠肌　子宫　肛门括约肌

在直肠指检过程中，医生将戴着手套并且润滑过的手指插入直肠，以来评估括约肌的力量，以及直肠内有是否有硬便。

治疗和管理便秘

不必忍受便秘。许多人的症状可以从饮食和生活方式的简单改变中得到缓解，这是一个很好的开始。然而，对于有些人来说，这些变化是远远不够的。如果你属于这种情况，更多选择可以帮助消化系统回到正轨。

饮食和生活方式的改变

对于便秘来说，一些小的变化在一起会发生叠加效应。首先，医生可能会建议尝试下面的一些策略。

增加膳食纤维摄入量 多摄入膳食纤维增加大便重量，以加快通过肠道的速度。每天多吃新鲜水果和蔬菜，可以选择全麦面包和谷类食品。连续几个星期增加膳食纤维的摄入量，可以慢慢地改变你的饮食习惯。（关于膳食纤维的更多信息，见第 3 章。）

每天喝 64 盎司（约 1920 毫升）的液体，如水或清汤 增加膳食纤维的摄入的同时，摄入更多的液体可能会使膳食纤维更好地发挥作用。

有规律的锻炼 经常体育锻炼有助于改善便秘症状。如果还没有锻炼，需要和医生谈谈你的身体状态是否适合开展锻炼。

尝试排便训练 试着每天同一时间进行排便训练，这可以训练你的身体变得更有规律。因为吃东西会激活结肠运动，所以可以尝试在早餐或每天另一餐后 15 ~ 45 分钟进行排便训练。

不要忽视排便的冲动 如果身体告诉你应该排便了，那就听它的。给自己足够的时间来排便，不要分心，也不要草草了事。

药品

如果通过改变饮食和生活方式不能缓解便秘，医生可能会推荐药物。许多治疗便秘的药物都是非处方药，而有些则需要医生的处方。

非处方药 治疗便秘有多种选择。它们包括以下内容。

- 膳食纤维补充剂 膳食纤维补充剂可以增加大便体积，包括软糖、聚碳酸钙、甲基纤维素纤维和小麦右旋蛋白。

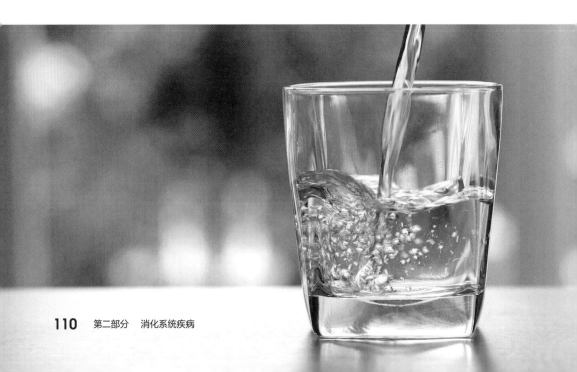

- 刺激性泻药　刺激剂，包括双曲霉素和番泻叶苷口服，可以促进肠道收缩。
- 渗透性泻药　渗透性泻药可以帮助液体通过肠腔。例如口服氢氧化镁、柠檬酸镁、乳果糖和聚乙二醇。
- 大便软化剂　大便软化剂有一些非处方药，包括多苏酸钠和多苏酸钙，它们通过从肠道摄取水分来软化大便。
- 灌肠剂和栓剂　磷酸钠、肥皂、自来水灌肠可以帮助软化大便和刺激肠道运动。甘油或双酸栓也能软化大便。

处方药。如果非处方药不能帮助缓解便秘，医生可能会推荐处方药。处方药有不同的原理，包括药物 lubiprostone、linacloide 和 plecanatide。聚乙二醇，或 PEG，是肠道制剂，也可用于清除结肠的粪便以便于进行结肠镜检查或结肠手术。

物理治疗

如果便秘是由盆底功能障碍引起，医生可能会建议你进行盆底肌训练。对于这种治疗，可以与一个医疗保健提供者合作，学习如何控制和舒张盆底肌肉，并改变可能导致产生便秘的行为。

这种类型的治疗是应用生物反馈，它给你视觉、音频和语言反馈，以帮助训练肌肉来参与肠道运动。在物理治疗课程中，你也可以学习并在家里使用这种肌肉舒张技术。

人体工程学

当坐在马桶上时，你并不希望自己的臀部高于膝盖。如果偏高的话，或者叫"舒适高度"，粪便将比较难从肠道里排出。如果你有一个较高位置的马桶，医生可能建议你使用一个倾斜的厕所脚凳。这种脚凳使你的身体处于一个更理想的排便位置，以便帮助缓解便秘。

手术

根据便秘的原因，如果其他疗法不起作用，手术可能是另外一种选择。手术包括切除导致结肠或直肠的阻塞，或切除结肠的部分或全部（结肠切除术）。

便秘的并发症

便秘常见的两种并发症是痔疮和肛裂。

痔疮

痔疮是指肛门和直肠下段的静脉肿胀，类似于静脉曲张。痔疮有许多原因，不过通常情况原因不明。可能是由于肠道运动时的张力或怀孕期间静脉压力增加所致。导致痔疮的其他原因还包括举重、长时间坐着或站立以及肥胖。

痔疮可以位于直肠内（内痔），也可能发生在肛门周围皮肤下（外痔）。

痔疮很常见。近 3/4 的成年人时不时会发生痔疮。有时痔疮不伴随任何临床表现或症状，但有时也会伴随瘙痒、不适和出血。

有时，痔疮还可能形成血凝块（血栓性痔疮）。血栓性痔疮并不危险，但却可能令人感到非常痛苦，这时需要引流。

治疗　大多数情况下可以通过居家治疗以缓解痔疮的轻微疼痛、肿胀和炎症。

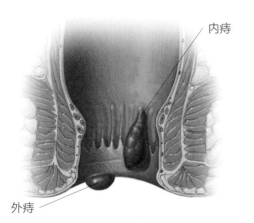

内痔

外痔

- 摄入富含膳食纤维的食物　多吃水果、蔬菜和全谷物。这样可以软化大便，增加大便体积，还可以避免和预防因痔疮而导致的便秘加重。在饮食中添加膳食纤维的速度要控制，以避免肠道过度产气。富含膳食纤维的饮食也有助于预防痔疮。

- 局部治疗　使用非处方的痔疮

膏或含有氢化可的松的栓剂，或使用含有金缕梅或麻木剂的护垫。

- 用温水经常浸泡或坐浴 将肛门部位浸泡在温水中 10 ~ 15 分钟，每天 2 ~ 3 次。坐浴适在马桶上进行。

- 保持肛门区域清洁 每天泡澡（最好）或淋浴，用温水轻轻清洗肛门周围的皮肤。避免酒精或芳香湿巾。轻轻拍打肛门区域使其干燥或使用吹风机。

- 不要用干卫生纸 为了保持肛门区域清洁，排便后可以使用潮湿的毛巾或湿手纸，但不要有香味或酒精。

- 冷敷 用冰袋或冷敷贴压在肛门上，以减轻肿胀。

- 口服止痛药 可以暂时使用对乙酰氨基酚、阿司匹林或布洛芬来缓解不适。

通过这些治疗，痔疮症状往往在一周内消失。如果在一周内症状没有得到缓解，或者有严重的疼痛或出血，需要尽快就诊。

药物 如果痔疮只是令你感到轻微的不适，医生可能会建议你用非处方药物，如软膏、栓剂或护垫。这些产品含有的成分，如金缕梅、氢化可的松和利多卡因，可以暂时减轻疼痛和瘙痒。

除非在医生的指导下，否则使用这类非处方类固醇霜不要超过一周，因为它可能会导致皮肤变薄。

外痔血栓切除 如果在外痔内形成了疼痛的血块（血栓），医生可以用简单的切口和引流来清除血块，以此快速有效地缓解疼痛。如果凝块形成的时间窗在 72 小时内，这个操作是最有效的。

微创手术 对于持续出血或疼痛的痔疮，医生可能会建议进行微创手术。

- 注射（硬化治疗） 在这个手术中，医生会向痔疮组织注射一种化学溶液，用于收缩痔疮。虽然注射引起的疼痛几乎很少或没有，但这一类操作的效果可能比橡皮筋结扎的效果要差，下文将讨论。

- 凝结（红外、激光或双极） 凝固技术使用的是激光或红外光或热。它们会导致小出血，内痔变硬和萎缩。虽然凝结没有什么副作用，也不会立即引起不适，但与橡皮筋治疗相比，痔疮复发的概率要高。

- 橡皮筋套扎 医生将一个或两个小橡皮筋放在内痔的底部，以阻断其血液循环。痔疮在一

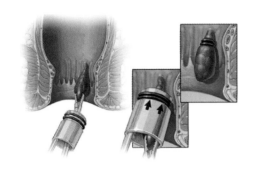

用橡皮筋去除内痔，医生首先在痔上安装一个特殊的工具（结扎器），将痔向下拉伸。然后在痔的根部放置橡皮筋，切断痔的血液供应。

周内就会枯萎脱落。这个操作对许多人都是有效的。

痔疮套扎可能会令人觉得不舒服。在手术结束后的 2 ~ 4 天可能会出现出血，然而，大多并不严重。虽然有时会出现更严重的并发症，但都不常见。

手术治疗　如果其他操作都不成功，或者痔疮比较大，那么医生可能会建议你进行手术治疗。手术可以在门诊进行，也可以住院操作。

- 痔疮切除术　在这个手术中，外科医生会切除导致出血的多余组织。这个手术可以使用各种技术。痔疮切除术是治疗严重或复发痔疮中最有效、最完整的方法。大多数人在手术后都会感到疼痛。药物可以缓解疼痛。温水坐浴也有帮助缓解疼痛。
- 痔疮吻合器手术　这种手术称为吻合器痔疮切除术或吻合器

痔疮固定术，旨在阻止血液流向痔组织。通常只适用于内痔。吻合术通常比痔疮切除术带来的疼痛要轻，并可以使机体更早恢复正常的活动。然而，与痔疮切除术相比，吻合术中的痔疮复发和直肠脱垂的风险更大；直肠脱垂指的是部分直肠从肛门突出。因此，最好和医生商量做出最适宜的选择。

肛裂

肛裂是指位于肛门内的细致而潮湿的组织（黏膜）中的小撕裂，肛裂可能是由于便秘或大便经过肠道时产生的压力运动所诱发。慢性腹泻也会导致肛门小撕裂。

肛裂通常会引起排便疼痛和便血。也可能在肛门末端的肌肉环处（肛门括约肌）感受到肌肉痉挛。表现和症状通常包括：

- 排便过程中的疼痛
- 排便后的疼痛，可持续数小时
- 排便后大便或卫生纸上沾有鲜红血液
- 肛门周围皮肤可见的裂缝
- 肛裂附近皮肤上的小肿块或皮肤裂痕

治疗　通过采取措施保持大便柔软，如增加膳食纤维和液体的摄入量，肛裂通常在几周内愈合。每天在温水中坐浴 10 ~ 20 分钟，特别是在排便后，也可以帮助放松括约肌，促进愈合。

如果症状持续存在，医生可能会建议：

- 外用硝酸甘油　这种药物有助于增加血液流向裂缝，促进愈合和放松肛门括约肌。当其他保守措施无效时，硝酸甘油通常被认为是比较好的选择。副作用可能包括头痛，有可能比较严重。
- 局部麻醉药膏　外用制剂盐酸利多卡因可有助于止痛。
- 注射 A 型肉毒毒素（肉毒杆菌）注射肉毒杆菌可麻痹肛门括约肌，有助于减少痉挛。
- 降血压药物　口服硝苯地平或地尔硫卓等药物可以帮助肛门括约肌放松。这些药物可口服或外用，当硝酸甘油无效或引起明显副作用时可使用此类药物。

当治疗无效时，肛裂可能需要手术。医生通常做一种叫作外侧内括约肌切开术的手术，包括切开肛门内括约肌的一小部分，以减少痉挛和疼痛，促进愈合。

研究发现，对于慢性肛裂，手术比任何疗法都有效得多，并且手术造成大便失禁的风险很小。

大便失禁

你可能并不常听说大便失禁，但它确会影响女人、男人和孩子。大便失禁是指肛门运动不受控制，大便意外地从直肠泄漏。大便失禁包括偶尔大便渗漏、完全失去控制等。当因为感觉不到需要排便动作就有大便渗漏时，称为被动大便失禁。当感觉到需要排便，但不能很好控制而到达厕所时，这就是所谓的急迫大便失禁。

大便失禁会影响任何人，包括已经接受过如厕训练的儿童，但在老年人中更常见。许多人不愿意就诊，因此很难确定这个问题的普遍性。根据美国国家糖尿病及消化和肾脏疾病研究所的数据，7% ~ 15% 的普通人群可能会出现大便失禁。随着年龄和身体功能减弱，这种情况变得更加普遍，其中 50% ~ 70% 是生活在养老院的老年人。

大多数有大便失禁的人都不愿意告诉任何人，甚至包括他们的医生。相反，他们会因此限制自己的活动，疏离朋友和家人。如果大便失禁频繁发生，并影响正常生活，需要与医生沟通。采取措施处理大便失禁将有助于缓解伴随身体问题而来的尴尬、恐惧、焦虑和孤独。幸运的是，目前有许多有效的方法可以减轻或消除大便

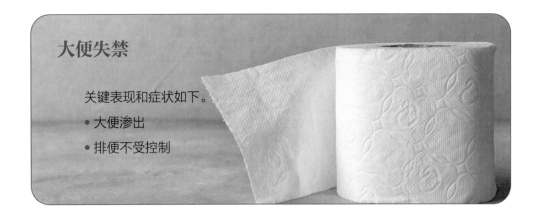

大便失禁

关键表现和症状如下。

- 大便渗出
- 排便不受控制

失禁的症状。

症状

腹泻时，你可能经历过短暂的大便失禁。如果问题持续存在，就叫作慢性大便失禁。医生使用被称为罗马IV标准的指南来协助诊断病人是否患有慢性大便失禁。这个指南概述了常见症状。

根据罗马IV标准，如果有以下情况，可能患有大便失禁。

- 经历反复发作的不受控制的排便或大便渗漏，可能是有大便失禁。
- 症状持续至少三个月。

原因

排便功能主要由盆底肌肉（肛门括约肌和耻骨直肠肌）的肌力，直肠的储存能力和大便的感觉来控制。其中一个或多个方面的问题都可能导致

大便失禁。产生这些问题的原因多种多样。

腹泻 固态大便较稀便更容易憋住，所以慢性腹泻的稀便会引起或加重大便失禁。

大便溢出 虽然很不可思议，但大便失禁的一个常见原因是便秘。慢性便秘可能导致直肠内的大便淤积过大而无法排出（过度充盈）。过度充盈会导致直肠和结肠的肌肉扩张并最终肌力减弱，使得消化道的远端水样粪便从结块的粪便周围流过并渗漏出来。

直肠储存能力丧失 正常情况下，直肠扩张以容纳大便。如果直肠有疤痕，或者直肠壁因手术、放射治疗或炎症性肠病而变硬，就不能扩张到需要的程度，大便可能会漏出来。

肌肉无力 在排便的过程中，肛门括约肌和耻骨直肠肌通常处于收缩状态。如果这些盆底肌肉中的任何一

条变弱，那么在排便时就很难保持收缩状态。肌力减弱常由肌肉损伤引起。这种损伤可能发生在分娩过程中，特别是当做了会阴切开术或在分娩时使用产钳。手术治疗直肠或肛门内曲张的静脉（痔疮），以及涉及直肠和肛门等复杂的手术，也可能会导致肌肉无力。

直肠感觉丧失 正常情况下，需要排便时，直肠神经会感觉得到。这些神经的损伤可能会导致直肠感觉丧失，从而出现大便失禁。神经损伤可由分娩、排便时持续用力、脊髓损伤或脑卒中引起。一些疾病，如糖尿病和多发性硬化症，也会影响这些神经，并造成损害，导致大便失禁。

结肠或直肠的解剖问题 有时，结肠或直肠的解剖问题可能导致大便失禁，其中一个问题是直肠下垂到肛门（直肠脱垂）。在女性中，如果直肠膨出，也会发生大便失禁。

诊断大便失禁

当和医生谈论大便失禁时，他（她）可能会问很多关于症状、病史和生活方式的问题。这些问题有助于确定你是否有真正的大便失禁，以及严重程度。

医生可能会做体检。体检可以帮

哪些人有大便失禁的风险?

大便失禁会影响男女老少。但有些因素会增加失禁的风险，这些因素如下。

- **高龄**。虽然大便失禁可以发生在任何年龄，但它更常见于 65 岁以上的老年人。
- **女性**。大便失禁可能是分娩的并发症。
- **伴有神经损伤**。长期患有糖尿病或多发性硬化症的人，这些疾病会损害有助于控制排便的神经，可能会有大便失禁的风险。
- **患有痴呆症**。大便失禁常存在于晚期阿尔茨海默病患者中。
- **身体残疾**。由于身体残疾，很难及时到达厕所。身体残疾引起的损伤也可能导致直肠神经损伤，出现大便失禁。

助识别肛门和直肠区域的肌肉无力、损伤或其他问题。

医生可以通过检查神经反射、步行步态和感觉以判断你是否存在神经疾病或神经损伤。肛门和生殖器之间区域的感觉也会被查。

体检很可能涉及直肠检查。直肠检查时，医生将检查直肠区域，以及将戴手套、润滑的手指插入到直肠进行检查（直肠指检）。如果你在直肠检查时感到疼痛，应告诉医生。这种检查可能很不舒服，但不应该很痛苦。

在采取这些步骤后，医生可能会进行一项或多项测试，以确定大便失禁的原因。可以在第 5 章中了解更多关于这些测试的信息。

肛门直肠测压 该检查测量肛门括约肌的肌力和直肠的神经感觉功能。

- 气球排出试验 用于评估排便能力。更准确地说，它测试耻骨直肠肌的舒张能力以及腹部、盆底和肛门括约肌的协调能力。
- 排便造影 这个检查测试直肠能容纳多少体积的粪便，以及直肠在排便过程中的工作状态。
- 肛肠超声 对于这个检查，也称为肛门内镜，在操作的过程中将一个细的、棒状仪器插入肛门和直肠。该仪器产生视频图像，可以协助医生评估患者

肛门括约肌的解剖结构，并识别缺损、疤痕、变薄或其他异常的肛门和直肠肌肉情况。

- 磁共振成像 骨盆的磁共振成像可以提供括约肌的清晰图片，以确定肌肉是否完整，或是否存在解剖结构问题，如直肠脱垂和直肠前突。动态磁共振成像的检查创建了一个实时图像，当收缩肌肉进行排便时，医生可以看到在这过程的任何异常。

治疗和管理大便失禁

许多有效的治疗方法可用于大便失禁。治疗通常可以帮助肠道恢复控制，或者大大减轻症状的严重程度。是否会接受治疗取决于大便失禁的原因以及病情的严重程度。

饮食和生活方式的改变

首先，医生可能会建议你改变日常生活习惯。这些变化可能足以改善或消除大便失禁的情况。

改变膳食纤维摄入量 饮食中膳食纤维的数量会影响大便的性状。如果腹泻导致大便失禁，医生可能会建议你减少摄入膳食纤维的量。或者，医生可能会推荐富含膳食纤维的食物或膳食纤维补充剂，以增加大便体积，

使它们不那么水样化。如果是便秘引起的失禁问题，富含膳食纤维的食物或膳食纤维补充剂可以减轻便秘，改善大便失禁。（关于膳食纤维的更多信息，见第3章。）

识别问题食品和饮料　对于大便失禁的人来说，某些食物或饮料可能会引发腹泻，会使大便失禁的症状变得更糟。列出一周的饮食清单，可能会发现某些食物和失禁之间有关联。一旦发现了有问题的食物，停止摄入，然后再观察一下症状是否得到改善。

常见的原因是咖啡因、含有乳糖和果糖（果汁）的食品、蜂蜜、高果糖玉米糖浆。含有人工甜味剂的产品，如无糖口香糖或减重苏打，也会导致腹泻。

排便训练　试着每天在饭后进行排便训练。排便训练可以帮助一些人重新学习如何控制他们的排便。

物理治疗

根据大便失禁的原因，物理治疗可以减轻症状并提高生活质量。医生会推荐其中一种或两种治疗方法。

凯格尔运动　如果大便失禁是由盆底肌肉无力引起的，医生可能会建议凯格尔运动。可以通过这些运动来训练控制大便和尿液肌肉的收缩与舒张功能。这些练习还可以增强盆底和

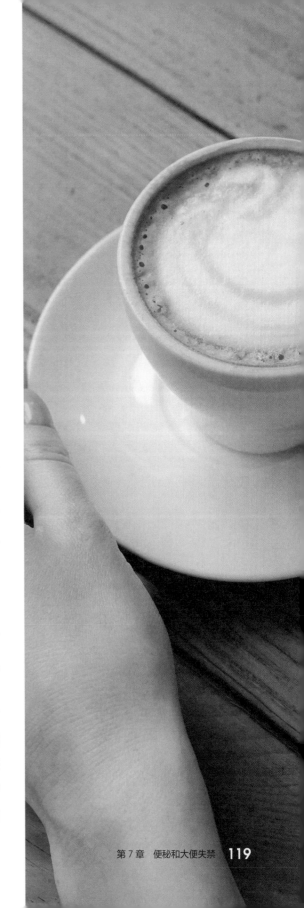

直肠肌肉肌力。在开始凯格尔运动之前，向医生咨询，并与物理治疗师合作。因为对某些人，这种运动可能会使大便失禁加重。

生物反馈 凯格尔运动经常与生物反馈结合使用。生物反馈给予视觉、音频和口头反馈，以帮助你通过训练肌肉参与排便运动。这种疗法可以加强和协调排便肌肉的功能，它也可以提高感知直肠内大便的能力。

药物

目前还没有专门批准用于治疗大便失禁的药物。以下这些药物可以就某些可能的潜在病因发挥作用。

止泻药物 如果腹泻导致大便

保护好你的皮肤

大便失禁治疗可能需要一些时间才会起效，有时这种情况不能完全纠正。水样便与皮肤接触可引起疼痛或瘙痒。可以考虑使用以下这些技巧来缓解肛门不适。

- **用水清洗** 每次排便后，用水轻轻清洗该区域。淋浴或泡澡也有帮助。肥皂会导致皮肤干燥并刺激皮肤，所以可以用干卫生纸擦拭。预湿、无酒精、无香味的毛巾或湿巾可能是清洁该区域的很好的选择。
- **彻底干燥** 如果可能的话，允许该区域自然干燥。如果时间紧张，可以用卫生纸或干净的毛巾轻轻地拍擦。
- **涂抹霜或粉末** 保湿霜有助于防止受刺激的皮肤直接接触大便。在涂抹任何霜之前，确保该区域是干净和干燥的。非药物滑石粉或玉米淀粉也可以帮助缓解肛门不适。
- **穿棉质内衣和宽松的衣服** 紧身衣服会限制空气流动，使皮肤问题更糟。尽快换掉脏的内衣。
- **使用自我护理产品** 当医疗操作不能完全消除大便失禁时，诸如吸收垫和一次性内衣等产品可以帮助解决这个问题。如果使用吸收垫或成人尿布，确保吸干层在上部，以帮助保持水分远离皮肤。

失禁症状，医生可能会推荐止泻药物，如苯氧基和硫酸阿托品或盐酸洛帕胺。

便秘药物 如果便秘引起了大便溢出的问题，药物可以帮助排空肠道从而改善便秘症状。有关治疗便秘的药物的更多信息，请参见第110页。

其他非手术治疗

根据大便失禁的原因，医生可能会推荐其中一个治疗方法。

注射膨胀剂 在肛管注射右旋糖酐和透明质酸钠等材料可能有助于重建肛门周围区域组织。通过增大或"膨胀"周围的组织，肛门的开口缩小，以阻止或限制大便的泄漏。

骶神经刺激 骶神经从脊髓到骨盆的肌肉，以调节直肠和肛门括约肌的感觉与运动。植入一种能持续向神经发送小电脉冲的装置可以增强肌肉的功能。

肛门塞 如果其他治疗都不能成功，医生可能会建议试试肛门塞。这个小的杯状装置是由泡沫制成。把它插入直肠，以防止大便泄漏，它可以留滞长达12小时。虽然这个操作对一些人有用，但有些人可能会觉得不舒服。

手术

大多数大便失禁的人不需要手术。但如果其他治疗不成功，失禁仍然严重，手术则是下一步的选择。手术可能对那些因盆底、肛管或肛门括约肌受损而导致失禁的人有帮助，他们失禁的原因可能是分娩导致的撕裂、骨折或既往的手术。

可以进行各种手术，包括从受损组织的小修复到复杂的手术等。有时可以联合多个手术操作。手术也并不是没有并发症，但通常来说手术的效果大于并发症的不适。

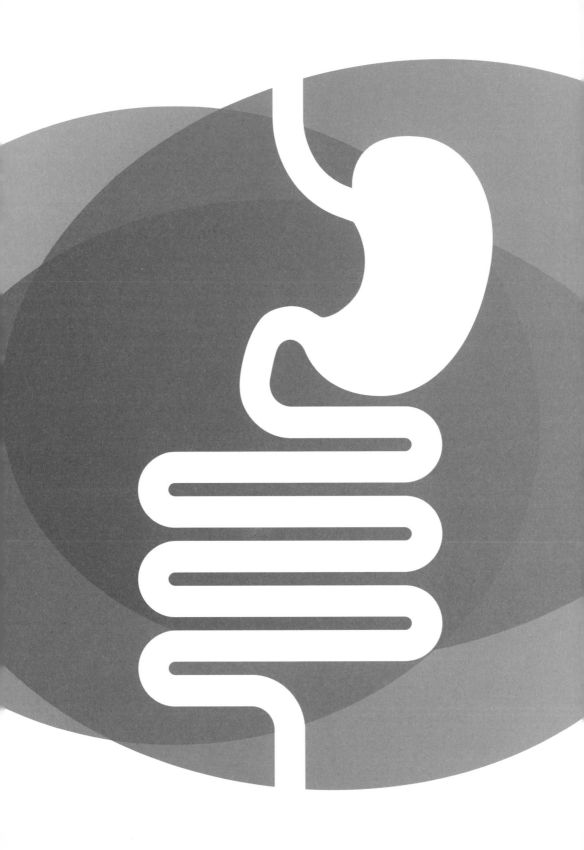

第 8 章

肠易激综合征和食物不耐受

和朋友们外出，刚刚享受完一顿丰盛的美食，突然感到腹部传来熟悉的咕噜声。你只能找借口遗憾地离开，立刻赶回家，之后的一小时在家里忍受着腹部绞痛和腹泻。有时候，你可能会与令人不舒服的便秘作斗争。无论哪种方式，生活质量都明显下降。

肠易激综合征（IBS）是一种非常常见的消化道问题，影响肠道，主要是结肠。据估计，一般人群中有10%~20%的人有肠易激综合征的症状。虽然这种情况也会发生于男性，但女性发生率高于男性。痉挛性结肠有时被用来描述肠易激综合征，因为肠壁的痉挛可能导致一些症状，但痉挛并不能解释该疾病的所有症状。

肠壁由几层神经和肌肉组成，肌肉的收缩和舒张推动食物通过消化道。正常情况下，肠道肌肉以协调的节奏收缩和放松。肠易激综合征患者，肌肉可能会出现功能异常。肠道肌肉可能比正常的收缩时间延长、强度增大，引起疼痛。食物更快地穿过肠道，产生气体，腹胀和腹泻。

有时，可能会发生相反的情况。肠道肌肉收缩可能很弱，减缓内容物的通过，从而导致粪便干硬和便秘。

肠易激综合征会导致肠道功能失常，但不会危及生命。如果症状轻微，情况可能只是轻微不适，大多数人有轻微的症状。有些人会出现间歇性的中度症状，使他们无法享受生活。一小部分人症状严重，会产生难以忍受

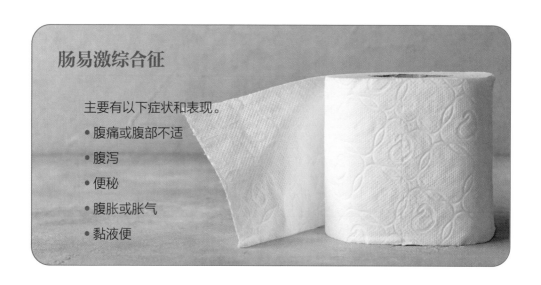

肠易激综合征

主要有以下症状和表现。

- 腹痛或腹部不适
- 腹泻
- 便秘
- 腹胀或胀气
- 黏液便

的疼痛，并伴有严重的腹泻或便秘。

肠功能紊乱

肠易激综合征通常被认为是一种功能性紊乱，这意味着肠道没有炎症

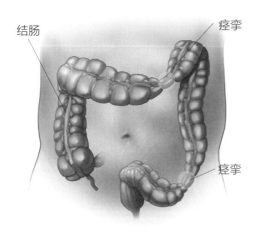

结肠　　　　　　　　　　　　　痉挛

痉挛

高亮区域表示可能发生在结肠的严重肌肉痉挛，导致疼痛。与肠易激综合征相关的痉挛可发生在一个或多个区域。

或感染，看上去肠道形态正常，但功能异常。

目前，引起肠功能紊乱的病因尚不十分明确。这种情况可能与控制感觉的神经有关。肠道神经的敏感性可能比正常情况下增强，导致对某些食物、身体活动或肠道内气体的存在产生强烈的反应。有些情况在大多数人那不是问题，比如肠道有点气体，但肠易激综合征患者可能感觉到腹痛或腹胀。

目前已公认，压力和其他心理因素也会参与肠易激综合征的发病。许多人发现，面临压力事件时，比如日常生活的改变，出现家庭问题或变换工作，他们的症状会加重或频繁。

多年来，医生将肠易激综合征仅仅归因于精神压力过大。但研究表明，这种疾病的发病原因既存在生理上的功能异常，也有心理上的情感创伤。一些肠易激综合征患者有身体、性或精神受虐待史，这可能是导致这些症状的原因。食物不耐受在肠易激综合征患者中也很常见，这增加了一些人患肠易激综合征的可能性，与他们对某些类食物的敏感性增高有关。

已经知道许多食物会引起肠易激综合征类似症状或加重肠易激综合征症状，包括乳制品、豆和干豌豆，以及十字花科蔬菜，如西兰花、菜花、球芽甘蓝和卷心菜。这些食物会增加肠道气体，导致腹部绞痛。

由于女性发生肠易激综合征的概率可能是男性的两倍，研究人员推测，激素的变化可能起了一定作用。肠易激综合征也可能由另一种疾病引起。有些人在急性腹泻后首次出现肠易激综合征（感染后肠易激综合征）。有些人是在发生了细菌或病毒引起的严重腹泻后（感染后肠易激综合征），首次出现肠易激综合征。

研究表明，肠易激综合征的病因可能是由于肠道菌群的改变，即有益细菌和有害细菌失衡。你可以在第2章中了解更多关于菌群失调与肠易激综合征可能的关系。

肠易激综合征也有家族遗传性，研究人员正在研究这种疾病的遗传因素。到目前为止，科学家们已经发现了一些可能与肠易激综合征相关的DNA变异，但是关于这种疾病的基因仍有很多未知。

肠易激综合征与其他疾病的不同之处：肠易激综合征与克罗恩病或溃疡性结肠炎等炎症性肠病不同。肠易激综合征也不会导致癌症或使你更容易患癌症。虽然肠易激综合征通常是长期的、慢性的，但并不会危及生命。

排除其他疾病

没有任何检查可以毫无疑问地确诊你患有肠易激综合征。通常情况，在排除了产生类似症状的其他疾病后，比如炎症性肠病或乳糜泻，才能确诊这种疾病。在一些怀疑有肠易激综合征的患者中，诊断试验可能包括血液检查、粪便检查、呼气试验、X光检查、结肠镜检查等。（有关这些检查的更多信息，请参见第5章。）

医生也会询问到情绪健康状况。你有压力吗？你应对压力的能力如何？你经常感到沮丧或焦虑吗？

在诊断肠易激综合征之前，患者必须具有罗马标准的某些症状和表现。最重要的是连续三个月每周至少有一天出现腹痛或不适。腹痛必须伴有下列症状中至少两种，才能确诊为肠易激综合征。

- 排便可暂时缓解腹痛或不适
- 排便频率的变化——可能出现排便频繁或次数减少
- 大便性状的变化——可能出现大便溏稀或干结

作为完整诊断的一部分，医生会根据你的症状来确定你患的肠易激综合征的类型。这些信息对于决定如何治疗这种疾病很重要。根据症状和表现分成三种类型：

- 便秘型
- 腹泻型
- 混合型

治疗

肠易激综合征治疗的重点是控制症状和表现，这样就可以参与正常的活动，更充分地享受生活。能否成功可能取决于如何实现以下目标。

- 识别诱发症状和体征的因素——食物、活动或环境
- 制定策略，尽量减少症状的发生健康的饮食和规律的锻炼是良好的开端。它们可以帮助消化系统更顺畅地运转。但是，请记住，身体可能不会对你所做的改变立即做出反应。相反，要寻找逐渐改善的迹象。目标是找到长期的，而不是暂时的解决方案。

便秘型肠易激综合征

对于便秘型肠易激综合征患者，以下方法可能有助于缓解便秘。

大量饮水 液体有助于缓解便秘，补充在消化过程中被膳食纤维吸收的体液。你的目标是每天至少喝 8 杯

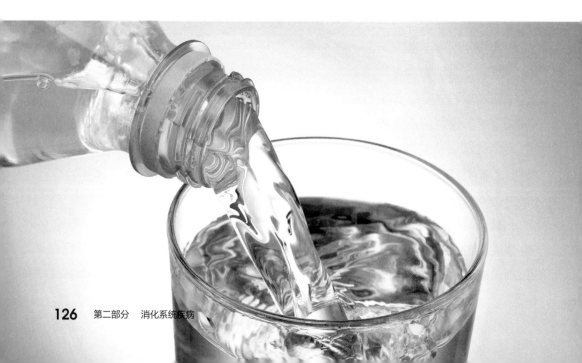

8盎司（约240ml）的液体（详见第41页）。

水是个很好的选择。含酒精的饮料会导致你排尿更多——减少体液而不是增加体液。避免饮用碳酸饮料，因为它们会产生气体，这可能会加重肠易激综合征带来的不适和腹胀。

尝试膳食纤维 富含膳食纤维的食物可以软化粪便，加速其通过结肠，减少便秘。最好的方法是在几周的时间里逐渐增加饮食中的膳食纤维含量，以防止过快地在饮食中添加过多的膳食纤维而导致胀气和绞痛。

想了解更多关于如何在饮食中增加膳食纤维的信息，请见第36页。

关于便秘的更多信息和控制症状的实用方法，见第7章。

腹泻型肠易激综合征

对于腹泻型肠易激综合征，以下方法通常会有所帮助。

限制高脂肪食物 脂肪会刺激结肠肌肉的异常收缩，加重肠易激综合征的症状。它还会引起腹泻。你不需要避免饮食中所有的脂肪，但是如果进食脂肪会加重腹痛和腹泻，试着限制脂肪摄入量。

减少饮食中脂肪的最好方法是多吃植物源性食物。植物源性食物包括水果，蔬菜和全谷物制成的食物，这些食物天然脂肪含量低，含有多种有益的维生素、矿物质和膳食纤维。更多关于健康饮食的信息，参见第3章。

限制咖啡因和酒精 咖啡因和酒精可能会刺激或激惹肠道而加重腹泻。如果你受到胀气和腹绞痛的困扰，也要避免碳酸饮料，它会加重症状。

所有亚型肠易激综合征

以下方式可以改善各类肠易激综合征的症状（便秘型、腹泻型及混合型）。

限制有问题的食物 许多食物在小肠中只能部分消化。当它们到达结肠时，会发生进一步的消化，从而导致痉挛和胀气。受腹胀或胀气困扰的人可以暂时从饮食中剔除某些食物，看看症状是否有所改善。

最常见的产气食物是豆类和十字花科蔬菜。其他可能引起问题的食物包括洋葱、芹菜、胡萝卜、香蕉、杏、梅子和小麦。

一些肠易激综合征患者可以从一种更严格的饮食限制中获益，即低FODMAP饮食。FODMAP是一类短链碳水化合物，发酵迅速，不易消化，导致腹痛和腹胀等症状和体征。低FODMAP饮食包括从你的饮食中剔除FODMAP含量高的食物，然后逐渐地重新引入它们，以确定你对这些食物

缓解压力的方式

当在学习各种放松疗法时，这里有两个简单的技巧，可以在任何感受到有压力的时候使用。

深呼吸

压力通常会导致胸部快速而表浅的呼吸。缓慢而放松的深呼吸来自横膈膜。深呼吸意味着腹部，而不是胸部，随着每次呼吸而移动。你可以使用深呼吸作为放松的唯一方法，或者作为其他运动之前的热身和运动后的放松方法。

这里有一个练习，可以帮助训练放松的深呼吸。每天都要练习，直到你感到有压力时就会自觉地去做。

1. 舒适地坐着，双脚平放在地板上。
2. 松解腹部和腰部的紧身衣服。
3. 把手放在膝盖上或身体两侧。
4. 请闭上眼睛，这样有助于放松。
5. 把一只手放在胸前（这样有助于感受到自己的呼吸）。
6. 用鼻子慢慢吸气，同时默数从一到四。当吸气时，让腹部扩张。
7. 停一秒钟，然后以正常的速度通过嘴巴呼气。
8. 重复这个动作，直到你感觉到很好地放松。

渐进式肌肉放松法

这项技术包括一次放松不同的肌肉群。首先，通过收紧肌肉来增加一个肌肉群的紧张程度，比如绷紧一条腿或一只胳膊的肌肉。然后放松肌肉，专注于让紧张的肌肉慢慢松弛。然后，转移到下一个肌肉群，做同样的动作。

的耐受性。低 FODMAP 饮食应该在接受过专业培训的营养师的指导下进行。想了解更多关于这种饮食的信息，请参见第 138 页。有关含有 FODMAP 的食物列表，请参见第 283-295 页。

规律饮食 最好不要经常少吃一顿饭，尽量在每天相同的时间进食。规律的饮食有助于调节肠道功能，减轻便秘和腹泻的症状。这是因为消化可以刺激你的胃肠道肌肉收缩和放松，这是将粪便从结肠排到直肠的必要过程。

有些人发现，比起一天吃三顿大餐，少食多餐更适合他们。如果有助于控制症状，这两种选择都是可以接受的。

加强锻炼 体育活动有助于减轻压力。它还能刺激肠道肌肉收缩，帮助肠道正常运转。体育活动可以缓解便秘，也可以减轻腹泻的症状。运动也可以改善抑郁，让你感觉更好。

目标是在一周的大部分天数里，一天进行 30～60 分钟的适度体育活动。如果你平时很少运动，那么在开始之前和医生谈谈，然后慢慢开始，逐渐增加锻炼时间。有关更多体育活动的信息，详见第 46 页。

调节压力 任何人都可能经历担忧、焦虑或其他紧张情绪带来的消化不良。但是在肠易激综合征患者中，与压力相关的症状如腹痛和腹泻会更频繁更严重。有可能形成恶性循环——症状和体征会增加压力水平，压力增加会导致症状和体征进一步恶化，循环往复。

控制肠易激综合征的一个重要策略是学习如何放松。有许多放松的方法。有些人在聆听音乐或表演音乐的时候会放松，或者让自己置身于芳香环境中（香薰疗法）。还有一些人从按摩、瑜伽、冥想或催眠中受益。

每天做一些改变也可以帮助减轻压力。这些改变可能包括早点起床，给自己更多的时间吃早餐和做准备，简化你的日常生活，按照时间表进行，避免最后一刻的慌乱，花时间和积极乐观、有幽默感的人在一起，以及获得充足的睡眠。

非处方用药

在采取措施改变或改善生活方式的同时，非处方药可能有助于缓解不适。大多数药店都出售这些非处方药。症状和体征决定使用的药物。

便秘型肠易激综合征

试试下面的药物看看它是否有助于缓解便秘。

粪便软化剂 粪便软化剂是最温和

其他有用的提示

以下方法也可能有助于缓解肠易激综合征的一些症状和体征。

- 泡个热水澡，或躺下用热水瓶或加热垫敷在腹部，以减少腹痛。小心不要烫伤皮肤或睡着。
- 穿着舒适、宽松的衣服，以免对腹部造成压力。
- 一有便意就去洗手间，但不要着急。留出充足的排便时间，避免紧张。
- 睡个好觉。研究表明，睡眠可以帮助减轻肠易激综合征的症状。

的泻药，在售的非处方药有几个类型，包括多库酯钠和多库酯钙。粪便软化剂可以增加粪便在肠道中吸收的水分，使粪便更柔软，更容易通过肠道。

有些人用矿物油软化粪便，缓解便秘。这个不推荐。矿物油会妨碍主要维生素的吸收。千万不要在躺下之前服用矿物油，因为它可能误吸入肺部引起肺炎。

膳食纤维补充剂　另一种缓解便秘症状的方法是使用天然的膳食纤维补充剂。开始使用时宜少量，比如在一杯水或果汁中加入一茶匙的纤维补充剂，然后每 1～2 周慢慢增加每天的剂量。如果按照服用说明定期服用，膳食纤维补充剂通常是安全有效的。

因为膳食纤维有很强的吸水性，所以要补充大量的水分。否则，膳食纤维可能会加重便秘，与你想要的结果相反。

渗透性泻药　渗透性泻药的作用是将水从组织吸入大肠肠腔，从而软化粪便。这些产品包括氢氧化镁、柠檬酸镁、乳果糖和聚乙二醇。

刺激性泻药　这类药物是最有效的泻药，只有在其他措施不能引起排便时才使用。刺激性泻药通过加强肠道收缩来促进大便排出。

避免在没有指导的情况下长期使用这些产品，需要与医生讨论使用泻药的最佳方法。

腹泻型肠易激综合征

下面这些非处方药可以帮助缓解腹泻。

抗腹泻药物 缓解腹泻症状是学习管理肠易激综合征的一个重要问题。洛哌丁胺减缓食物离开肠道的速度，增加水和钠的吸收，这两者都有助于固化粪便。其他止泻药，如次水杨酸铋，可以缓解排便的紧迫性。

但是，需要小心，不要太频繁或太长时间使用止泻药物。和医生讨论安全有效的使用方法。一种方法是在每次排稀便后服用止泻剂。有些人在外出就餐前服用止泻剂，作为安全保护措施以避免尴尬。

薄荷油 一种特殊的涂层片，可以缓慢地将纯化的薄荷油（肠溶薄荷油）释放到小肠中，可以帮助缓解大便时的腹胀、排便紧迫感和腹痛。在服用薄荷油之前，请咨询医生，确保使用方法正确。

也可以尝试一下薄荷茶（含有薄荷油的茶）。有证据表明，它有助于缓解腹泻或伴有腹胀的胀气。但是要注意，薄荷油会加重烧心。

使用处方药

当肠易激综合征的症状和体征为中度到重度时，可能需要比改变生活方式或非处方药更多的帮助。根据你的症状和体征，医生可能会推荐以下处方药中的一种。一般来说，治疗症

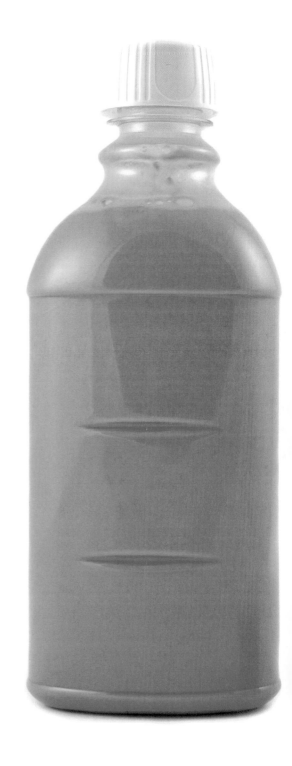

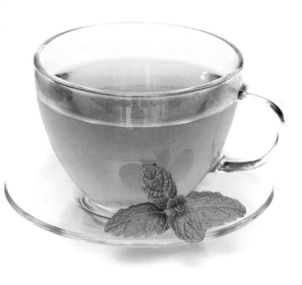

痛和恶心。

5-羟色胺再摄取抑制剂类抗抑郁药　除了治疗抑郁，抗抑郁药可能有助于缓解腹痛和便秘。选择性 5-羟色胺再摄取抑制剂，如氟西汀或帕罗西汀，可能对抑郁、腹痛和便秘有帮助。有些患者服用 5-羟色胺再摄取抑制剂会引起恶心和腹痛。

抗抑郁药必须定期服用才能有效。正因为如此，这些药物通常只在有慢性或复发症状时使用。

腹泻型肠易激综合征

腹泻型肠易激综合征患者可以使用以下药物。

解痉剂　解痉剂（抗胆碱能）如双环胺，阻断神经系统对胃肠道的刺激，帮助放松肠道肌肉和缓解肌肉痉挛。这些药物有时会给腹泻发作的患者使用。在症状开始之前服用，作为预防措施往往最有效。解痉剂通常是安全的，但会导致便秘、口干和视力模糊。

三环类抗抑郁药　三环类抗抑郁药丙咪嗪、去丙咪嗪和去甲替林可以帮助缓解抑郁，也可以抑制肠道神经元的活动，从而帮助减轻疼痛。如果有腹泻和腹痛，但没有抑郁，医生可能会建议减少剂量。这些药物需要定期服用才能有效。

状和体征无缓解的患者，需要使用处方药。

便秘型肠易激综合征

为了治疗重症便秘型肠易激综合征，可以用以下药物中的一种或多种。

利那洛肽　利那洛肽通过增加小肠内液体的分泌来帮助排便。这种药物会引起腹泻，在进食前 30～60 分钟服用可能会有帮助。普卡那肽是同一类药物，可用于便秘型肠易激综合征患者。

鲁比前列酮　鲁比前列酮是一种处方泻药，刺激肠道液体的分泌，帮助食物通过肠道。已被批准用于便秘型肠易激综合征的女性患者，通常只用于那些症状严重且对其他治疗没有反应的女性。副作用包括可能发生头

Eluxadoline Eluxadoline（Viberzi）可通过减少肠道肌肉收缩和液体分泌，增加直肠肌肉张力来缓解腹泻。这种药物可能引起恶心、腹痛和轻度便秘。在某些人可能会引起胰腺炎。这种药物不应该用于胆囊切除术后的患者。

胆汁酸结合剂 对于尽管使用了抗腹泻药物，但仍持续腹泻的患者，有时医生可能会开胆汁酸结合剂，如消胆胺、降胆宁、别名降脂树脂2号或考来维仑。然而，这些药物会导致腹胀和胀气。

阿洛司琼 阿洛司琼的作用是使结肠松弛和减缓下消化道的运动。阿洛司琼只能由参加特殊项目的医生开处方。重症腹泻型肠易激综合征，对其他治疗没有反应的女性患者，可使用阿洛司琼。此药还没有被批准用于治疗男性患者。这种药物有罕见但严重的副作用，只有在其他治疗不成功的情况下才可以考虑使用。

咨询

如果病情与压力有关，咨询是治疗的一个重要方面。专门从事行为医学的卫生保健专家，如精神病学家或心理学家，可以通过检查你对生活事件的反应来判断病情，进而帮助你减轻压力和焦虑。

要学会识别导致肠道应激的压力状况，并制定控制压力的策略。对大多数人来说，咨询与药物治疗相结合比单独用药效果更好。

乳糖不耐受

这听起来熟悉吗？你喜欢乳制品，但它们不爱你。吃完一碗冰激凌或一份奶酪烤宽面条后不久，就会出现腹痛、腹胀、胀气和腹泻的症状。如果腹痛和腹胀主要发生在食用乳制品之后，症状和体征可能与另一种情况有关，即乳糖不耐受。

食物不耐受或食物过敏是用来描述人在消化某种食物时出现的症状和体征。这可能会导致诸如腹胀、腹痛或腹泻等问题——症状和体征与肠易激综合征类似。有几类食物会导致不耐受，其中最常见的是乳糖不耐受。

患有乳糖不耐受的人很难消化乳制品中的糖（乳糖），因为他们的身体不能产生足够的乳糖酶——一种通常在小肠中存在的物质。乳糖酶可以分解乳糖，代谢产物被身体吸收。当乳糖没有被吸收时，它会进入结肠，在那里发酵。在发酵过程中，细菌将乳糖转化为气体和液体，导致腹痛、腹泻、腹胀和胀气。

为了消化乳糖，需要乳糖酶。婴儿出生时含有大量的乳糖酶。随着年龄的增长，身体产生的乳糖酶会越来越少。肠内乳糖酶含量极低的成年人很难消化含乳糖的食物。

据估计，大约1/3的美国人有乳糖吸收困难（乳糖吸收不良）。乳糖吸收不良会导致乳糖不耐受，但并不是所有有乳糖吸收不良的人都有乳糖不耐受。

不同类型

乳糖不耐受有三种类型。每一种类型是由不同的因素导致的乳糖酶缺乏。

原发性乳糖不耐受 这是最常见的一种乳糖不耐受。患有原发性乳糖不耐受的人出生时产生大量乳糖酶，这对需要从乳制品中获得全部营养的婴儿是必需的。随着乳制品逐渐被其他食物取代，乳糖酶的产生减少，但仍然足够消化一个正常的成年人饮食中乳制品的总量。

原发性乳糖不耐受者成年后，乳糖酶产量急剧下降，使乳制品难以消化。原发性乳糖不耐受是由遗传决定的，非洲、亚洲或西班牙人发生率高。这种情况在地中海或南欧人中也很常见。

继发性乳糖不耐受 这种形式的乳糖不耐受，是因疾病、创伤或手术损伤小肠导致乳糖酶的减少。与继发性乳糖不耐受相关的疾病有乳糜泻、细菌过度生长和克罗恩病。治疗相关疾病可以恢复乳糖酶水平，虽然这需要时间，但可以改善症状和体征。

先天性或发育性乳糖不耐受 在罕见的情况下，婴儿出生就有乳糖不耐受，表现为乳糖酶活性完全缺乏。这种疾病以常染色体隐性遗传的遗传模式代代相传，这意味着母亲和父亲必须携带相同的基因变异，孩子才会表现出先天性乳糖不耐受。早产儿也可能有乳糖不耐受，因为乳糖酶水平不足。

乳糖不耐受的诊断

人们对乳糖的耐受程度不同。大多数人可以消化半杯牛奶中的乳糖量，少量食用乳制品也没有问题。当他们一次食用多种乳制品，或者大量食用含有乳糖的产品时，就会出现症状。患有严重不耐受症的人不能吃任何乳制品，否则会诱发严重的症状。

医生可能会根据症状，以及对减少饮食中乳制品摄入量的反应，判断你可能患有乳糖不耐受。测量身体对高乳糖水平的反应，血液检测或呼吸检测结果可以帮助确诊。

乳糖不耐受的管理

目前尚无办法促进身体产生乳糖酶，但通常可以通过下面一些方法，避免乳糖不耐受带来的不适症状。

减少进食量 避免进食大量的牛奶和其他乳制品。进食量越小，引起不适的可能性就越小。如果你正在减少乳制品的摄入量，确保你从其他来源补充钙。

尝试低乳糖食品 并不是所有的乳制品都含有等量的乳糖。例如，瑞士干酪或切达干酪等硬奶酪含有少量乳糖，一般不会引起任何症状。其他乳糖含量较低的食物包括黄油、人造黄油和果子露。不含奶的代乳是不含乳糖的。

你也许能耐受发酵的奶制品，比如酸奶，因为在制作过程中使用的细菌会自然地产生分解乳糖的酶。寻找含有活性酵母的酸奶。牛奶和冰激凌中乳糖浓度最高。

寻找替代食品 吃或喝低乳糖或不含乳糖的牛奶或奶制品。可以在大多数超市的冷藏乳制品区找到这些产品。

使用乳糖酶产品 在食用乳制品之前，使用可以分解乳糖的非处方产品。含有乳糖酶的片剂或滴剂可以帮助消化乳制品。这种药片可以在餐前

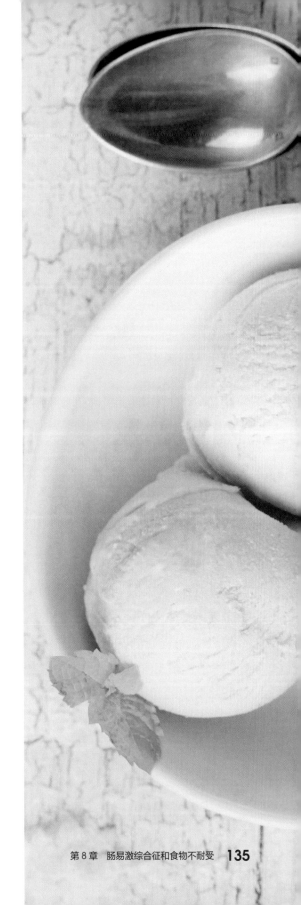

小心这些食物

为了减少乳糖不耐受的症状和体征，避免食用下列高乳糖食物或少量食用。

- 奶酪涂抹料
- 薯条酱或土豆酱
- 白软干酪
- 奶粉
- 炼乳
- 混合奶油
- 冰激凌或冰牛奶
- 牛奶
- 意大利乳清干酪
- 酸奶油
- 甜炼乳
- 白汁沙司

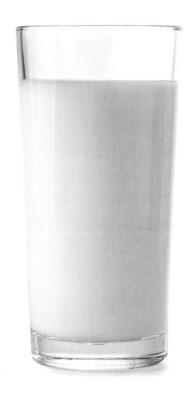

或吃零食前服用，或者可以将乳糖酶滴剂放到一盒牛奶里。一些食品店出售的牛奶也含有乳糖酶。然而，这些产品并不是对所有乳糖不耐受患者都有帮助。

通过一些尝试，能够预测你的身体对不同含乳糖食物的反应，并估算出可以吃多少或喝多少乳制品而没有不适。幸运的是，很少有人患有如此严重的乳糖不耐受，以至于他们不得不停止食用所有的奶制品。

其他食物不耐受

乳糖不耐受只是食物不耐受的一个例子。有些人对食物中的各种成分很敏感。

通常情况，因为食物不耐受的症状和体征与肠易激综合征相似，所以肠易激综合征与特定食物或食物成分相关的情况并不少见。这就是为什么要注意症状和体征何时出现，以及它们是否在吃了某种食物后出现。

食物不耐受可能与缺乏消化某些食物所需的酶有关，如乳糖酶的缺乏。有些人在处理某些化学物质方面有问题，比如人工甜味剂。也可能是个人对食物中的特殊添加剂敏感，如食用色素或防腐剂。

对于食物敏感的人来说，症状通常在吃了他们敏感的食物后的几小时内就开始了。有些人可能对多种食物或食物成分都很敏感。

麸质

一些肠易激综合征患者报告说，如果他们停止食用麸质，腹泻症状会有所改善。麸质存在于小麦、大麦和黑麦中。对这些谷物的敏感与乳糜泻不同，乳糜泻是一种由对谷蛋白的自身免疫反应引起的严重疾病。更多关于乳糜泻的信息见第9章。

非乳糜泻麸质敏感性是一种较温和的乳糜泻，不会损害肠道但会导致消化道不适。敏感性因人而异，从轻微到严重不等。

酵母

与麸质类似，用于面包和烘焙食品的酵母真菌会导致一些人的消化道不适。

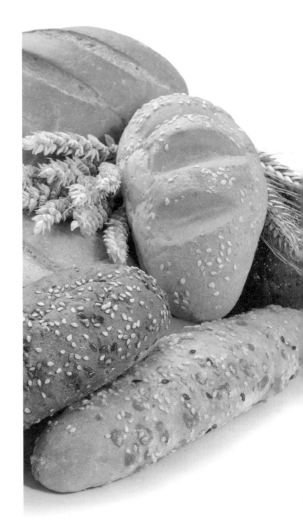

组胺

组胺是一种在陈年食品中发现的化学物质，如葡萄酒、奶酪和腊肉。它会引起一些人的消化症状。

咖啡因

咖啡因会引发一些人的消化问题。除了咖啡，咖啡因还存在于各种饮料、巧克力，甚至一些药物中。

FODMAPs

患有肠易激综合征的人可能对一些饮食中的糖类敏感，被称为FODMAPs，这类糖在小肠中吸收不良。当这些饮食中的糖（碳水化合物）进入大肠时，它们被细菌分解（发酵），引起胀气和腹胀，有些人还会腹泻。

食物不耐受通常没有治疗方法。处理这个问题的最好方法是避免那些引起不适的食品。那些与食物不耐受相关的肠易激综合征典型患者，如果从他们的饮食中剔除某些食物，他们的症状通常会有所改善。

低 FODMAP 饮食

如果患有肠易激综合征或者怀疑自己对某些食物敏感，你可能会从低FODMAP饮食中受益。但是，在没有和医生商量之前，请不要开始这种饮食。

研究人员研究了一组被称为FODMAPs的天然膳食糖，发现这些糖并总是不能很好地消化，对一些人来说，这类食物可能会导致胀气、腹胀和腹泻。FODMAPs代表可发酵低聚糖、双糖、单糖和多元醇。

含有FODMAPs的食物包括小麦产品、大蒜、洋葱、干豌豆和黄豆。乳制品、蜂蜜、某些水果，由高果糖玉米糖浆制成的食品也含有FODMAPs。山梨醇和甘露醇等低热量甜味剂是由多元醇制成的。

FODMAPs在小肠中不能很好地吸收，可能会将水分保留在肠道，导致一些人腹痛和腹泻。当它们到达大肠时，未消化的FODMAPs就成为了消化道细菌的食物来源。细菌使FODMAPs发酵。特别是对那些胃肠道较为敏感的人，细菌发酵可能会导致腹胀、疼痛和肠道气体过多。有些人发生腹泻或便秘。

低FODMAP饮食旨在通过限制高FODMAP的食物来缓解胃肠道症状。这种饮食一般推荐给肠易激综合征患者或那些觉得自己的胃肠道可能对所吃食物中的某些东西敏感的人。

这种饮食的作用是，剔除所有含有FODMAPs的食物，然后逐渐增加，直到你能够确定是哪些碳水化合物引发了疼痛、不适和排便问题。

不同的人对不同的 FODMAPs 敏感，所以确定哪些食物是病因很重要。大多数人只需要长期避免几种食物。因为大多数 FODMAPs 都是益生元的良好来源，所以应该尽可能多地摄入它们。

要了解更多关于饮食的信息以及了解哪些食物含有 FODMAPs，请参见第 283 页。

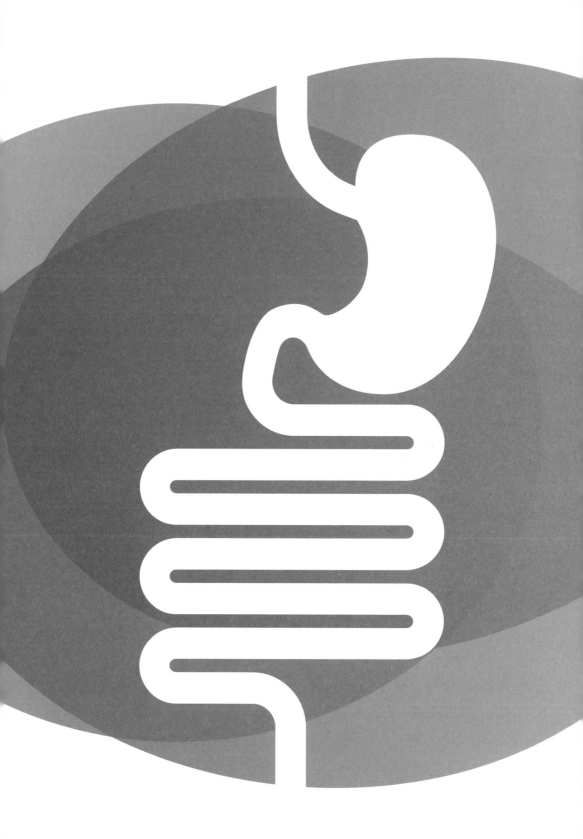

第 9 章

乳糜泻

当吃了饼干或披萨饼后，会出现症状。或者也许你不确定是因为吃了什么会让自己觉得很不舒服。但警告信号是存在的——腹泻、腹胀和胀气，这些似乎常伴着某些食物的摄入而出现。这些是乳糜泻的典型症状，原因是不能消化麦胶蛋白（一种膳食蛋白质）而引起。然而，并非所有患有乳糜泻的人都有这种症状。有的人不会出现。

麸质存在于所有由小麦、大麦、黑麦和燕麦制成的食物中。如果你患有乳糜泻，避免食用麸质是至关重要的。吃含有麸质的食物会损害小肠黏膜，干扰小肠从食物中吸收某些营养的能力。

避免麸质是一个很大的挑战，因

为蛋白质存在于日常食用的普通谷物产品中，包括面包、意大利面、比萨饼皮、饼干、蛋糕和糕点。（用玉米或米粉制成的产品不含麸质，如果你患有乳糜泻，可以安全食用。）

乳糜泻，也称为口炎性腹泻、非热带口炎性腹泻和麸质敏感肠病，是许多不同的吸收障碍之一。研究表明，在确诊的乳糜泻患者数量急剧增加一段时间后，美国的发病率在过去几年中已经稳定下来，受影响的人口略多于 1%。

有趣的是，最近几年接受无麸质饮食但未被诊断为乳糜泻的患者人数有增加。在没有乳糜泻或相关疾病的人群中，无麸质饮食潜在的长期健康风险或益处尚不清楚。

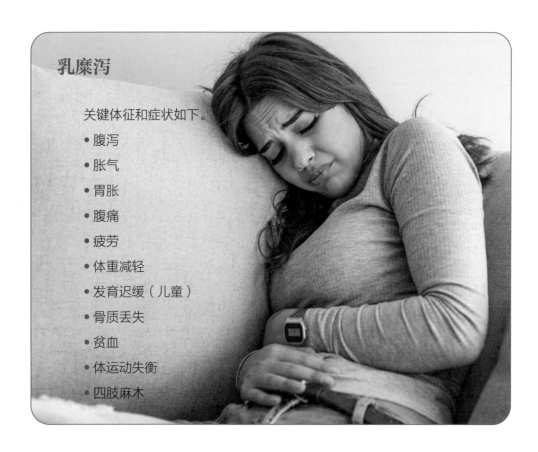

乳糜泻

关键体征和症状如下。

- 腹泻
- 胀气
- 胃胀
- 腹痛
- 疲劳
- 体重减轻
- 发育迟缓（儿童）
- 骨质丢失
- 贫血
- 体运动失衡
- 四肢麻木

麸质是如何造成损害的

乳糜泻是一种免疫系统紊乱，自身的免疫系统会攻击你自己的身体组织。如果得了乳糜泻，在吃了含有麸质的食物后，你的免疫系统对麸质的反应就和对入侵异物（如病毒或细菌）一样——试图攻击和破坏它。这种反应会导致炎症，损害小肠的黏膜结构。

炎症会导致小肠黏膜的微小毛状突起（绒毛）萎缩甚至消失（见第143页图）。

通常情况下，小肠是由数以百万计的绒毛排列组成的，就像微观尺度上的毛绒地毯。绒毛的作用是从人体摄入的食物中吸收营养。

当乳糜泻损害绒毛时，小肠的内表面就丧失了毛绒地毯的模样，更像光滑的瓷砖地板。身体会因此无法吸收许多必需的营养物质。脂肪、蛋白质、维生素和矿物质这些营养物质会通过大便从身体中排出。

随着时间的推移，吸收不良会影响你的大脑、神经、骨骼、肝脏和其他器官。其结果往往是营养不良，以及其他疾病。没有任何疗法可以治愈乳糜泻，但你可以通过饮食来有效地管理疾病，使绒毛再生，小肠得到修复。

乳糜泻的病因尚不清楚，但可能是遗传的。如果直系亲属中有人患有乳糜泻，那你可能有更大的概率患病。乳糜泻会在任何年龄发生，它往往更常见于欧洲人、患唐氏综合征或特纳综合征、镜下结肠炎的人，以及更易发生在患有自身免疫性疾病的人，如红斑狼疮、1型糖尿病、Addison病、类风湿关节炎或自身免疫性甲状腺疾病。

体征和症状

乳糜泻可以追溯到几千年前，但只有在过去的60年左右，研究人员才更好地了解了这种疾病和如何治疗它。

乳糜泻没有典型的症状。有些人很少或没有体征和症状，他们可能会与乳糜泻生活多年，在成年后才被诊断。有些人则在孩童时期就被注意到。

很多时候，由于不清楚的原因，这种疾病在某种形式的创伤后出现，如感染、身体损伤、妊娠紧张、严重压力或手术。这些条件如何或为何触发乳糜泻的发病尚不清楚。对于一些

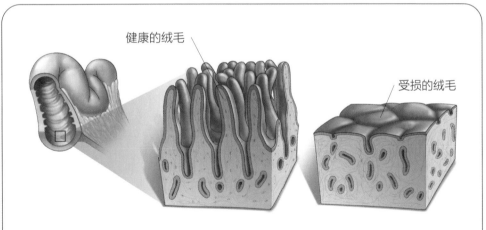

健康的绒毛

受损的绒毛

健康小肠的内表面排列着数以百万计的绒毛（左）。乳糜泻损害绒毛，导致绒毛缩小和消失（右）。这会影响身体从摄入的食物中吸收营养的能力，导致营养不良和其他疾病。

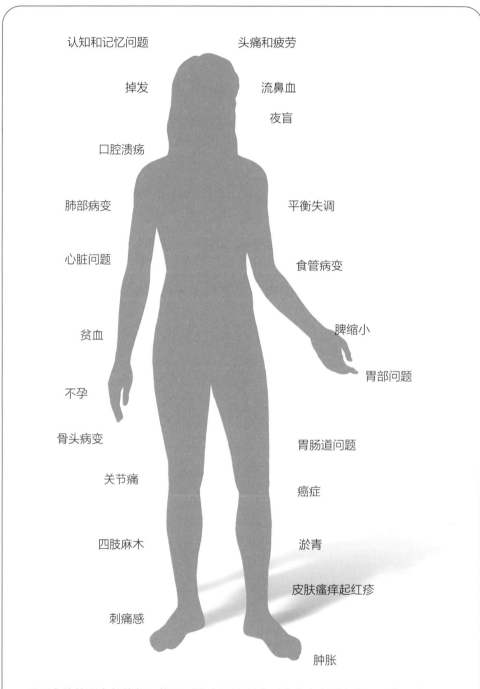

认知和记忆问题　　　头痛和疲劳

掉发　　　流鼻血

夜盲

口腔溃疡

肺部病变　　　平衡失调

心脏问题　　　食管病变

脾缩小

贫血　　　胃部问题

不孕

骨头病变　　　胃肠道问题

关节痛　　　癌症

四肢麻木　　　淤青

皮肤瘙痒起红疹

刺痛感

肿胀

几乎身体的所有部位都可能受到乳糜泻的影响。这种疾病以许多不同的形式展示，这就是为什么乳糜泻很难诊断的原因。

人来说，体征和症状各不相同，可能包括疲劳、腹痛、间歇性腹泻、腹胀、恶心、体重减轻和排气多。

疲劳可能是由于血液中的红细胞急剧减少（贫血）或无法从吃的食物中吸收热量所致，因为这些食物提供能量。其他吸收不良的迹象包括体重减轻和肤色较浅，大便气味难闻。

乳糜泻也可能以不太明显的方式出现，包括行为的变化，如易怒、抑郁、关节疼痛、肌肉痉挛、皮疹、口腔溃疡、牙齿和骨骼疾病、不孕、腿部刺痛和儿童生长发育迟缓。

疱疹样皮炎是由于对麸质摄入反应所引起的一种慢性皮肤疾病。绝大多数疱疹样皮炎患者也有乳糜泻。身体两侧会出现极痒的肿块或水泡，其中最常见的部位是肘部附近的前臂、膝盖和臀部，以及发际线周围。这种情况出现在 5% ~ 10% 的乳糜泻患者。除了用药物控制皮疹外，还可以采用无麸质饮食治疗。

乳糜泻的诊断

患有乳糜泻的人食用麸质后，体内的某些蛋白质（抗体）会比正常水平高，这些称为组织转谷氨酰胺酶抗体循环在血液中。此外，他们的免疫系统产生抗体，对抗机体自身蛋白（自体抗体）。

有些检查可用于诊断，但最可靠和最常用检测乳糜泻的方法是寻找血液中抗体的升高水平，用于反映对麸质的免疫作用。

如果体征、症状和血液测试结果表明患有乳糜泻，医生很可能会从你的小肠中取出一小块组织样本（活检），并在显微镜下观察它是否有受损的绒毛。活检样本是通过将一根细而灵活的管子（内镜）穿过上消化道并进入小肠的方式获取。

当从饮食中去除麸质之前，通过诊断检查来确认是否存在乳糜泻是很重要的。你不应该在没有咨询医生的情况下食用无麸质饮食。这样做可能会产生错检。当疾病实际存在时，血液检测和活检结果才更准确。

相似但不同

检查是很重要的，因为有些人认为他们患有乳糜泻，实际上并没有。其他情况可以类似于乳糜泻引起相同的症状，如胀气、肿胀、腹部不适和稀便。一些被误认为乳糜泻的情况是乳糖不耐受、小麦不耐受和非乳糜泻麸质敏感症。

小麦不耐受类似于其他食物不耐受，如乳糖不耐受是指人们对乳制品中的糖（乳糖）不耐受（见第135页）。

非乳糜泻麸质敏感症

非乳糜泻麸质敏感症一词是指那些不能耐受麸质的人，在吃含麸质的食物后几小时或几天内，他们经历了类似于乳糜泻的体征和症状，如腹胀、腹泻和精神模糊。与乳糜泻相似，当麸质从饮食中去除时，非乳糜泻麸质敏感症的症状就会消失。但当检测时，这些个体没有与乳糜泻相同的血液抗体和肠道损伤。他们也没有检测到小麦过敏的阳性反应，小麦过敏是一种过敏反应，其症状有时类似于乳糜泻。

一些研究表明，非乳糜泻麸质敏感症可能与乳糜泻一样常见，甚至更常见。

尽管有这个名字，但研究并没有确切地证明麸质是病因。需要更多的研究来确定潜在的触发因素，以及严格、无麸质的饮食是否为最好的方法。

由于小麦不耐受，小麦中的碳水化合物（果聚糖）在小肠中不能完全消化，传输到结肠，细菌在结肠中发酵这些糖，产生气体和粪便。与乳糜泻不同，乳糜泻涉及对麸质的反应，麸质是一种在小麦和某些其他谷物中发现的蛋白质。

其他几种情况也可能对小肠造成问题或损害，产生类似于乳糜泻的体征和症状。它们包括热带口炎性腹泻、Whipple 病、贾第虫病感染、药物相关损伤、细菌过度生长、免疫球蛋白缺乏、克罗恩病、溃疡性结肠炎、肠易激综合征和胰腺疾病。医生通常可以在血液检测中识别出与乳糜泻不同的特征。此外，这些条件对无麸质饮食没有反应。

服用血管紧张素 II 受体阻滞剂治疗高血压的人，包括奥美沙坦，可能会出现一种称为药物性绒毛萎缩的情况，这导致药物损害小肠绒毛。绒毛变平，产生类似于乳糜泻的症状，如腹泻和体重减轻，但乳糜泻不是原因。

乳糜泻的并发症

如果不小心吃了含有麸质的食物，

含有麸质的食物

由谷物、小麦、大麦和黑麦制成的食物含有麸质。避免食用下列食物，除非它们是用玉米或大米做的，或者被标记为无麸质的。

- 面包
- 谷物
- 饼干
- 意大利面
- 比萨饼
- 曲奇饼
- 蛋糕和派
- 肉汁
- 调味汁

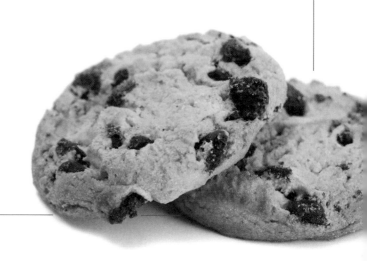

可能会出现腹痛、头痛、疲劳、腹泻等症状和体征。饮食中微量的麸质可能损害肠道绒毛，即使没有出现症状。这就是为什么不应该仅依靠症状来确定食物是否含有麸质的原因。

随着时间的推移，这些少量的麸质可能会增加出现严重并发症的风险。如果不及时诊断和治疗，乳糜泻可能导致以下问题。

- 营养不良。对小肠的损害意味着它不能吸收足够的营养，导致维生素缺乏、贫血和体重减

轻。对于儿童来说，这可能导致生长发育缓慢和身高偏矮。

- 骨骼疾病。钙和维生素 D 的吸收不良可能导致儿童骨软化（佝偻病），成人骨质疏松症。
- 不孕和流产。吸收不良会导致生殖问题。
- 乳糖不耐受。吃含乳糖的乳制品，即使不含麸质，小肠在受损的状态下可能会导致腹痛、腹胀和腹泻。
- 癌症。不坚持无麸质饮食的乳

含有麸质的食物成分

麸质可能存在于你意想不到的食物中。避免有下列成分任何食品。

- 小麦（小麦粉、白面粉、麦麸、
  小麦胚芽、淀粉、小麦淀粉、
  粗面粉、半麦片、硬质小麦）
- 大麦
- 麦芽，大麦的衍生物
- 黑麦
- 碾碎的干小麦

- 荞麦粥
- 卡姆小麦
- 未发酵的薄饼粉
- 燕麦，除非标记为无麸质
- 斯佩尔特小麦
- （蛋白质丰富且高产的）小麦
  与黑麦的杂交麦

多年来，对于患有乳糜泻的人是否能吃燕麦和燕麦制品（如燕麦粉、麦麸和燕麦片），人们的看法有些不同。根据研究结果，北美乳糜泻研究协会的一份声明说，未受小麦、大麦或黑麦污染的燕麦对患有乳糜泻的人来说是安全的，燕麦提供了多种营养。

但问题是，虽然天然燕麦不含有麸质，而且对它们的不良反应很小，但在商店里发现的燕麦可能会在装有小麦、大麦和黑麦的容器或设施中运输或加工。这会污染燕麦并引发炎症反应。此外，一小部分患有乳糜泻的人甚至对纯燕麦也有反应。

如果想把燕麦引入你的饮食计划中，一定要先和医生或营养师联系，然后再把燕麦加入到膳食中。寻找纯燕麦或无麸质的，并慢慢将它们加入食谱。含有燕麦的新产品会偶尔出现在市场上。避免摄入这些产品，直到你可以从一个可靠的来源验证它们的安全性，如营养师推荐。

令人惊讶的麸质来源

你可能会以永远想不到的方式摄入麸质。例如，当无麸质食品与含有麸质的食品接触时，就会有交叉污染。如果和他人共用一把刀来涂黄油，上面有面包屑，和其他人用同一个烤面包机，或者吃油炸的食物，这些食物是用同样的油炸成的。

一些常见的产品也可能含有麸质。

- 某些处方或非处方药，它们使用麸质作为结合剂或其他非活性成分
- 维生素补充剂
- 口红
- 圣餐饼
- 牙膏

最好的办法是联系这些产品的制造商，查清产品是否含有麸质。也可以让药剂师检查服用的每种药物的成份。

麸泻患者患多种癌症的风险更大，包括肠道淋巴瘤和小肠癌。

- 神经系统问题。一些患有乳糜泻的人可能会出现神经系统问题，如癫痫发作、四肢神经受损（周围神经病变）、共济失调。共济失调会导致平衡问题、癫痫发作和认知障碍。

儿童乳糜泻也会导致生长障碍、青春期延迟、体重减轻、易怒、牙釉质受损、贫血、关节炎和癫痫。

一种新的饮食方式

乳糜泻是一种终生的疾病，没有药物或疗法，如手术，可以治愈它。治疗的重点是恢复小肠功能、缓解体征和症状，同时保持多样化、平衡和营养的饮食。

管理疾病和预防其并发症将需要改变吃的食物类型。你必须避免麸质。这意味着要避免使用谷物、小麦、大麦和黑麦制成的所有食物或食品原料，

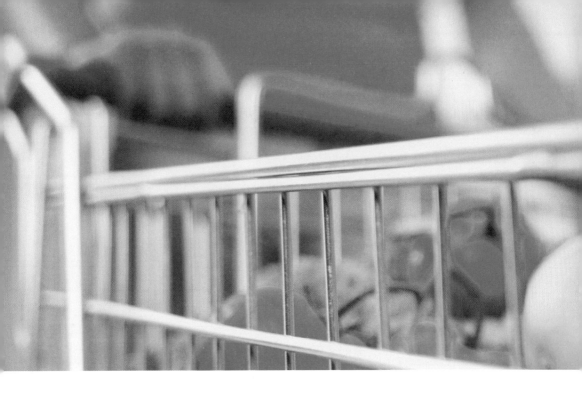

以及在其他食物上避免麸质，如糖果、沙拉酱和午餐肉。营养师可以教你如何仔细检查食品标签和查找成分。

当乳糜泻首次被诊断，并开始改变饮食时，可能还需要服用医生或营养师推荐的维生素和矿物质补充剂，以帮助纠正营养缺陷。常见的缺乏症有钙、维生素 D、维生素 B_{12}、铁、叶酸和锌。随着症状的消退，机体吸收营养的能力提高，对补充剂的需求可能会减少。如果有骨质疏松症，可能需要继续长期服用钙和维生素 D 补充剂。

从饮食中除去麸质后的几周内，小肠的炎症可能会开始消退。但肠道完全康复可能需要几个月到两三年。

要适应新的饮食可能很困难。要想弄清楚哪些食物能吃或者不能吃，可能需要几个月。你可能渴望某些你不能吃的食物，但不要灰心放弃。随着时间的推移，大多数人能适应无麸质饮食，使它成为日常生活的一部分。

无麸质饮食

当你第一次知道必须在余生遵循无麸质饮食时，可能会觉得自己的食物选择受到了严重的限制，吃东西不再有乐趣。请记住，有各种有营养且美味的食物不含麸质，只要有时间和耐心，加上一点创造力和探索新选择的意愿，你就可以吃到许多常见的食物。

支持来源

　　许多专业人士可以帮助你适应无麸质饮食，注册营养师是首选的。还要检查一下所在的社区是否有乳糜泻患者的支持小组。支持小组是帮助你从其他患有乳糜泻的人那里学习如何进行无麸质饮食的好方法。

　　如果所在的区域没有支持小组，可以在网上找到一个。一些全国性的组织，如乳糜泻基金会，也提供支持服务，包括饮食信息。

　　应该把饮食建立在新鲜蔬菜和水果的基础上，蔬菜和水果自然是无麸质的，以及没有掺加面包屑的肉食。当在商店买包装食品，在餐馆点菜，或者被邀请参加社交活动和聚会时，吃东西就变得更有挑战性。

　　无麸质饮食包括以下食物。

- 普通肉类、家禽和鱼类
- 水果
- 蔬菜
- 由玉米、大米和其他无麸质谷物制成的意大利面
- 豆类
- 藜麦
- 米，包括由大米制成品
- 土豆和马铃薯
- 大多数乳制品
- 木薯
- 苋菜
- 荞麦
- 小米

有许多无麸质面粉和烘焙原料可供选择，以制作面包、蛋糕和其他食物。然而，请注意，天然无麸质谷物可能会被含有麸质的谷物污染。这种情况可能在收获、运输或加工过程中意外发生。检查标签是否标明无麸质或制造商有无麸质声明。

　　如果你不喜欢烹饪，可以购买现成的无麸质产品。注册营养师可以帮你。你可以在大型超市找到这样的产品，或者在网上订购。

乳糜泻和乳糖不耐受

当小肠因麸质而受损时，不含麸质的食物也会引起腹痛、腹胀和腹泻。例如，一些患有乳糜泻的人无法消化乳制品中的糖（乳糖）——一种被称为乳糖不耐受的疾病。除了避免麸质，这些人还必须限制含有乳糖的产品。

在小肠愈合后，你可能会再次耐受乳制品，或少量乳制品。乳制品含有不同数量的乳糖。许多人可以忍受较低数量的乳糖，如少量的老化奶酪。然而，尽管乳糜泻治疗成功，但乳糖不耐受也有可能会持续。如果是这样的话，则需要在余生都要限制或避免大多数乳制品。

营养师可以帮助你计划一种低乳糖和无麸质的饮食。如果你不能再吃乳制品，那么找到其他钙的来源是非常重要的。

一些乳糜泻支持小组会列出不含麸质的产品清单。

阅读食品标签

食品标签是乳糜泻患者做出安全食品选择的重要依据。在购买任何产品之前，一定要阅读食品标签。一些似乎可以接受的食物，如大米或玉米，实际上可能含有少量麸质。如果你不能从标签上看出食物是否含有麸质，不要吃它。

此外，请注意，制造商可能会在任何时候改变产品的成分，而不公开宣布它。一种曾经没有麸质的食物可能现在不再是了。除非每次购物都看标签，否则你不会知道的。

在家里做饭

自己准备饭菜是确保饮食是无麸质的最好方法，你不必成为厨师级别的人物，就可以做美味的无麸质食物。

如果刚刚开始无麸质旅程，你要确保厨房没有麸质残留物，任何地方都可能潜伏着碎屑，如橱柜、台面、餐具抽屉、刀架、冰箱、微波炉、烤箱。使用干净的海绵或抹布彻底清洁厨房。如果不清楚产品是否含有麸质，请与制造商联系。

你需要更换难以清洗的器具和用具，如烤面包机、砧板、过滤器、面粉筛、木制器皿和任何被划伤或由多孔材料制成的厨房物品。如果你不确定一件物品是否含有麸质残留物，最好更换它。

你也会希望手头有足够的无麸质食品。仔细盘点哪些东西是安全的，如大米、豆类、新鲜水果、蔬菜、肉类，并确保你有这些物品。

如果家庭成员吃含有麸质的食物，你需要设计一种方法来分开你的食物和他们的食物。给所有食品贴上标签，避免混淆。考虑把你的食物放在最上面的架子上，把家人含谷蛋白的食物放在最下面的架子上，在那里它们不太可能污染你的食物。重要的是找到一个适合你家的方法。

如果对烹饪和准备新食物的想法感到不知所措，那就慢慢来。从已经知道如何制作的无麸质食物开始，比如鸡胸肉和沙拉，然后转到需要简单替换的食物上，使它们成为无麸质食物，比如无麸质的通心粉和奶酪。

当烹饪无麸质食物得心应手时，你可以开始尝试更具挑战性的食谱。许多可用的无麸质食谱，也可以在网上找到。

当然，你可能并不总是想在家吃

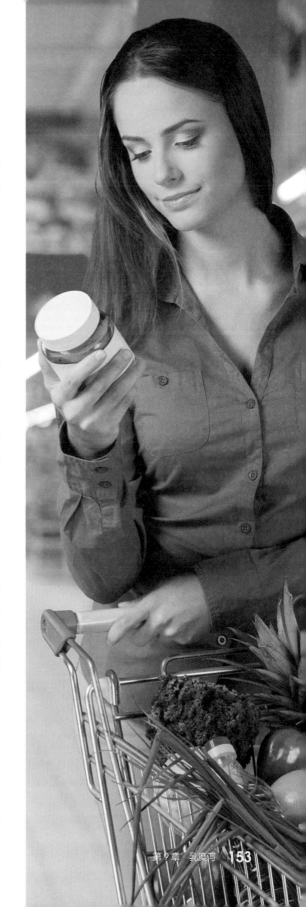

饭。考虑下列这些方面，以确保在外出就餐时有一个安全的就餐体验。

- 选择一家对你可以吃的菜比较拿手的餐厅。可以提前打电话给餐厅讨论菜单。
- 多去一些同类餐厅，熟悉它们的菜单，让厨师了解你的需求，知道你得了乳糜泻，不能吃有麸质的食物。
- 如果你的手机有无麸质膳食餐厅的应用程序，你仍然应该与商家核实这顿饭是否含麸质。
- 向支持小组成员征求提供无麸质食物的餐馆的建议。
- 遵循在家里做饭的做法。选择简单准备的或新鲜的食物，避免有面包或面糊的食物。其他可能含有麸质的食物包括汤、酱汁、油炸食品（如炸薯条）和拼菜。

最近的一项研究表明，超过30%的被标记为无麸质的餐厅食品中存在麸质。因此，不要害怕问一些问题，比如餐厅是如何准备食物的，一道菜用了什么配料，以及厨房是否符合你的要求。许多人问了很多问题，并提出了特殊的要求——即使他们没有病——所以餐厅工作人员很可能习惯顾客问问题。

如果方便的话，打印一份无麸质就餐卡片，上面载明菜品及制作方法是否支持无麸质饮食。网上有免费的卡片模板可用。

仅调整饮食还不够

大多数接受无麸质饮食的乳糜泻患者在几周内开始感觉良好，几个月内恢复健康。一小部分人则无法从无麸质饮食中得到改善。这被称为非反应性乳糜泻。

非反应性乳糜泻通常可以追溯到饮食中的麸质污染。换句话说，即使你不认为所吃食物不含麸质，但可能仍然在食用麸质。这突显了与医生和营养师密切合作的重要性，以确保你从饮食中剔除所有的麸质。

尽管在遵循无麸质饮食6~12个月后，如果你仍有体征和症状，医生可能会建议做进一步的测试，以寻找其他解释症状的原因。

如果没有经过系统的检查，可能你并没有乳糜泻，症状与另外的疾病有关。其他疾病会导致可能认为是乳糜泻引起的体征和症状。包括胰腺功能差、肠易激综合征和对乳糖或果糖不耐受。小肠中过多的细菌（小肠细菌过度生长）或大肠炎症（显微镜下结肠炎）也都会产生类似的症状。

在罕见的情况下，即使你遵循严格的无麸质饮食，乳糜泻的肠道损伤持续存在，并导致严重吸收不良，称为难治性乳糜泻。难治性乳糜泻的治疗通常包括药物，如类固醇，以控制肠道炎症和其他由吸收不良引起的疾病。

因为乳糜泻是一种终生的疾病，所以定期就诊监测你的健康很重要。

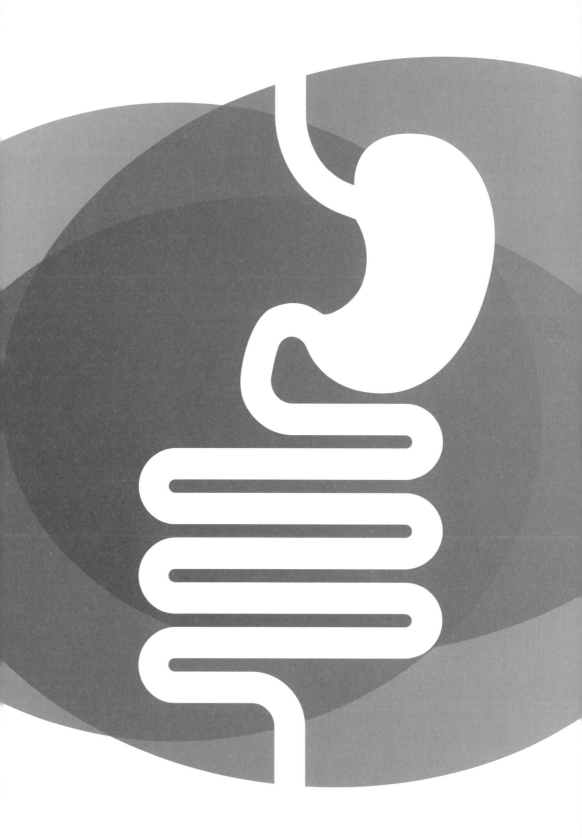

第 10 章

胃食管反流及其他食管疾病

当你与朋友一起吃完晚饭，准备睡觉时，突然胸腔内袭来一阵烧灼感。

几乎所有人都曾有过因胃酸反流至食管内而导致烧心的症状，那是一种在胸腔有时也会在喉部出现的灼烧感。这有可能是因为晚饭吃得太多或是饭后没有充分消化就上床睡觉导致的。

烧心是一种常见的症状，一般无需过度担心。然而，许多人却有长期烧心的症状。超过 6000 万美国人每月至少出现一次烧心的感觉，甚至有些人每天都出现烧心的症状。

频繁且持续地出现烧心可能是个严重的问题，需要药物干预治疗。通常，烧心是胃食管反流的症状之一。

什么是胃食管反流病

食物经咀嚼吞咽后，沿食管向下，通过食管下括约肌形成的一道阀门进入胃。食管下括约肌是胃与食管之间一道重要的屏障，先是食管下括约肌松弛食物进入胃里，而后食管下括约肌收缩，避免胃内容物反流回食管。

当食管下括约肌松弛时，就会导致其关闭不全，从而不能发挥屏障的功能，胃酸就会倒流至食管内。这种胃酸反流到食管内的情况我们称之为反流。胃酸反流可导致不分昼夜频繁出现的烧心。胃酸甚至能反流至上段食管，导致口腔内出现酸味。少数情况下，胃酸甚至能诱发一些其他症状，如咳嗽等。

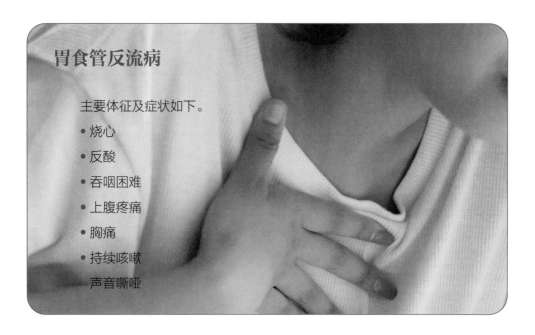

胃食管反流病

主要体征及症状如下。
- 烧心
- 反酸
- 吞咽困难
- 上腹疼痛
- 胸痛
- 持续咳嗽
- 声音嘶哑

我们称这种频繁出现反酸的情况为胃食管反流病（GERD）。胃食管反流病是一种常见的疾病，但若不加以治疗可能会导致严重的后果。

持续的胃酸反流会刺激食管黏膜并诱发炎症（食管炎）。随着时间推移，炎症可能侵蚀食管内壁形成开放性创伤（食管溃疡），诱发出血和疼痛。黏膜组织受损可能会形成瘢痕组织，导致食管狭窄，吞咽困难。反流导致的食管内壁颜色和结构的变化[称之为巴瑞特（Barrett）食管]，与食管癌的发生高度相关。

任何人都有可能患胃食管反流病，包括老人及儿童。许多孩子出生时食管括约肌尚未发育完全，这也是他们经常吐奶和食物的原因。到 1 岁时，食管括约肌充分发育后，出现胃酸反流至食管的情况会越来越少。成年人可能会出现截然相反的趋势，症状可能会随着年龄的增加而变得更加严重。

胃食管反流病的各种临床症状和表现

反酸和烧心是大多数胃食管反流病患者最常见的两大症状，但也可能伴有其他不同的临床表现和症状。

吞咽困难

吞咽困难可能意味着食管狭窄或食管炎症，食管运动能力减弱影响了食物向胃的推进。在一些较为严重的

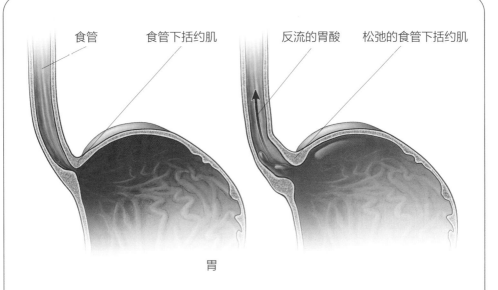

食管　　　　　食管下括约肌　　　　　　反流的胃酸　　松弛的食管下括约肌

胃

正常情况下，食管下括约肌保持关闭状态，以防止胃酸反流入食管（左图）。如果食管下括约肌压力变小或松弛，胃酸就会反流进入食管，导致烧心和食管炎（右图）

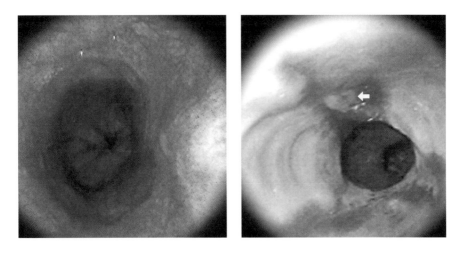

左图显示了正常的食管下括约肌。右图显示了食管下括约肌松弛状态，不能很好闭合，导致消化液持续倒流。炎症和线状溃疡（箭头所示）延伸至食管壁。

其他导致食管炎的原因

胃食管反流病是食管炎的最常见原因，但其他因素同样可以导致食管炎的发生。真菌或病毒会引起食管组织炎症，尤其在免疫力较弱的人群中，如糖尿病患者或正在服用皮质类固醇药物的人。

某些药丸在吞咽过程中也会刺激咽喉部的组织（药物性食管炎），尤其是服用时没有足够的液体或平躺时服用药物。这些药物包括：抗生素如红霉素、四环素，治疗骨质疏松的药物如阿仑膦酸盐、维生素 C、铁剂和钾片等。

病例中，患者可能出现窒息，或者出现食物卡在胸口的感觉。

胸痛

胸痛常发生在吃了难消化的食物后或夜间。由于胃食管反流病和心脏病可以共存，因此需对胸痛进行评估，以确保它与心脏疾病无关。

出血

食管内膜的炎症、糜烂或食管内溃疡，都可能导致出血的发生。出血的颜色可能为鲜红色或暗红色（甚至黑色），可导致呕血或便血。

咽喉部症状

少数情况下，胃酸及炎症对食管组织的刺激可能导致声音嘶哑及喉部异物感等症状。

咳、喘

一些胃食管反流病患者可能伴有慢性咳嗽症状，反流至喉部的胃液其成分可能有胃酸、消化液、肝脏产生的胆汁，甚至三者全有。其中任意一种成分都会刺激你的咽喉，引起慢性咳嗽。

胃食管反流病的易感因素

想要明确胃食管反流病的诱因并不容易，甚至有些人群并未暴露在胃食管反流病常见的易感因素下，也患有此病。胃食管反流病的易感因素包括以下几点。

过度肥胖

许多胃食管反流病患者都有肥胖的体征，肥胖的患者胃部和膈肌承受的压力更大，这就导致食管下括约肌功能受损。进食过量或进食大量脂肪也可能导致相同的问题。

食管裂孔疝

当患者胃的一部分向上凸出进入下胸腔及膈肌，我们称之为食管裂孔疝。食管裂孔疝导致膈肌不再能支撑食管下括约肌，食管下括约肌的屏障功能减弱，导致了胃酸反流进入食管（详见 162 页）。

某些食物

巧克力、脂肪以及薄荷可能导致或加重胃食管反流病，这些食物里的某些化学物质使食管下括约肌松弛从而导致胃酸反流。咖啡因制品会增加胃酸的产生，可能加重胃食管反流病。

抽烟、酗酒

抽烟增加了胃酸的产生，从而加重胃酸反流。酒精导致食管下括约肌功能障碍，使其松弛，减弱了其防止胃酸反流的阀门作用。同时，酒精也会损害食管内壁的黏膜细胞。

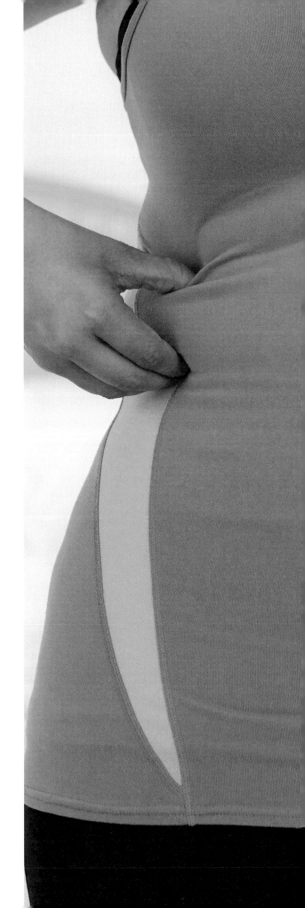

什么是食管裂孔疝?

如果胃底向上膨出进入胸腔，会形成一个叫食管裂孔疝的疝囊。食管裂孔疝以前被认为是引起胃食管反流病的常见原因，但现在医生对此有了不同的观点。可能仅中型到大型的食管裂孔疝会导致胃食管反流病。

胸腔和腹腔是由一块巨大的穹窿形肌肉形成的膈膜所分开。横膈膜上有一个开口（裂孔）使食管通向胃。当胃底向上膨出通过裂孔进入膈肌上方时，形成食管裂孔疝。

较小的食管裂孔疝通常不会引起任何问题。实际上，大多数食管裂孔疝根本不会引起任何体征和症状。中型或大型的食管裂孔疝可能通过以下两种方式之一导致烧心。通常，膈肌与食管下括约肌平齐，支持并向食管下括约肌施加压力使其闭合。食管裂孔疝使食管下括约肌移至胸腔，从而降低了膈肌对食管下括约肌的压力，使其关闭不全。如果疝囊内本身储存有胃酸，那么胃酸就会向食管反流，也会引起烧心。

如果凸入胸腔的胃部分扭曲，可能会出现疼痛、腹胀、吞咽困难或梗阻。在极少数情况下，流向胃的血液可能会受到限制。造成这类问题的巨大裂孔疝通常要通过手术治疗，同时要恢复括约肌的压力以保持其闭合。

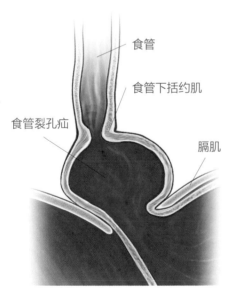

食管

食管下括约肌

食管裂孔疝

膈肌

食管裂孔疝发生，胃的上端凸出于膈肌上方。

家族史

Mayo Clinic 的研究者认为，某些基因可能与胃食管反流病易感性相关，如果父母或兄弟姐妹患有或曾患有胃食管反流病，那么你患胃食管反流病的概率将大大增加。

其他相关因素

还有一些可能会加重或诱发胃食管反流病症状的因素，但与上述因素不同，这些因素并不会导致胃食管反流病的发生。

需要注意的食物

减少或停止进食可导致或加重胃食管反流病症状的食物，下面列出了相关的食物。你不必停止或控制进食所有这些食物，只限制那些导致你出现或加重胃食管反流病的食物即可。

- 富含油脂的食物，包括奶油沙司、黄油、人造黄油和起酥油
- 高脂肪的肉类，包括高脂肪的汉堡、培根和香肠
- 巧克力，尤其是高脂牛奶巧克力
- 留兰香子和薄荷
- 番茄和番茄制品
- 柑橘类水果和果汁
- 含咖啡因的饮料
- 碳酸饮料，尤其是含咖啡因的苏打水
- 油炸食品，如炸薯条和洋葱圈
- 高脂乳制品，包括全脂牛奶
- 花生酱和高脂坚果
- 辣酱和辣椒
- 洋葱
- 苹果
- 黄瓜和泡菜
- 辛辣食物

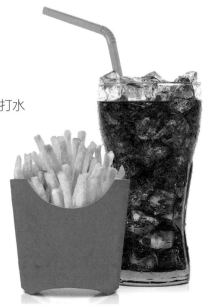

妊娠

因为妊娠期孕酮偏高，胃食管反流病在妊娠期更常见。这种激素可使包括食管下括约肌在内的多肌肉松弛。妊娠期间的胃食管反流病也可能是由于胃部压力增加而发生的。

哮喘

哮喘常与胃食管反流病同时发生，现在还不清楚原因，也尚不明确二者是否互为因果。可以明确的是胃酸反流会加重哮喘，而哮喘也会加重胃酸反流，尤其是与胃食管反流病相关的严重的胃酸反流。

结缔组织病变

可导致肌肉增厚、水肿的疾病，如硬皮病等会导致消化系统的平滑肌收缩和松弛困难，从而引起胃酸反流。

卓－艾综合征

卓－艾综合征（Zollinger-Ellison syndrome），这种罕见病的并发症之一就是胃内会产生大量胃酸，由此增加了胃酸反流和患胃食管反流病的风险。

胃食管反流病并发症

如果持续性胃酸反流得不到治疗，可能会导致一种或多种并发症。

食管炎

食管是一条将食物从口腔输送至胃部的肌肉管道，食管炎是食管内壁的炎症。如果治疗不及时，病情加重会导致吞咽困难、食管瘢痕形成、食管溃疡等的发生。

食管炎的治疗主要取决于其成因及食管组织损伤的严重程度。首选药物治疗，但某些情况可能需要进行手术或微创手术。

食管狭窄

一些胃食管反流病患者可能会出

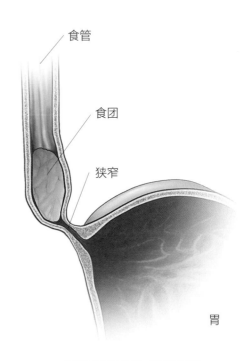

食管

食团

狭窄

胃

食管狭窄往往造成吞咽困难。

现食管狭窄。胃酸会损害下段食管表面的组织，从而形成瘢痕。瘢痕组织会导致食管狭窄，食物难以通过食管进入胃里。

食管狭窄的治疗方法通常包括内镜检查并扩张食管狭窄段，同时使用抑酸药防止狭窄复发。

食管溃疡

胃酸反流严重的地方，食管内壁被侵蚀并形成开放性溃疡。溃疡可能会导致疼痛、出血及吞咽困难。抑酸药及健康的生活方式有利于溃疡的恢复。

Barrett 食管

Barrett 食管是胃食管反流病一种潜在的并发症。出现这种并发症时，正常食管内壁组织会被类似小肠上皮组织的一种细胞取代。食管内壁组织的颜色及形态的变化是 Barrett 食管出现的前兆。

食管黏膜由粉红色变为橘红色，鳞状上皮细胞（类似于皮肤表皮细胞）变为柱状上皮细胞（类似于小肠内壁的细胞），此为 Barrett 食管。这种细胞的变化被称为化生，一种细胞被另一种细胞异常替代的过程。

食管内壁的化生是由于食管长期反复暴露在胃酸下造成的，这种化生提示食管癌发生风险的增高。据估计，

美国人口中 0.5%～2% 患有 Barrett 食管，但仍有许多病例尚未被发现。

与普通人相比，患有 Barrett 食管的人群患食管癌的风险更高。但是大部分患有 Barrett 食管的患者并未发展为食管癌，这意味着胃食管反流病患者患食管癌的风险仍然很低。

内镜是诊断 Barrett 食管最常用的检查方法。通过带有微型摄像头的柔软的细管，医生可以直接检查食管组织是否存在损伤，如果出现可疑 Barrett 食管的异常组织，医生可能会从食管中取一小块组织（组织活检），并送实验室检查。活检不仅可确诊 Barrett 食管，还可检出组织内是否存在癌前病变（不典型增生）。

癌前病变的程度可分为：无异常、局限且明显的变化（低度非典型增生）、广泛的变化（高度不典型增生）、浸润性癌。变化越大，存在或发展为癌症的概率越高。

Barrett 食管的治疗除通过饮食和改变生活方式控制胃食管反流病外，还需要通过药物控制胃酸反流。医生可能会建议患者定期进行内镜检查，检测食管内壁组织的变化。

高度不典型增生是食管癌的潜在征兆，常见的治疗方法为使用高频电流破坏病变组织（射频消融）。

需要筛查的人群 美国胃肠病学

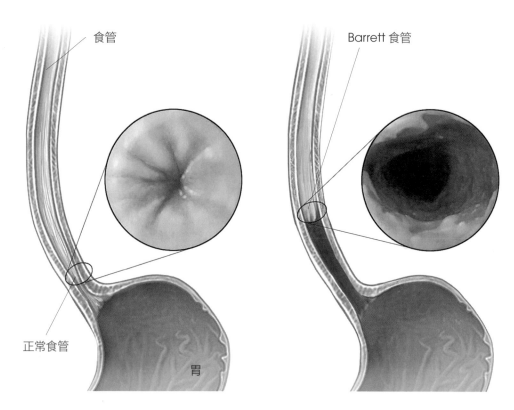

食管

Barrett 食管

正常食管

胃

左图显示了正常食管中组织的颜色和结构。右图显示了 Barrett 食管，食管内壁细胞的大小、形状和组成发生了变化，这可能是由于食管组织长期暴露于反流的胃酸所致。

院建议，对每周至少出现一次胃食管反流病症状的患者、对质子泵抑制剂无效以及至少具有其他两项危险因素的男性患者，应考虑进行 Barrett 食管筛查。危险因素包括如下。

- 超过 50 岁
- 白种人
- 腹型肥胖
- 有吸烟史
- 有食管癌或 Barrett 食管家族史

就医

如果连续数周每周至少出现两次烧心，或你的症状有所加重，那么最好找医生咨询。

初诊时，医生可能会询问你的基本健康状况和所遇到的体征与症状。何时出现？多久出现一次？症状加重与否？有无明确的条件让症状加重或缓解？如某种活动或食物。

医生可能还会询问生活方式相关的问题，是否抽烟？饮食习惯是什么？最近体重增加了多少？平时饮酒习惯是怎样的？

如果你有胃食管反流病典型的症状和体征——烧心和反酸，同时没有其他问题，可能不需要进行任何检查。然而，如果烧心非常严重，或还有包括不明原因的体重减轻或吞咽困难，医生可能会对你进行一些检查才能做出诊断。

为了诊断胃食管反流病及其并发症，医生可能会建议你做以下一项甚至多项检查。可以在第 5 章更详细了解以下检查。

上消化道内镜

内镜检查是诊断胃食管反流病最常用的一种检查方法，因为医生可以通过这种检查方法直接看到食管和胃的情况。检查时医生还可以取一些组织标本送病理科进一步检查（活检）。

上消化道造影

这种检查可检测上消化道内是否存在异常或梗阻。检查前需要口服钡溶剂，钡溶剂会存留在消化道表面，使食管和胃能够清晰呈现在 X 线胶片上。

动态酸（pH）检测

这项检查主要用于监测患者食管内酸的情况（白天及夜晚）。该检查通过鼻腔放置一根导管（经鼻导管），导管可监测食管内 24 小时的胃酸反流。仔细分析检查结果可以帮助确定胃酸反流的频率及持续时间。

Bravo 检查

Bravo 检查是一种无导管的 pH 监测系统。此检查将一个微型 pH 胶囊临时粘附于食管壁上。胶囊监测食管中的 pH 值，然后将信息无线传输到患者戴在腰上的便携式接收器上。患者可以记录出现反流症状的时间，检查持续约 48 小时。

食管内测压

食管内测压用于测量吞咽时食管有节律的肌肉收缩，同时它也可以测量食管肌肉的协调性和收缩时产生的压力。

治疗始于生活方式的改变

无论症状严重与否，治疗胃食管反流病的第一步都是评估患者的生活行为和生活方式。对于轻症患者，日常生活方式的细微改变至少能部分控制病情。对于重症患者而言，更深层次生活方式的改变配合药物治疗，也有利于病情的控制。

- 戒烟　抽烟会使食管下括约肌的屏障功能减弱，同时也会增加胃酸反流，使唾液分泌减少。唾液可以减轻胃酸对食管的损伤。
- 减重　体重过重造成胃内压力升高时，烧心和反酸更容易出现。
- 减少饭量　减少每餐进食量可减轻食管下括约肌的压力，压力过大会使食管下括约肌关闭不全，从而造成胃酸反流。
- 充足的消化时间　餐后至少等待 3 小时方可躺下睡觉或小憩。届时，胃内的大部分食物已经进入小肠中。饭后避免剧烈运动，等待 2~3 小时后再进行剧烈的活动。
- 避免穿过紧的衣物　紧身或紧绷的衣服可能会加重胃部的压力。
- 控制脂肪的摄入　富含脂肪的食物会使食管括约肌松弛，使胃酸反流至食管内。同样的，脂肪也让胃排空减慢，增加了胃酸反流至食管的时间。
- 避免某些特定的食物　食物和饮料，例如洋葱、辛辣食物、巧克力、薄荷和含咖啡因饮品，通常会使胃酸分泌增加。巧克力和薄荷可使食管下括约肌松弛。酸性的食物如柑橘类和番茄制品可诱发食管炎，使某些患者的症状加重。
- 限酒或戒酒　酒精会使食管下括约肌松弛并可能刺激食管内壁黏膜，加重胃食管反流病的症状。
- 抬高床头　将床头抬高 3~6 英寸（7~16 厘米）可使患者处于头高脚低的体位，这有助于减

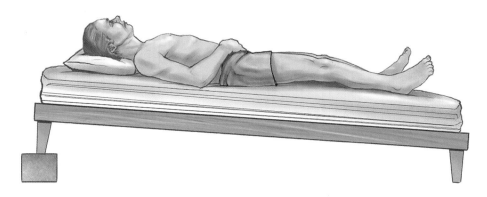

把床头抬高 3~6 英寸（7~16 厘米）有助于防止胃酸反流。

少睡觉时胃酸反流到食管。最好的办法是在床头下面放一块木头或其他结实的材料，使用更大或更多枕头抬高头部可能会加重胃酸反流，还可能引起颈部疼痛。

• 保持心情放松　精神压力会减慢食物消化的速度并加重胃食管反流病的症状。尽管还没有科学证实，但通过有技巧的放松（如冥想和瑜伽），可以缓解精神压力来改善胃食管反流病。

治疗胃食管反流病的药物

也许你已经尝试过很多改善症状的方法，如减少脂肪摄入、控制饭量、减重等，但症状仍未有缓解或收效甚微。当改变生活方式不能有效缓解症状时，下一步就需要药物治疗了。

抗酸药

这些非处方药适用于偶尔或轻度的烧心。抗酸药物可以中和胃酸以暂时缓解反酸。这些药物通过不同的方式中和胃酸，如咀嚼服用含有碳酸钙的片剂，含镁的片剂或口服液。口服液比片剂起作用要快一些，但一些患者可能觉得口服液有一些不方便。

抗酸药可缓解症状，但并不能根治胃食管反流病。这些药物用起来通常比较安全，但如果服用过于频繁，可能会造成 些副作用，如腹泻（特别是含镁的抗酸药）、便秘（特别是含铝的抗酸药）或充血性心衰（特别是含钠的抗酸药）。

一些抗酸药可能会与其他药物发生相互作用，包括用于肾脏或心脏的药物。持续服用含镁的药物可能会导致镁在体内堆积，从而引发或加重肾脏疾病，尤其是患者合并糖尿病的情况下。过多的钙可能会导致肾结石。如果长期服用抗酸药，相关的用药问题请咨询医生。

抑酸药

也被称为抗组胺药（H-2受体拮抗剂），其中既有处方药也有非处方药。它们与抗酸药中和胃酸不同，其主要作用是抑制胃酸分泌。

与抗酸药不同，它并不会那么快起效。但是它可以抑制反酸及烧心的发生而不是仅仅缓解它们。抑酸药的作用时间也更加久，与抗酸药只能在3小时以内有效不同，抑酸药可维持药效达12小时。

抑酸药包括：西米替丁、法莫替丁、尼扎替丁和雷莫替丁。其中处方药比非处方药的药效更强。

最好在进食导致烧心前服用抑酸

药，当然烧心等反流症状出现后也可以服用，但一般要过30分钟才能起效。

抑酸药通过减少食管内壁组织的胃酸暴露，达到治疗食管炎和食管溃疡的目的。医生可能会建议你服用抑酸药几个月甚至更久，以缓解症状。

通常这些药物是安全的，但如果频繁地服用可能出现一些副作用，包

需要注意的药物和补充剂

某些药物和补充剂可能会刺激食管内壁，导致烧心或胃痛（药物性食管炎）。而另一些可能加重胃食管反流病的严重程度。

可能刺激食管引起烧心的药物和补充剂如下。

- 抗生素，如四环素
- 口服的双磷酸盐，如阿仑膦酸盐、伊班膦酸盐和利塞膦酸盐
- 铁剂
- 奎尼丁
- 止痛药，如布洛芬和阿司匹林
- 钾剂

可以加重胃酸反流及胃食管反流病的药物如下。

- 抗胆碱药，如奥西布宁，用于治疗膀胱过度活动症（OAB）和肠易激综合征
- 三环类抗抑郁药（阿米替林、多塞平等）
- 钙离子拮抗剂和硝酸盐，用于治疗高血压和心脏病
- 麻醉药（阿片类），如可待因及含有氢可酮及对乙酰氨基酚的药物
- 黄体酮
- 奎尼丁
- 镇静及安定类药物，包括苯二卓类药物，如地西泮和替马西泮
- 茶碱（依西洛林、茶碱）

口服这些药物需要与大量水一起服用，服药后至少30分钟不要平躺。

如果有服药导致胃酸反流的情况，需要及时就医。

括腹泻、便秘、头晕和嗜睡。一些抑酸药，尤其是西米替丁具有与其他药物发生相互作用的危险。使用前请向医生或药剂师咨询药物相互作用的相关问题。

质子泵抑制剂

质子泵抑制剂（PPIs）是治疗胃食管反流病最有效的药物。其中右兰索拉唑、埃索美拉唑、兰索拉唑、奥美拉唑、泮托拉唑和雷贝拉唑是处方药。奥美拉唑、兰索拉唑和埃索美拉唑也有非处方版，可以在药店买到。

质子泵抑制剂阻止了胃酸的产生，并为受损的食管组织愈合留出了时间。质子泵抑制剂使用起来也很方便，因为通常每天只需服用一次。然而，这些药物要比其他治疗胃食管反流病的药物更贵。

对于胃食管反流病的长期治疗，质子泵抑制剂是比较安全且有较好耐受性的。在试验中，发现质子泵抑制剂可以安全使用已超过 10 年。对于非常严重的胃食管反流病，医生可能会建议长期服用质子泵抑制剂控制胃食管反流病的症状。

尽管大多数人对质子泵抑制剂耐受性较好，但仍有人会在用药过程中出现一些副作用，包括胃痛、腹痛、腹泻、便秘、头痛、晕眩。研究表明长期使用可能会导致艰难梭菌感染、骨质疏松、肺炎、维生素缺乏和肾病的发病风险增加。但尚未有直接证据支持质子泵抑制剂与这些潜在副作用存在直接的因果关系，并且其关联性并不是那么密切。

Mayo Clinic 当前的建议是，在需要时以最低剂量使用质子泵抑制剂，并且使用时间尽量不要超过治疗要求。可以考虑使用维生素 D 和钙剂，但并不推荐常规使用。

很重要的一点是，一定要在饭前 15～30 分钟服用质子泵抑制剂。如果在禁食期间服用这些药物，效果会大打折扣。

手术治疗胃食管反流病

由于药物治疗通常有着不错的效果，手术治疗并不是常规治疗手段。然而，当患者对药物治疗难以耐受，或药物治疗无效或无法长期负担药物费用时，可以选择手术治疗。当患者有以下并发症之一时，医生也会建议患者行手术治疗。

- 巨大食管裂孔疝（详见第 162 页"什么是食管裂孔疝"）
- 严重的食管炎，尤其是伴有出血时
- 极少数情况下，由于反酸导致

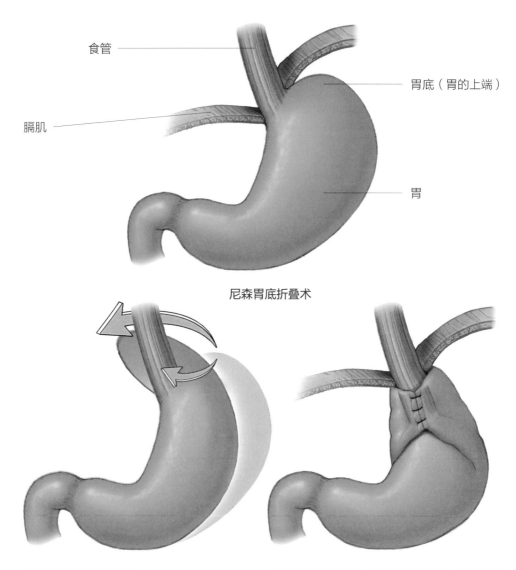

食管

膈肌

胃底（胃的上端）

胃

尼森胃底折叠术

胃底包绕在食管后面。

用缝线固定包绕在食管周围的胃底，将食管固定在膈肌下方。

的严重的肺部问题，如支气管炎或肺炎

胃底折叠术

通常选择一种称为胃底折叠术的手术治疗胃食管反流病。手术时，医生会把胃的上部（胃底）包裹在食管下括约肌周围以收紧食管下括约肌，防止胃酸反流。

胃底折叠术通常是一项微创（腹腔镜）手术。医生会在腹部切出 3～4 个小切口，通过这些切口插入小型器械，包括带有微型摄像头的腹腔镜，可以为手术提供视野。同时为了给外科医生提供更加充足的操作空间，会使用二氧化碳充盈腹腔。

有时，在进行胃底折叠术时，医生会延长食管。这是由于长时间的胃酸反流会导致食管缩短。食管延长有助于防止因食管缩短引起张力增加，而导致术后食管裂孔疝的复发。

磁性括约肌增强器

在此手术中，医生会将一圈带有磁性的小珠子置入食管下括约肌的周围。磁珠之间的吸引力可以使肌肉保持闭合防止胃酸反流，同时可以保证食物正常通过。磁力环是通过微创（腹腔镜）手术置入的。

内镜下治疗

以下治疗不需要做任何切口，取而代之的是将外科器械穿过食管到达食管下括约肌。这些都是较新的治疗手段，缺少长期数据来评估其有效性。

- 经口无切口胃底折叠术（TIF）手术时，医生将一部分胃向上折叠并包绕食管下括约肌，同时使用聚丙烯材料进行固定。类似于腹腔镜下胃底折叠术，包绕食管下括约肌的胃具有增强食管下括约肌的作用。

- 超声引导外科内镜吻合器（MUSE）此手术通过内镜使用 5 枚钛合金于术钉，将胃固定在食管上，以发挥增强食管肌群的作用。

无论哪种用于治疗胃食管反流病的手术，都可能出现以下并发症，包括吞咽困难、腹胀、腹泻和早期饱腹感，即少量进食后就产生饱胀感。

食管癌

每年约 1.7 万个美国人患食管癌，其中男性比女性更加常见。现在还不能明确导致食管癌的原因，但抽烟或酗酒的人，患食管癌的风险会更高。Barrett 食管是胃食管反流病的并发症，同时也是食管癌的另一危险因素（见第 165 页）。

不幸的是，疾病早期阶段食管中的肿瘤较小时，症状多不典型，甚至无明显症状。通常，最先出现的症状是吞咽困难，这时肿瘤往往已经长满食管环周的一半。

随着肿瘤继续进展，开始出现其他症状，如体重减轻、胸痛、呕血或便血。

根据病理类型可将食管癌分为以下两种。

鳞状细胞癌 这一种食管癌起源

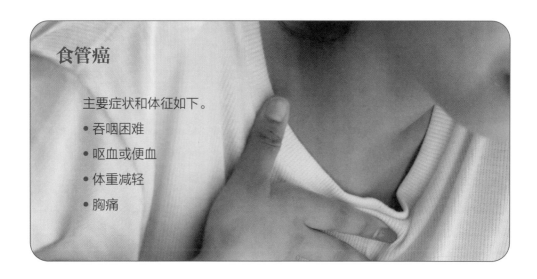

食管癌

主要症状和体征如下。

- 吞咽困难
- 呕血或便血
- 体重减轻
- 胸痛

于遍布整个食管的鳞状细胞，抽烟及饮酒会增加患食管鳞状细胞癌的风险。

腺癌 这是一种食管下段出现的肿瘤，患有严重胃酸反流及 Barrett 食管的人，更容易得这种癌症。

诊断

对于已经出现症状的患者，医生可能会通过内镜检查患者的食管是否有肿瘤或可疑的组织。同时医生也可以通过内镜取到可疑的组织样本进行活检。

如果食管癌的诊断已经明确，接下来需要进一步确定肿瘤进展的程度。为此，需要进行抽血、CT 及超声内镜等检查（详见第 5 章）。

尚无对低风险人群行食管癌筛查的检查，但对于患有 Barrett 食管的人，建议定期行上消化道内镜检查。

治疗

因肿瘤细胞的不同、肿瘤的严重程度、肿瘤的位置、患者整体健康情况及患者个人意愿的不同，治疗方案也会不尽相同。

手术治疗 手术是食管癌最常见的治疗方法，如果肿瘤很小且局限于食管黏膜内，可通过内镜下切除肿瘤及部分肿瘤周围的正常组织进行治疗。这种手术是将内镜经喉向下，进入食管并通过内镜切除肿瘤组织。

大多数情况下，术中会切除大部分食管，胃的上端及附近淋巴结也会一并切除。医生会将胃向上牵拉，与残余的食管进行吻合。少数情况下，医生会使用部分肠道（通常是结肠的一部分）重建咽喉到胃这一段消化道。

手术包括大切口的开腹手术和使

用腔镜器械，经几个小口进行的腔镜手术两种。具体选择开腹或腔镜手术，主要取决于患者的个人情况及医生的治疗方案。

放疗 放疗常与化疗相结合进行，通常是在手术之前进行，有时也在手术后进行。放疗同样可用于缓解晚期食管癌的并发症，如肿瘤过大引起的吞咽困难。

化疗 化疗使用药物破坏肿瘤细胞，常在术前与放疗结合进行。单独或与放疗结合均为晚期食管癌的主要治疗手段。

新型治疗方法 使用药物或其他物质定位并破坏肿瘤细胞的靶向治疗作为新的治疗手段正在研究中。单克隆抗体疗法就是靶向治疗的一种，即把实验室研制的特定的免疫系统蛋白（抗体）注入人体内，这种蛋白就可以识别肿瘤细胞并破坏有利于肿瘤组织生长的物质。

营养支持 对于吞咽困难及手术的患者，建议进行管饲的方法进行营养支持。饲管可直接将营养成分输注入患者的胃或者小肠内，这可以保证食管在治疗后有充足的恢复时间。

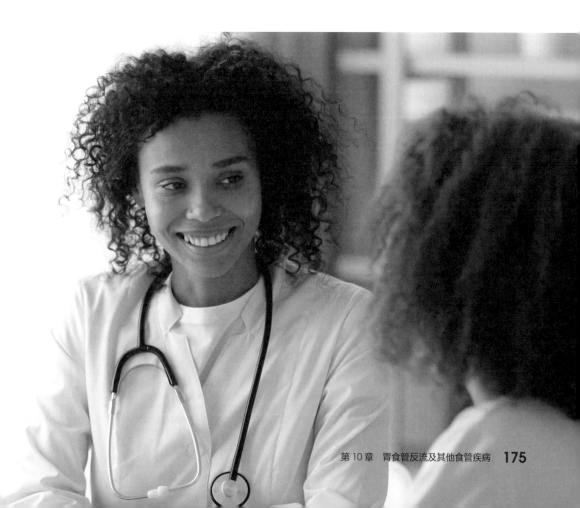

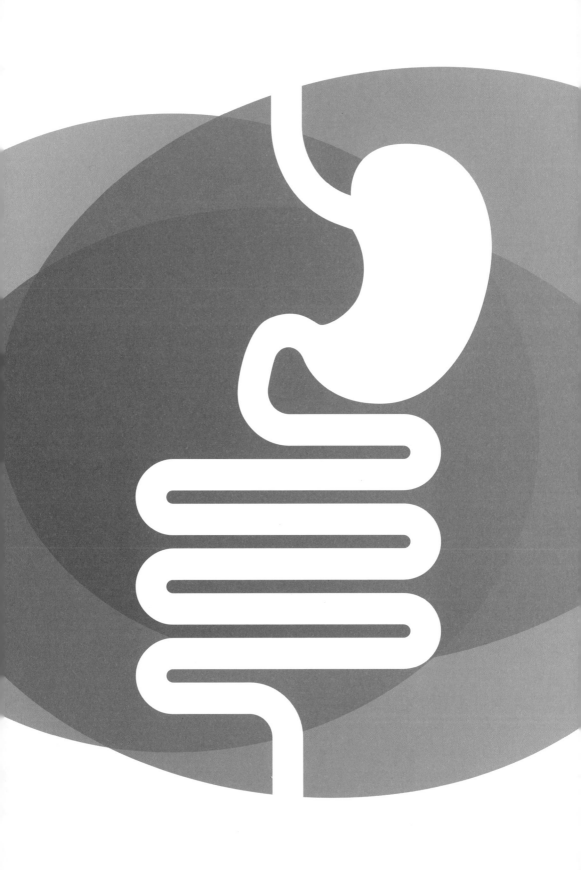

第 11 章

胃溃疡及胃痛

巨大的压力以及进食过多辛辣刺激的食物都被认为是引起胃溃疡的直接因素。这真的有科学依据吗？不久之前，人们还认为溃疡病与你的生活方式直接相关。胸骨后烧灼痛是工作压力太大或是摄入太多垃圾食物的后果。

现在人们对于溃疡病的认知改变了很多。医生们现在认识到大多数溃疡病都是细菌感染和药物作用的结果。如果同时伴随其他的危险因素，吸烟和饮酒也会增加患病风险。这些改变所带来的结果就是溃疡病的治疗方式也和过去大不相同。

但是溃疡病的治疗依然很大程度上需要压力管理和健康的饮食。如果你是一个溃疡病的患者，焦虑或者经

常吃辛辣、酸性的食物会加重症状，也可能延缓治愈时间。

开放性溃疡

溃疡是身体开放性疮的医学术语。溃疡有几种不同的类型。一种是压疮（褥疮），通常发生在长期一个位置躺着的患者的后背或臀部。另一种是淤血性溃疡，主要是因为血流不畅引起，可以发生在脚踝处。

最常见的溃疡类型，同时也是与人们关系最为密切的一种类型是消化性溃疡。消化性溃疡是消化道上部（胃和小肠上部）的开放性溃疡，当酸侵蚀消化道内膜或内壁上的黏液保护层破裂时，形成消化道溃疡，使组织更

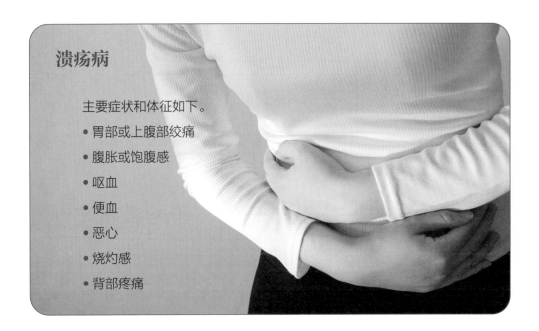

溃疡病

主要症状和体征如下。

- 胃部或上腹部绞痛
- 腹胀或饱腹感
- 呕血
- 便血
- 恶心
- 烧灼感
- 背部疼痛

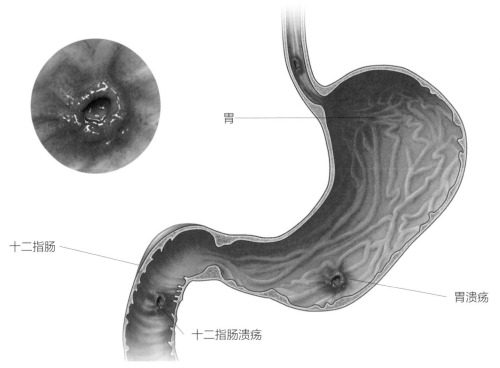

胃

十二指肠

胃溃疡

十二指肠溃疡

消化性溃疡是指胃壁或小肠壁的溃疡。位于胃内的消化性溃疡称为胃溃疡。位于小肠中的消化性溃疡大多数发生在最上面的部分，或者是十二指肠，称为十二指肠溃疡。

容易受到损害。据美国疾病控制与预防中心（CDC）的数据，大约 2500 万美国人一生中都曾患有溃疡病。

发生在胃内的消化性溃疡称为胃溃疡。如果溃疡出现在小肠，那么就以溃疡所在的肠段命名。最常见的就是十二指肠溃疡，之所以称为十二指肠溃疡是因为溃疡位于十二指肠，而十二指肠也是小肠的起始段或最上端。

如果不按时接受治疗，消化性溃疡可能出现胃肠道出血或胃或小肠穿孔等并发症，甚至出现腹腔感染（腹膜炎）。消化性溃疡也可能导致疤痕组织形成，从而阻碍食物通过消化道。

溃疡引起的疼痛

许多消化性溃疡患者没有症状。对于那些有症状的人来说，消化性溃疡最常见的症状是脐部和胸骨之间的上腹部疼痛。这种由胃酸刺激开放性溃疡灶而引起的疼痛可能会持续几分钟，也可能持续几小时。

由溃疡引起的疼痛通常空腹时加剧，因此疼痛在夜晚会更加剧烈。相反，食物会中和胃酸。这就是为什么进食会缓解疼痛。一些患有溃疡病的人体重会增加，因为疼痛会让他们吃更多的食物。

消化性溃疡的其他症状和体征包括呕鲜血或暗黑色血液，呕吐物看起来更像是咖啡样。粪便中也可能存在黑色的血液。有时溃疡病也会出现后背中部区域疼痛。

细菌是主要病因

对于消化性溃疡的认知和治疗的主要突破出现在 1983 年，两个澳大利亚研究者在对患有溃疡病并且有持续胃部炎症的（胃炎）的患者进行胃黏膜活检时，发现了螺旋状细菌。

研究者们发现的这种细菌被称为幽门螺杆菌。幽门螺杆菌通常生活在能够覆盖并保护着胃和小肠黏膜组织的黏液层中。一般情况下幽门螺杆菌是无害的，但有时它会促进胃酸的分泌并侵蚀消化组织，进而产生溃疡。消化性溃疡主要由幽门螺杆菌引起。

尽管幽门螺杆菌在生物体之间的传播方式尚不得而知，但是它们在人与人之间通过粪口途径传播。儿童公用床铺，食用处理不佳的料理以及不良卫生习惯都是常见的细菌传播途径。科学家们在水中也发现了幽门螺杆菌，所以我们有理由怀疑饮用被污染的水源也有可能感染幽门螺杆菌。

我们的胃和胃内的胃酸极其不利

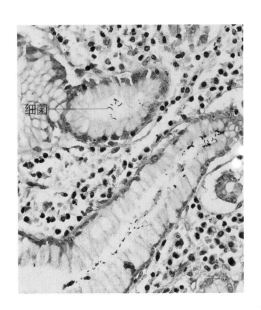

细菌

这张活检样本照片展现的是在胃组织的黏液层中有幽门螺杆菌。

于许多细菌生存，然而幽门螺杆菌可以适应胃内环境并很好地定植。它会分泌一种能够中和胃酸的酶，在胃内产生碱性的微环境来适应强酸环境。

消化性溃疡的危险因素

如果一个人已感染幽门螺杆菌，那么存在以下危险因素会更容易导致消化性溃疡的发生。

- 生活在发展中国家
- 社会保障标准低下
- 家庭成员较多或居住环境拥挤
- 与幽门螺杆菌感染者呕吐物密切接触

遗传因素可能也是溃疡病发生的重要因素，有研究表明，如果家庭成员中有人患消化性溃疡会增加患溃疡病的风险。

值得庆幸的是，美国幽门螺杆菌的感染率似乎正在下降。在美国，生活在20世纪20—40年代的儿童，比现在的儿童更容易感染幽门螺杆菌。

促成幽门螺杆菌感染率下降的主要因素是社会整体经济水平和公共卫生水平的全面提升。

另一方面的因素是抗生素在儿童中的广泛使用。人们在治疗诸如耳源性感染，及其他常见的儿科疾病时使用的抗生素，可能具有预防和治疗幽门螺杆菌感染的双重功效。

溃疡病的其他病因

幽门螺杆菌感染是消化性溃疡最常见的病因，但不是唯一的病因。

阿司匹林和非甾体抗炎药会刺激或使胃壁及小肠壁产生炎症。接近10%的消化性溃疡患者是由于长期服用非甾体抗炎药而引起的，常见的非甾体抗炎药包括布洛芬、萘普生。

非甾体类抗炎药会抑制一种能催化前列腺素合成的酶，这种激素类物质（前列腺素）有助于保护胃壁。如果失去这层保护，胃酸就会腐蚀胃壁，造成出血和溃疡。经常服用非甾体类抗炎药也可能会增加已经感染了幽门螺杆菌的患者患溃疡病的风险。

老年人经常服用止疼药或长期服用阿司匹林或非甾体抗炎药类药物，例如类固醇、抗凝剂、选择性 5- 羟色胺再摄取抑制剂、阿仑膦酸盐和利塞膦酸盐更容易患溃疡。

如果经常吸烟、酗酒，那么患溃疡病的风险会增加。单纯抽烟或酗酒并不会造成溃疡病，但是如果并存其他危险因素，如幽门螺杆菌感染或使用非处方止疼药会引起溃疡病。尼古丁是烟草中的主要活性成分，会增加胃内酸的量和浓度。酒精会刺激并侵蚀胃和肠道黏膜，引起出血和炎症。

溃疡病的诊断方法

要诊断溃疡病，医生可能会首先询问你的药物服用史并做体格检查。你也可能需要做一些诊断性检查。

实验室检查

医生可能会做一些检查来确定现在你的体内是否存在幽门螺杆菌，可通过检查对你呼出的气体或粪便中的幽门螺杆菌进行检测。呼气试验和粪便检查都会准确检测出体内存在的幽门螺杆菌。血液检测不作为常规检测手段，因为这种方法不能准确检测出

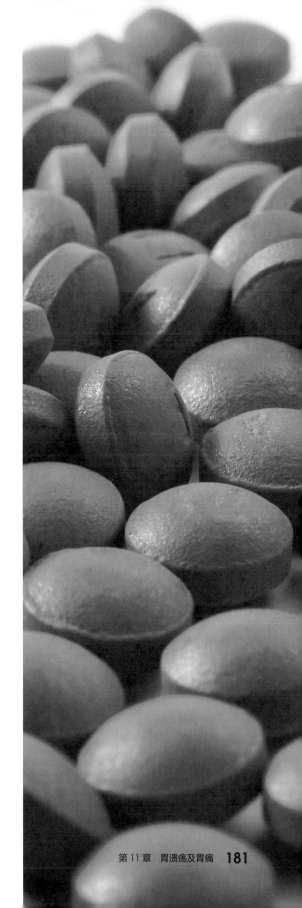

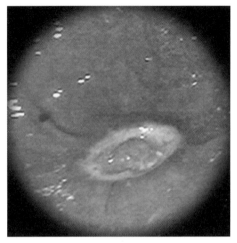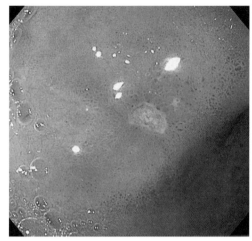

左侧的内镜图像展示了一个巨大的胃溃疡，环绕在开放性溃疡周围的是白色的坏死组织和碎片。右侧的内镜图像展示的是十二指肠溃疡，溃疡的中心由较厚的组织边缘和较深的、平坦的、着色较深的基底部组成。

是现症感染还是既往感染。

做呼气试验时，你需要喝下或吃下含有放射性碳原子的物质。幽门螺杆菌会在胃中分解这些物质。然后你需要向一个密闭的小塑料袋中吹气。如果感染幽门螺杆菌，第二次的呼吸样本中将含有被细菌分解成二氧化碳的放射性碳元素。关于这个实验你可以在第5章中做更多的了解。

如果你正在服用抑酸剂、抗生素、水杨酸铋剂，那么在检测幽门螺杆菌前请让你的医生知情。这些药物在幽门螺杆菌检测前需要停用一段时间，因为这些药物会产生假阴性结果。

如果溃疡病是由幽门螺杆菌感染引起，那么在你系统治疗4周后，医生还会要求再次进行检测以确定感染是否被消除。通常进行的是呼气试验或粪便检查。

消化内镜

医生可能会用一个叫作消化内镜的设备来检查上消化系统。消化内镜检查期间，医生会将带有摄像头（内镜）的软管通过患者的喉咙经食管插入胃和小肠。借助于消化内镜的帮助，医生会清楚地找到溃疡部位或其他病变。

医生诊断溃疡病，可能会取组织活检。活检不仅可以判断是否存在幽

未被诊断的溃疡病的隐患

即使没有任何症状，消化性溃疡的诊断和治疗依然很重要。如果不治疗，溃疡病会导致以下情况。

- **消化道出血** 慢性失血会导致贫血，如果更严重，可能需要住院或输血。严重失血可能导致呕血或黑便。
- **感染** 消化性溃疡会侵蚀胃壁或小肠壁造成穿孔，增加了腹腔感染的风险。
- **梗阻** 消化性溃疡会通过炎症反应和瘢痕修复造成梗阻，从而阻止食糜通过消化道，使你产生饱腹感、呕吐、体重下降。

门螺杆菌感染，也可以排除其他引起病变的病因，比如癌症。

对于有出血指征或近期体重迅速下降、进食或吞咽困难的老年人来说，医生更倾向于进行内镜检查。如果采用内镜诊断溃疡病，药物治疗后还需要进行一次检查以确定溃疡治愈。

上消化道造影

这一检查包括一系列上消化道系统 X 线检查。在检查期间，患者需要坐在或站在 X 线机器前并喝下钡剂，这是一种黏稠的白色液体，可以覆盖在消化道内壁上，使溃疡更容易显影。然后在 X 线的照射下，食管、胃和小肠就会显影。

药物治疗

非处方类的抗酸药和抑酸药可能会缓解溃疡病引起的绞痛，但是这种缓解常常是暂时的。消化性溃疡不可能自愈。

借助于医生的帮助，可以迅速缓解由溃疡病带来的疼痛并彻底治愈溃疡。由于大多数的溃疡病源于幽门螺杆菌，因此，医生通常采用双管齐下的方法进行治疗。

- 根除幽门螺杆菌
- 减少胃酸的分泌，减少消化道中的酸含量，以减轻疼痛并促进溃疡病的治愈

想要完成以上这两步需要以下药物联合使用。

抗生素

通常使用抗生素药物组合来杀死幽门螺杆菌。治疗幽门螺杆菌最常用的药物包括阿莫西林、克拉霉素、甲硝唑、替硝唑、四环素和左氧氟沙星。但是，随着幽门螺杆菌对多种抗生素的耐药性越来越强，用于初始治疗的药物正在发生变化。

你可能需要使用抗生素以及其他减少胃酸分泌的药物两周，包括质子泵抑制剂和水杨酸铋（Pepto-Bismol）。其他药物可能需要服用的时间更长。

有些制药公司把两种抗生素和一种抑酸药或黏膜保护剂组合在一起，作为一种复方药专门用来治疗幽门螺杆菌感染。

质子泵抑制剂

质子泵抑制剂的作用机制是抑制泌酸细胞中质子泵的活性。质子泵抑制剂包括非处方药和处方药，例如右兰索拉唑、艾美拉唑、兰索拉唑、奥美拉唑、泮托拉唑和雷贝拉唑。

质子泵抑制剂通常是安全的并且具有良好的耐受性。试验表明它们可以安全使用至少 10 年。然而，这种药物也可能会引起一些副作用，包括胃痛、腹痛、腹泻、便秘、头痛、头昏眼花。

研究表明，长期使用质子泵抑制剂的老年人可能会增加艰难梭菌感染、肺炎、维生素 B_{12} 缺乏症和肾脏疾病的风险。因此，应定期评估长期服用质子泵抑制剂的老年人的潜在副作用。

Mayo Clinic 最新指南认为，只有必须使用质子泵抑制剂时才使用，并且要尽可能减少使用剂量。不应该过量使用。

组胺拮抗剂（抑酸药）

抑酸药，也叫组胺（H2）受体拮抗剂，通过减少自然情况下释放到消化道中的盐酸量来缓解溃疡引起的疼痛并促进有效的治疗。组胺受体拮抗剂可通过处方或非处方获得，包括西咪替丁、法莫替丁、尼扎替丁和雷尼替丁。

抗酸药

医生可能会建议在你的药物治疗方案中加入抗酸剂，以中和胃酸并缓解疼痛。药物中的主要成分可能有引起便秘或腹泻的副作用。

黏膜保护剂

细胞保护剂有助于保护胃和小肠内壁的黏膜细胞。它们包括处方药硫糖铝和米索前列醇。硫糖铝可能引起便秘，米索前列醇会引起腹泻和出血。怀孕或计划怀孕的妇女不应服用米索前列醇，因为它会引起流产。另一种粘膜保护剂是碱式水杨酸铋。

自我保健康复

在发现幽门螺杆菌之前，溃疡患者经常被限制饮食，并被告知减少生活压力。现在我们知道食物和压力不会引起溃疡。但是，在溃疡愈合的同时，还是建议应该注意饮食并尝试缓解忧虑和焦虑。压力会减慢消化速度，使食物和消化液在胃与肠中残留的时间更长。

下列方法有助于缓解疼痛。

• 健康饮食　遵循多吃水果、蔬菜和全谷物的饮食原则。富含维生素的食物，尤其是那些含有维生素 A 和维生素 C 的食物，有助于促进愈合。溃疡愈合之前，要限制或避免辛辣和酸性食物，因为这些食物会使溃疡疼痛加剧。

• 更换或停用止疼药　如果你长期服用非甾体抗炎药，请问医生是否可以更换为对乙酰氨基酚。

• 控制压力　压力可能会加重消化性溃疡的症状和体征。寻找压力的根源，并尽一切可能从根源上解决问题。有些压力是不可避免的，但你可以通过运动、与朋友聚会或写日记来缓解压力。

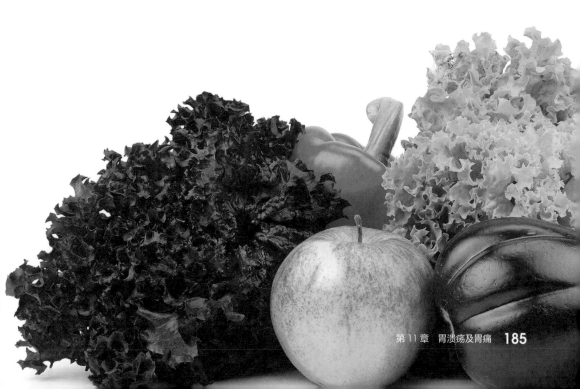

- 戒烟　吸烟可能会破坏胃黏膜保护层，更容易出现胃溃疡。吸烟还会增加胃酸的分泌。
- 戒酒　过度饮酒会刺激并侵蚀胃肠黏膜，引起消化道炎症和出血。
- 睡眠充足　充足的睡眠有助于提高免疫力，晚上睡好觉也有助于缓解压力。

功能性消化不良

人们经常会因为自认为有了溃疡的体征和症状而去医院看医生，但是检查结果又一切正常。这些人可能不是患有溃疡，而是患有一种称为功能性消化不良的疾病，也称为非溃疡性消化不良或非溃疡性胃痛。

该病的症状与溃疡极为相似。功能性消化不良通常会导致肋骨附近的上腹部疼痛或不适，并经常伴有腹胀、嗳气和恶心。其他体征和症状包括仅吃少量食物后便会胀气或有饱腹感。

功能性消化不良很常见，可以持续很长时间。疾病的体征和症状可能会反复。妇女和老年人的患病风险会更高。其他可能增加疾病风险的因素包括频繁使用阿司匹林和非甾体抗炎药，例如布洛芬和萘普生钠，以及吸烟和焦虑或抑郁。

与溃疡一样，食物或抗酸剂可以缓解疼痛，但并非总是如此。通常可以通过饮食和生活方式的改变来控制功能性消化不良，但是药物有时对改善症状更有帮助。

未被证实的观点

功能性消化不良的病因还不明确。目前有几个观点。

胃功能紊乱　由于某些未知原因，胃可能无法发挥正常功能或排空障碍。功能性消化不良与胃蠕动功能紊乱有关，例如胃排空延迟或胃排空过快。有时在某些病毒感染后会发生这种情况。

对正常刺激反应过度　胃和大脑之间的神经信号传导可能有故障，导致胃对消化过程中发生的正常变化，如饱腹时胃的伸展和扩张方式的反应过度。这种过度反应被称为内脏高敏感。

食物敏感　你的胃肠可能对某些种类的食物或食物成分过于敏感。包括某些香料、柑橘类水果、蔬菜，因为其中含有较高水平的酸，但也并非总是这样。有人发现喝咖啡似乎会使症状加重。

酸敏感　胃和十二指肠的组织可能对正常水平的酸过于敏感，容易被刺激。或者，胃中分泌酸的细胞可能会产生比正常水平更高的胃酸。过多

难治性溃疡

大多数用药物治疗的消化性溃疡在 12 周内可治愈，有些溃疡病甚至在短短几周内就治愈了。不幸的是，有些溃疡无法治愈，称为难治性溃疡。

溃疡不能治愈的原因有很多。不按说明服药是一个原因，另一个原因是某些类型的幽门螺杆菌对抗生素具有耐药性。其他影响愈合过程的因素包括经常使用烟草、酒精、阿司匹林、布洛芬、萘普生钠。有时人们不知道他们正在服用的药物含有阿司匹林或非甾体抗炎药。

在极少数情况下，难治性溃疡是由于胃酸过量、幽门螺杆菌以外的感染或其他消化系统疾病（包括克罗恩病或癌症）的发展所致。有些人会在没有任何已知原因的情况下患上溃疡。

难治性溃疡的治疗通常包括消除可能干扰治愈的某些因素，以及开出不同的抗生素或使用更大剂量的溃疡治疗药物。有时，新药物可能会添加到初始组合中。很少用手术方法治疗难治性溃疡，通常仅限于出现严重并发症，如急性出血或胃肠穿孔时才考虑手术治疗。

的酸会刺激消化道组织。

幽门螺杆菌感染 尽管没有溃疡，但当前的症状也可能由于幽门螺杆菌感染所致。

肠道菌群失调 肠道菌群失调可能导致功能性消化不良。诸如肠胃炎之类的疾病可能会改变你肠道内细菌的平衡，使"不健康"细菌过度生长的同时抑制健康细菌的生长。有关更多信息，请参见第 2 章。

对药品及营养品的反应 已知诸如阿司匹林和布洛芬等止痛药可引起溃疡和胃炎。这些药物会刺激你的消化系统，但不会损害胃肠道。这也包括对抗生素、类固醇、矿物质和草药在内物质的反应。

紧张及焦虑 胃痛和不适感可能是紧张、焦虑或抑郁的体现。

功能性消化不良的诊断

如果患者检查结果均为阴性（表明没有疾病），但在三个月内经历以下一种或多种情况，那么医生可能会做出功能性消化不良的诊断。

- 饭后异常饱胀和不适
- 进食时很快出现饱胀（早饱）
- 上腹部疼痛
- 上腹部烧灼感

改变生活方式是第一步

功能性消化不良需要通过改变日常生活习惯来治疗。包括避免食用那些会加重症状的食物，控制压力以及改变或限制服用药物或补充剂。有研究发现，少吃多餐，摄入低脂食物可以改善症状。

有证据表明，含有薄荷油或香菜油的产品可能会改善某些人的症状。这些产品的安全性和潜在功效有待于进一步研究。

药物治疗

如果这些做法对你没有帮助，医生可能会建议药物治疗。许多用于治疗溃疡的药物都可以用于治疗功能性消化不良。

- 缓解胀气的药物，例如抗酸剂和西甲硅油
- 抑酸剂，例如西咪替丁、法莫替丁、尼扎替丁和雷尼替丁
- 质子泵抑制剂，例如兰索拉唑、奥美拉唑和埃索美拉唑
- 促进胃排空的药物

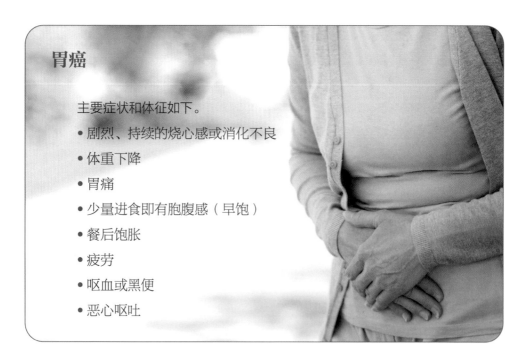

胃癌

主要症状和体征如下。

- 剧烈、持续的烧心感或消化不良
- 体重下降
- 胃痛
- 少量进食即有胞腹感（早饱）
- 餐后饱胀
- 疲劳
- 呕血或黑便
- 恶心呕吐

- 低剂量抗抑郁药可缓解腹部疼痛
- 如果检测结果表明存在细菌感染，则可服用根除幽门螺杆菌的抗生素

行为治疗

与治疗师合作会改善药物无法缓解的体征和症状。治疗师可以教你放松技巧，以减轻症状，缓解压力和焦虑，并帮助防止功能性消化不良的复发。

胃癌

胃癌通常始于胃中产生黏液的细胞的癌变。这种类型的癌症称为腺癌。

在过去的几十年中，胃癌主要的发生部位（胃体）的癌症发病率一直在下降。原因之一是随着冷藏技术在全球范围内广泛用于食物的保存，越来越少的人食用烟熏和含盐量高的食物，这使得这种形式的胃癌发病率下降了，而烟熏和含盐量高的饮食与胃癌之间有很强的相关性。越来越多的抗生素用于治疗幽门螺杆菌感染可能是另一个原因，而胃癌的发生与幽门螺杆菌感染有关。

然而，胃食管交界处的癌，即胃底部与食管下端连接处，变得越来越

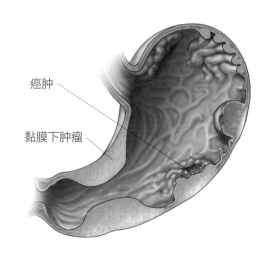

癌肿

黏膜下肿瘤

上图显示了胃壁组织中的癌症（癌）。胃壁深层的癌组织（黏膜下肿瘤）会缩小胃腔。

常见。胃食管连接部癌与胃食管反流病、肥胖、吸烟有关。胃食管反流病是一种常见的由于胃酸频繁反流到食管而引起的消化系统疾病（请参见第10章）。

诊断与治疗

常用的检查方法包括消化内镜检查和影像学检查。您可以在第5章中做详细了解。

如果存在癌症，则需要做其他检查，以确定癌症的分级和分期（阶段）。这对制定下一步的治疗方案十分重要。治疗方案通常取决于癌症的分级和分期、整体健康状况和个人喜好。

手术治疗

尚未扩散的胃食管连接部癌通常需要手术切除肿瘤所在的食管或胃的一部分，手术的目的是尽可能切除所有癌症和健康组织的边缘。附近淋巴结通常也要彻底清除。

- 切除早期肿瘤 局限在胃黏膜的微小肿瘤可以通过称为内镜下胃黏膜剥离术的方法去除。用一根装有摄像头的细软管通过喉咙进入胃中。医生使用特殊工具切除胃黏膜上的癌症和健康组织的边缘。
- 切除胃的一部分（胃大部切除术） 外科医生切除受癌症影响的部分胃。
- 切除整个胃（全胃切除术） 切除全胃和周边组织，然后将食管直接连接到小肠，使食物通过消化道。
- 缓解症状和体征的手术（姑息手术） 在患有晚期胃癌的个体中，切除部分胃可缓解体征和症状。手术不能治愈晚期胃癌，但可以提高生活质量。

如果在治疗过程中全部或部分切除胃，则可能会遇到消化问题，例如腹部疼痛、腹泻和营养不良。

放疗

胃食管连接部癌和胃癌，可以在手术前使用放疗（新辅助放疗）使肿瘤缩小，以便更容易地将其切除。手术后（辅助疗法）也可以使用放疗杀死可能残留在该区域的癌细胞。

放疗和化疗（放化疗）通常在手术前同时进行。

由于放疗的位置不同，放疗会导致腹泻、消化不良、恶心、呕吐、疼痛和吞咽困难。为了避免吞咽困难，可以在食管愈合时，通过腹部的一个小切口在胃中放置一根胃管。

化疗

与放疗类似，可以在手术前进行化疗（新辅助化学疗法）以帮助缩小肿瘤，方便肿瘤切除。手术后辅助化学疗法也可用于杀死可能残留在体内的癌细胞。化疗的副作用取决于使用哪种药物。

靶向药

有针对性的治疗药物会攻击异常的癌细胞，或者诱导免疫系统杀死癌细胞（免疫疗法）。用于治疗胃癌的靶向药物包括曲妥珠单抗、雷莫昔单抗、伊马替尼、舒尼替尼和雷戈非尼。

用于治疗胃食管连接部癌的几种靶向药正在研究中，只有拉莫西鲁单抗和曲妥珠单抗两种药物被批准用于治疗。

靶向药通常与标准化疗药联合使用。癌细胞的敏感试验可以验证这些治疗方法是否有效。

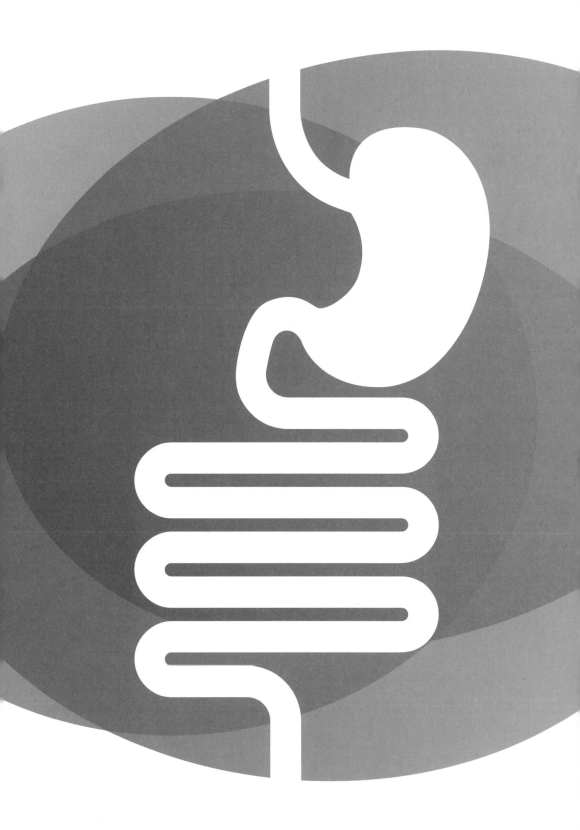

第12章

克罗恩病和溃疡性结肠炎

炎症性肠病（IBD）是一组机体自身免疫系统过度活跃，造成部分消化系统损伤的慢性疾病的统称。克罗恩病和溃疡性结肠炎是炎症性肠病中最常见的两种疾病。

克罗恩病和溃疡性结肠炎的患者可能出现腹痛、腹泻、直肠出血、肛门溃疡、体重减轻和体力下降的症状，也可能会出现消化系统外器官受累，包括皮肤、眼睛、关节、肝脏、膀胱和阴道。症状表现或轻或重，在没有药物干预的条件下会逐渐加重和进展。

然而对于炎症性肠病患者来说，好消息是尽管疾病无法治愈，但可以被良好地控制。有几种治疗方法可以控制住疾病症状，甚至可以达到长期缓解，即疾病的缓解期。

相似却不同

克罗恩病和溃疡性结肠炎有很多相同的症状和体征。事实上，由于表现相似二者诊断时很容易被混淆。

两种疾病都造成消化道壁的炎症，都有着不可预测的疾病过程，例如严重的病情可能长期持续，随后又有缓解，并且都需要复杂的药物治疗，通常也会使用相同的药物。尽管有这么多相同点，两种疾病也存在几个关键的差异。

- 克罗恩病　尽管克罗恩病主要发病部位在小肠，但是它能够发生在消化道从口腔到肛门的任何部位。它可以在不同部位同时发生，典型表现为节段性。

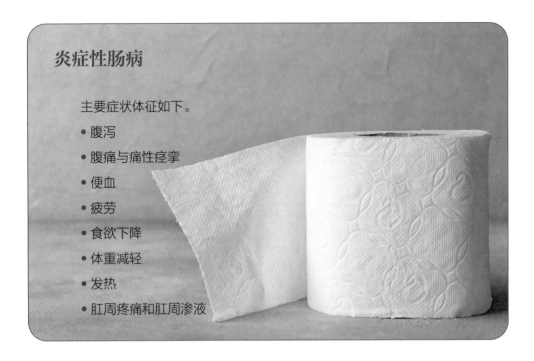

炎症性肠病

主要症状体征如下。

- 腹泻
- 腹痛与痛性痉挛
- 便血
- 疲劳
- 食欲下降
- 体重减轻
- 发热
- 肛周疼痛和肛周渗液

炎症可以探达发病部位组织的最深层。

- 溃疡性结肠炎　溃疡性结肠炎只局限于结直肠，炎症发生往往始于直肠然后连续性分布扩展至结肠。该病与克罗恩病的区别在于其炎症仅局限于内层表面浅层，通常深层组织不受累。

尽管这两种疾病可以发生在任何年龄段，但更多见于 15 ~ 35 岁人群，患者往往在 50 岁以后疾病有所进展。男性和女性的疾病发病概率相同，但男性相较于女性的溃疡性结肠炎发病较晚。

炎症性肠病可以发生在任何种族与人群。一个针对美国不同种族人群的调查表明，对于疾病风险，环境影响强于人群和种族的影响。疾病在城市地区更常见，并且在北方更流行。

克罗恩病和溃疡性结肠炎影响美国 160 万人，包括 8 万多儿童。每年新诊断炎症性肠病病例高达 7 万例。

寻找病因

炎症性肠病的准确病因尚不明确，但是研究者相信在疾病进展中有四个因素发挥了重要作用。在大多数病人中，可能涉及多种因素。

基因因素

研究发现 5% ~ 20% 的克罗恩病

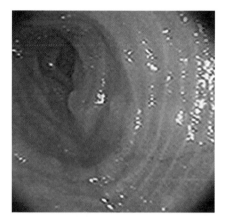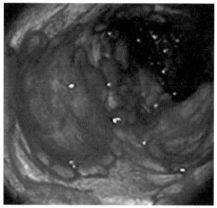

左边的内镜图片是正常小肠内部，着色均匀，排列规整，环形皱褶。右图展示的克罗恩病特有的炎症表现，病变边缘粘膜形成凹凸不平的结节。

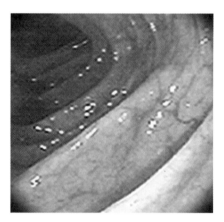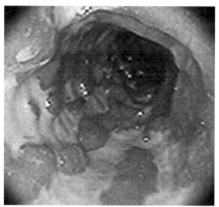

左边内镜图片展示的是横结肠正常的皱褶和组织染色。右图展示了溃疡性结肠炎结肠溃疡病变连续，炎症只局限于内壁浅层。

和溃疡性结肠炎患者有一个直系亲属——父母、子女、兄弟、姐妹——患有炎症性肠病。父母一方尤其是双方患有炎症性肠病的孩子，相比于一般人群患病风险更高。

已经发现超过 200 个基因和基因突变与炎症性肠病相关。一个特殊基因——NOD2（CARD15）基因——其突变频繁地发生于克罗恩病患者。超过 20% 的炎症性肠病患者可能有此基因突变。但是有这个突变未必会患病。所以疾病的发生也受到了其他因素影响。

环境因素

克罗恩病和溃疡性结肠炎在发展中国家更常见，且城市多于乡村地区，这使得许多专家猜测环境因素，例如饮食，起到了一定作用。但是研究者尚未发现任何会增加疾病风险的特殊食物，吸烟是已知的克罗恩病的危险因素，但不是溃疡性结肠炎的病因。主动吸烟者患克罗恩病的可能性超过不吸烟者的两倍。

另一个理论认为，居住于干净环境的人可能是良好公众卫生的受害者，在他们的晚年更容易受到感染。也有人认为，某些药物，例如抗生素、阿司匹林、布洛芬和萘普生钠也影响疾病发生。

与既往的观点相反，研究人员不再相信压力和其他心理健康问题是病因，尽管它们可能会加重症状。

免疫系统反应

有理论认为，克罗恩病和溃疡性结肠炎与某些不明的细菌或病毒感染相关。众所周知，炎症是机体免疫系统尽力击退入侵者的结果。一些免疫抑制药物可以有效控制炎症性肠病的症状和体征，这一事实便是这一理论的有力支持。

另一个可能是免疫系统错误地把原本生存在肠道中的有益细菌视为威胁并进行攻击。

肠道细菌

人类肠道内栖息着诸多复杂而丰富的微生物，统称为肠道微生物组。这些生物体包括多种类型的细菌，它们都发挥着各种各样的作用，包括消化和机体免疫应答功能（见第2章）。

近年来随着科技的进步，科研人员发现在炎症性肠病患者的肠道中存在着不同于健康个体肠道中的细菌，这也就引导人们猜测细菌的改变可能在炎症性肠病的发病中起着重要的作用。

症状和体征

克罗恩病和溃疡性结肠炎有多种症状与体征，这些症状体征可能突然出现，也可能缓慢进展。

克罗恩病

克罗恩病患者可能或轻或重地出现以下症状。

腹泻 肠道对炎症的反应与感染反应相同。肠道细胞分泌超过了肠道吸收负荷的盐和水。与此同时，肠道平滑肌频繁收缩，最终导致腹泻。

痛性痉挛 持续的肠道内炎症会

你的克罗恩病是轻度、中度还是重度？

轻度克罗恩病

• 每日腹泻小于或等于 4 次

• 无腹痛或轻微腹痛

• 体重正常

• 体温、脉搏、红细胞计数正常

• 无或很少并发症

中度克罗恩病

• 每日 4~6 次腹泻

• 中度腹痛

• 额外并发症

重度克罗恩病

• 每日 6 次及以上腹泻

• 严重腹痛

• 体重下降

• 发热、脉速、低红细胞计数、高白细胞计数

• 额外并发症

形成疤痕组织，从而导致肠壁的肿胀和增厚。肠腔可能会变窄，阻塞食物残渣的通道。由此导致痛性痉挛。在极少数情况下，可能会出现呕吐。

出血　当食物残渣通过肠道壁时，会触碰和摩擦发炎组织，导致组织出血。没有食物残渣作用，发炎的组织也会出血。随着粪便排出的血液在马桶内可能呈现鲜红色，或与粪便混在一起呈深色。

体重下降与疲惫　小肠由于炎症难以吸收足够的营养以维持正常体重和能量水平，这就是重症患者往往体重减轻的原因所在。血液过多丢失会导致乏力。营养吸收不良可能是克罗恩病患儿生长发育迟缓的原因。

溃疡　慢性炎症会在肠道产生开放性创口（溃疡）。有些人会在整个消化道，甚至包括口腔、食管或肛门出现多处不连贯的溃疡。通常情况下，克罗恩病相关溃疡发生在小肠下段（回肠末端）、结肠和直肠。

瘘管　溃疡可能会贯穿肠壁全层并产生瘘，即连接两个器官或皮肤表面的异常管路。比较常见的瘘管是连接小肠的不同节段。当瘘管发生于小肠和结肠之间时，食物微粒会在其营养被完全吸收之前通过瘘管到达结肠。

有时瘘管可以发展成一个感染袋，我们称之为脓肿。脓肿的治疗包括药物治疗和手术治疗。

其他并发症 并非所有并发症都局限于胃肠道。克罗恩病产生的肠外问题如下。

- 关节炎、关节肿胀、关节僵硬、关节疼痛
- 皮疹和皮肤溃疡
- 类似痔疮的肛周皮肤赘生物
- 眼部炎症
- 肾脏结石
- 胆囊结石

以上并发症的病因尚不明确，一些科研人员认为它们与机体消化道以外的免疫反应有关。疾病得到治疗后，部分症状或体征也会相继消失。

结直肠癌 影响结肠的克罗恩病和不局限于直肠的长期溃疡性结肠炎会增加患结直肠癌的风险。

在确诊后的第一个 8 ~ 10 年间，患结直肠癌的风险并不比没有患炎症性肠病的人高多少。但是在此时间段之后，有弥漫性溃疡性结肠炎和克罗恩病的个体患癌风险显著增加。

对于累及远端的溃疡性结肠炎患者——直肠、乙状结肠或者降结肠，其癌症风险在患病 15 年后增加。

一项对已发表研究成果的分析发现，高达 18% 的炎症性肠病患者在发病 30 年后会罹患结直肠癌。增加患结直肠癌风险的因素还包括病变累及范围、病变严重程度和疾病发现早晚。

溃疡性结肠炎

与克罗恩病相同，溃疡性结肠炎也可以导致腹泻、出血、痛性痉挛、腹痛、皮疹、关节炎、眼部炎症等并发症。但是比起肾结石、胆结石和肛周赘生物，溃疡性结肠炎与肝脏疾病关系更密切。患有溃疡性结肠炎的人，大便除了混有脓液和黏液外，还经常混有血液。

中毒性巨结肠是发生于部分溃疡性结肠炎患者的严重并发症。发炎的结肠扩张，不能正常蠕动，无法排气排便。症状体征包括腹痛、水肿、发热和虚弱，也可能会有眩晕。如果不治疗，会导致结肠破裂，结肠内细菌感染腹腔可以造成致命的腹膜炎。结肠破裂需要紧急手术治疗。

如前所述，长期的溃疡性结肠炎不仅涉及直肠，还会增加结直肠癌患病风险，所以建议在患病 8 ~ 10 年后定期做常规结肠镜筛查。

诊断炎症性肠病

临床上并无可以对克罗恩病和溃疡性结肠炎做出明确诊断的检查。和许多消化系统疾病一样，其症状体征可能与许多其他的疾病有关。炎症性肠病大多是在经过一系列检查排除了

其他可能的病因之后做出诊断。

可以有助于确诊克罗恩病和溃疡性结肠炎的检查包括以下几种，你可以在第 5 章更深入地了解这些检查。

血液检查

通过血液检查可以识别出某些特定的对于诊断炎症有作用的蛋白质（生物标记物）。血液生物标记物检查包括 C- 反应蛋白（CRP）和血沉（ESR）。这两种指标均表明在机体中有炎症存在，但无法判别其病变位置。

粪便检查

粪便样本有时用来检出可能与慢性腹泻相关的感染性微生物。粪便钙卫蛋白检查对于炎症活动程度的评估有一定作用。

结肠镜

内镜检查对于结肠和末端小肠（末端回肠）的溃疡性结肠炎与克罗恩病的诊断具有高度敏感性。炎症区域跳跃性分布表明是克罗恩病，炎症区域连续性分布表明是溃疡性结肠炎。关于结肠镜检查，详见第 76 页。

在检查过程中，医生可能会钳取组织样本在显微镜下进行病理诊断。克罗恩病的组织样本中可能发现肉芽肿，但是大多数时候并无肉芽肿。肉芽肿是试图包围并破坏细菌和其他异物的炎症细胞组群。肉芽肿并不是溃疡性结肠炎的特征。

胶囊内镜

这一检查有时被用于协助诊断累及小肠的克罗恩病。患者咽下一颗具有相机和电池的胶囊。相机将照片传回到绑在腰带上的接收器中，胶囊最终会通过粪便排出体外。

计算机断层扫描

该项检查可以观察全部肠壁和肠外组织，CT 肠内造影（CTE）是一种特殊的 CT 扫描，可以提供小肠更优质图像的手段。在此项检查中，通过口服和静脉注射的方法使用造影剂能够更好地显示肠道轮廓。在大多数医学中心 CTE 已经取代了 X 线钡餐造影。

磁共振成像

磁共振成像（MRI）对于评估肛周瘘管和观察小肠十分有用。磁共振肠内造影与 CT 肠造影类似，是一种可以提供小肠和大肠的细节图片的特殊检查。

有大约 10% 的慢性结肠炎患者很难确诊其是结肠克罗恩病还是溃疡性结肠炎。这些病例我们诊断为不确定性结肠炎。

你的溃疡性结肠炎是轻度、中度还是重度？

轻度溃疡性结肠炎

- 每天腹泻排便次数不超过 4 次
- 大便中偶尔有血
- 体温、脉搏和红细胞计数正常
- 没有或很少有并发症

中度溃疡性结肠炎

- 每天腹泻 4~6 次
- 大便中时常有血

- 有并发症发生

重度溃疡性结肠炎

- 每天大于等于 6 次腹泻
- 便中常常带血
- 腹部疼痛
- 发热、脉搏加快、红细胞计数降低、白细胞计数升高
- 其他并发症

药物治疗

药物不能彻底治愈炎症性肠病，但是可以显著减轻大多数人的症状体征并提升生活质量。药物治疗的主要目标是减轻肠道炎症，因为炎症是引发大多数问题的原因。

医生往往需要依靠几种不同作用机制控制炎症的药物。一些药物可能对一部分人有效而对其他人无效，所以需要一些时间才能发现最适合的药物。

克罗恩病的药物治疗

克罗恩病的药物治疗一般有两种方法：递增疗法和递减疗法。对于递增治疗方案，首先使用药效弱且副作用少的

药物，例如糖皮质激素类和氨基水杨酸类，如果这些药物无效，再选用药效更强大的药。在临床上更可取的是递减治疗方案，这种方案在疾病发展早期先使用强效作用的药物，例如生物疗法和免疫调节剂。

递增疗法最常用于轻症克罗恩病患者，递减疗法用于中重度疾病。

最常用于克罗恩病的治疗药物分为五类，详见第 202 页表格。

溃疡性结肠炎的药物治疗

与克罗恩病相同，有一些药物已经用于治疗溃疡性结肠炎很多年了，另外一些药物，例如生物治疗药物，相对较新。溃疡性结肠炎最常用的药物也分为五种基本类别，详见第 203 页。

其他药物

除了控制克罗恩病和溃疡性结肠炎炎症的药物，医生往往还会开一些处方药物，以帮助缓解患者的其他症状和体征。根据这些症状和体征的轻重程度，医生会选择开具以下一种或多种药物。

止痛药 对于轻度疼痛，医生会推荐使用对乙酰氨基酚，避免使用阿司匹林、布洛芬和萘普生，它们非但不会减轻还会加重炎症性肠病的症状和体征。对于中重度疼痛，往往需要处方药才更有效。禁止使用阿片类药物。

铁剂 肠道失血造成血液丢失会引起缺铁性贫血。铁剂有助于恢复血液中铁水平并且治疗这种贫血。除了口服铁剂，也可以通过静脉补充铁剂。

维生素 B_{12} 注射 维生素 B_{12} 在末端回肠被吸收，这部分小肠是克罗恩病最常受累的节段。如果克罗恩病影响了这种维生素的吸收，那么需要维生素 B_{12} 注射补充，维生素 B_{12} 能够防止贫血发生，促进正常生长发育，并且对于正常的神经功能必不可少。

钙剂和维生素 D 补充剂 克罗恩病和类固醇药物的使用会增加骨质疏松症的风险，为了维持骨密度，需要补充钙剂和维生素 D。

炎症性肠病患者生活注意事项

炎症性肠病经历可能会有情况没那么棘手的持续缓解期。但是通常情况下症状和体征会再次出现，患者会再次面对疾病的不适和困扰。除了医生开的药之外，还有以下方法可以帮助你管理体征和症状，并延长发作间期。

管理你的生活方式

没有确凿的证据表明你吃的食物会导致炎症性肠病。但是，某些食品和饮料似乎会加剧症状和体征，尤其是在疾病发作期间。同样重要的是，要明白适用于他人的内容可能不适用于你。一些患有炎症性肠病的人可能需要一直限制饮食，另外一些人则仅需在某些时间限制饮食，而部分人则几乎从不限制。

如果怀疑某种食物可能会使病情加重，请尝试不同的食物和饮料，看看剔除一种或添加另一种食物是否会感觉更好。仔细进行试验并保留食物日记，以帮助确定有问题的食物。你可以尝试以下步骤。

限制乳制品 当患有克罗恩病和溃疡性结肠炎的人限制乳制品的消耗时，可能能够减少腹泻、疼痛和排气。这些人可能不耐受乳糖（见第133页）。他们无法消化乳制品中的乳糖，因为身体不能产生足够的酶分解乳糖以吸

克罗恩病药物

药物类别	通用名 （商品名）	适应症	给药途径
类固醇激素	• 布地奈德 • 泼尼松龙 • 强的松	用于轻度到中度克罗恩病和控制疾病的发作。布地奈德是一种较新的非系统性类固醇。这些药物不能长期服用	口服、直肠给药和静脉输液
氨基水杨酸类	• 巴柳氮 • 美沙拉嗪 • 奥沙拉嗪	非 FDA 批准的克罗恩病用药，但是有时用于轻中度结肠疾病	口服、直肠给药
生物治疗	• 阿达木单抗 • 赛妥珠单抗 • 英夫利普 • 优特克单抗 • 维多珠单抗	用于中重度克罗恩病，也对于控制复发有效，利于类固醇激素的减量。此类药有时与免疫调节剂联用	静脉输液和注射
免疫调节剂	• 咪唑硫嘌呤 • 巯嘌呤 • 甲氨蝶呤	用于中重度疾病和类固醇激素用药中断造成的疾病恶化。用药之前要经过事先检测	口服或注射
抗生素	• 环丙沙星 • 甲硝唑	治疗克罗恩病的感染，例如脓肿	口服或静脉输液

资料来源：克罗恩结肠炎基金会和 MayoClinic.org 网站

溃疡性结肠炎用药

药物类别	通用名 （商品名）	适应症	给药途径
氨基水杨酸类	• 巴柳氮 • 美沙拉嗪 • 奥沙拉嗪 • 柳氮磺吡啶	适用于轻中度溃疡性结肠炎，也用于控制疾病复发	口服、直肠给药
类固醇激素	• 布地奈德 • 泼尼松龙 • 强的松	用于轻度到重度溃疡性结肠炎和控制疾病的发作，这些药物不能长期服用	口服、直肠给药和静脉输液
生物治疗	• 阿达木单抗 • 戈利木单抗 • 英夫利普 • 维多珠单抗	治疗中重度溃疡性结肠炎，也对于类固醇激素减量时的预防复发有效，可以与免疫调节剂联用	静脉输液或注射
合成小分子	• 托法替尼	用于中重度疾病。不与生物制剂和免疫调节剂联用	口服
免疫调节剂	• 咪唑硫嘌呤（硫唑嘌呤、伊木兰） • 环孢霉素（新山地明、山地明、环孢素胶囊） • 巯嘌呤	用于对氨基水杨酸类药物和激素类药物反应不佳的疾病。也用于降低对类固醇激素的依赖性。环孢霉素不能长期应用	口服或注射

资料来源：克罗恩结肠炎基金会和 MayoClinic.org 网站

收。如果发现乳制品会加重体征和症状，请向注册营养师问询，设计出健康的低乳糖饮食。

注意膳食纤维　水果、蔬菜和谷物等富含膳食纤维食品是健康饮食的基础。但是对于某些患有炎症性肠病的人来说，膳食纤维会起到润肠通便的作用，加剧腹泻。膳食纤维还会加重排气和绞痛。由于这些原因，建议克罗恩病患者限制饮食中的膳食纤维含量。

试用富含膳食纤维食物，看看你是否能忍受某些食物。通常，你可能对十字花科类食物有更多的问题，例如西兰花和花椰菜，以及坚果、种子和爆米花等食物。并且生的水果和蔬菜可能比煮熟的蔬菜更麻烦。

如果仍然存在膳食纤维的问题，则可能需要限制饮食中的某些蔬菜、水果和谷物。营养师可以帮助提供这些食物营养的替代方案。

减脂　患有严重克罗恩病的人有时需要减少饮食中的脂肪，因为小肠不再能够吸收脂肪。相反，脂肪通过消化道会导致或加剧腹泻。通常减少脂肪是没有问题的，但是如果无法保持健康的体重，请与医生商谈增加热量摄入的同时不增加脂肪。

关于益生菌

益生菌是一种活的细菌，类似于驻留在肠道中的有益（好的）细菌。有益细菌有助于阻止有害（坏的）细菌的生长。如果破坏了有益细菌和有害细菌之间的平衡，有害细菌会过度生长，并引起腹泻和绞痛等症状。

人们认为，益生菌可以帮助恢复肠道中微生态的平衡。它们可以作为膳食补充剂使用，并且天然存在于酸奶、味噌和豆豉等食物中。

目前，没有强有力的证据表明益生菌能够治愈或改善炎症性肠病症状。但是，有些人认为他们有所助益。需要更多的研究来确定益生菌在控制炎症性肠病症状中起到什么作用。

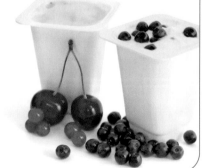

大量饮水 液体可抵消腹泻引起的体液流失。每天至少喝8杯250毫升的液体。避免喝含酒精的饮料，因为酒精会促进排尿和液体流失。

其他饮食建议 这些方法也可能有助于改善症状。

- 少食多餐
- 多吃口味淡而柔软的食物，这些比辛辣食物更容易忍受
- 减少饮食中油腻、油炸食物的数量，这些食物会引起腹泻和胀气
- 如果出现过多的气体，请避免使用碳酸饮料
- 如果腹泻严重，应限制咖啡因。咖啡因会促进排便

考虑多种维生素

由于炎症性肠病可能会干扰营养的正常吸收，并且炎症性肠病患者饮食可能受限，因此医生可能建议你服用含有必需维生素和矿物质的复合维生素。不要在没有医生指导的情况下服用任何补充剂，因为补充剂中的成分可能会干扰药物治疗或人体吸收营养的能力。

考虑姜黄素治疗溃疡性结肠炎

姜黄素是印度香料姜黄的成分。你无须处方即可购买姜黄素片。研究发现，每日3克剂量的含有95%姜黄

炎症性肠病和肥胖

患有炎症性肠病的人通常被认为体重过轻且营养不良。对于许多人来说，这不是事实。实际上，最近的一项研究发现，患有克罗恩病或溃疡性结肠炎的人中有15%~40%超重或肥胖。

如果你患有炎症性肠病并超重，那么一定要减重。除其他原因外，患有炎症性肠病的肥胖个体患心血管疾病的风险更大。此外，超重可能会增加疾病的复杂性，包括感染增加以及对药物的反应降低。

在控制疾病症状的同时，尝试减轻体重可能具有挑战性。最好的方法是咨询医生，并与营养师会面，制定饮食和运动计划，以在体重减轻的同时保持健康。

素的片剂与标准药物如氨基水杨酸酯（5-ASA）一起服用可能会有益。如果考虑服用姜黄素，请咨询医生。

减轻压力

压力不会引起炎症性肠病，但可能会加重体征和症状并恶化。许多患有炎症性肠病的人表示在中度到重度压力下，他们消化系统疾病增加了。

压力会改变正常的消化。胃排空减慢，泌酸细胞释放更多的消化液。尽管仍然不清楚为什么会发生这种情况，但是压力还会加快或减慢食物通过肠道的速度。

一些形式的压力无法避免。但是可以通过运动、舒缓疗法（例如深呼吸、听音乐、练习冥想）来控制压力。

戒烟

吸烟会使克罗恩病的症状恶化。吸烟的克罗恩病患者更容易复发，需要药物治疗和重复手术。

寻求支持

除了身体表现之外，克罗恩病和溃疡性结肠炎还会引起严重的情感创伤。慢性腹泻可能会导致尴尬的事情发生。有些人在社交时感到不自信，以至于孤立自己，很少离开家。当外出时，他们通常会感到焦虑和恐惧。

如果不对肠易激综合征进行治疗，这些因素（孤立、屈辱、焦虑）会严重影响生活质量并导致抑郁。

许多患有炎症性肠病的人仅仅通过更多地了解他们的病情来获得情感支持。如果尚未这样做，请与医生联系，安排时间进行咨询，并找到你病情的答案。也可以考虑加入支持小组。克罗恩病和结肠炎基金会等组织在美国各地设有分会，医生或其他医学专家可以帮助找到附近的分会。

有些人发现向心理学家或精神科医生咨询焦虑很有帮助。可以尝试找一个熟悉炎症性肠病并且能理解某些情绪困难的专业人员。

外科手术

对于大多数患有炎症性肠病的人，药物治疗和生活方式的改变可显著改善其体征和症状。但是有些人最终需要手术治疗炎症性肠病。外科医生可以提供有关获益和风险的信息，以便充分了解该过程的潜在后果。

克罗恩病

对于克罗恩病，切除小肠或结肠的受损部分通常可以提供数年的缓解，但是手术无法治愈这种疾病。这种疾病通常会复发，需要进行额外的手术才能切除更多的患病肠道。

克罗恩病手术切除肠的受损部分并重新连接健康的部分。外科医生还可能在瘘管中放置细橡皮绳（挂线），以引流脓肿，打通阻塞肠道的瘢痕组织（狭窄成形术）。

溃疡性结肠炎

溃疡性结肠炎是与之不同，手术可以治愈。但是，该手术需要完全切除结肠和直肠。切除结肠和直肠的手术称为直肠结肠切除术。

两种选择 采用传统的手术方法，在腹部的右下角靠近腰围的地方开一个直径约为 24 毫米的开口（造口）。切除结肠和直肠后，小肠（回肠）的最后一部分附着在腹壁上以形成造口。用塑料或乳胶袋（回肠造口术袋）收集排泄物，用粘合剂将其附着在造口周围的皮肤上。你需要每天清空此袋，并每周更换一次或两次。

传统方法通常是肛门括约肌控制不好的人和只接受一次手术的人的选择。

回肠吻合术是另一种外科手术选择，无须再用回肠造口术的袋子。该手术需要进行两次或三次。

首先，外科医生去除结肠和直肠最内层的黏膜。从小肠的末端（回肠）构造一个 J 形的袋，将其直接连接到肛门，并由其余的直肠组织层支撑

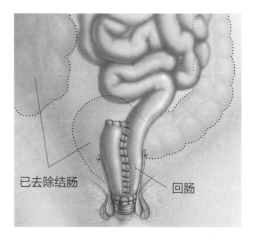

已去除结肠　　　　　回肠

回肠吻合术中，外科医生去除结肠和直肠最内层的黏膜，在小肠的末端（回肠）中形成一个 J 形的袋，然后将其重新固定在肛门括约肌附近。保留肛门括约肌和直肠肌肉完好无损，可以使粪便接近正常通过。

（请参阅上图）。排泄物通常被储存在小袋中并被正常排出，但是排便次数会多，且大便更为不成形，平均每天排便 6 次。

在手术的第一阶段，将结肠切除，制作一个 J 形的袋，并连接到腹壁开口的小肠进行临时造口术。回肠造口术袋用于收集粪便，并通过回肠袋排出，直到新的肠道区域愈合为止。回肠造口在第二次手术中关闭，通常在第一次手术后约 3 个月进行。

一些炎症性肠病患者，包括营养不良或正在服用生物治疗药物的人，可能需要进行三次手术才能完成回肠吻合术。第一次手术，外科医生切除结肠并进行临时的回肠造口术。3 个

月后，执行第二次手术以创建 J 袋并放置临时回肠造口。在大约 3 个月后的第三次手术，暂时性回肠造口关闭。

预防并发症

如果患有炎症性肠病，请务必定期去就诊，以监测用药的效果并注意潜在的并发症。

实验室检测

可能需要定期进行血液检查，包括血细胞计数，以监测疾病的并发症或药物副作用。由于许多患有炎症性肠病的人缺铁，因此需要检查血铁水平。验血也可以检查维生素 B_{12} 和叶酸等其他营养素水平。在某些情况下，进行大便检查以监测疾病活动。

什么是短肠综合征？

短肠综合征是一种疾病，会影响那些因疾病（例如克罗恩病）而手术切除了大部分小肠的人。该病还可能影响出生时肠道短的婴儿或小肠受损且需要切除的儿童和成人。

一个完全成年的人，小肠长 2.7～3.6 米。几乎所有食物的消化以及水和营养的吸收都发生在小肠中。因此，显著丢失小肠部分会对健康产生负面影响。

当小肠缩短并且身体无法吸收足够的水和营养以保持健康时，这种情况称为短肠综合征。病情有中度的，也有危及生命的，具体取决于缺失小肠的数量和位置。

短肠综合征最常见的症状是慢性腹泻，可引起营养不良、脱水和体重减轻。其他症状包括腹痛、腹胀、肠气、烧心、疲劳、虚弱和对食物过敏。

对于一些人来说，短肠综合征是一个暂时性的问题。最终，小肠将适应其缩短的长度。另一些人则需要治疗——通常是特殊饮食和口服或静脉注射营养补充剂——以获得足够的营养，控制疾病的体征和症状并预防并发症。

炎症性肠病和大肠癌筛查

克罗恩病和溃疡性结肠炎均可增加结直肠癌的风险。如果经历 8 年或更长时间的弥漫结肠炎性肠病，医生可能会建议每隔 1~2 年进行一次结肠镜检查。

幸运的是，尽管风险增加，但只有一小部分炎症性肠病患者会发展为大肠癌。

预防接种

服用皮质类固醇、免疫抑制剂、生物疗法的炎症性肠病患者感染风险增加。因此，重要的是要及时了解疫苗接种情况。这包括针对流感、肺炎和带状疱疹的疫苗接种。

癌症筛查

炎症性肠病患者罹患某些癌症（包括结直肠癌）的风险增加。根据疾病的程度和持续时间，可能建议进行更频繁的癌症筛查。

骨质疏松症筛查

许多患有克罗恩病或溃疡性结肠炎的人骨质流失的风险增加。建议根据年龄、健康状况和皮质类固醇药物的使用情况定期筛查骨质疏松症。

心理健康检查

由于许多患有炎症性肠病的人会感到焦虑和沮丧，因此，医生可能会询问患者的心理健康状况。

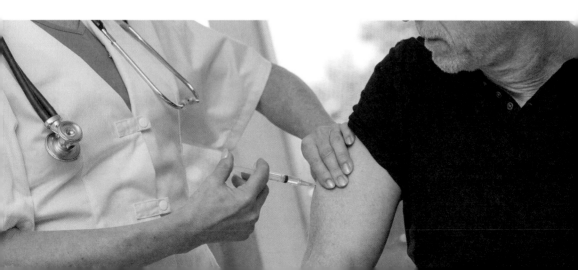

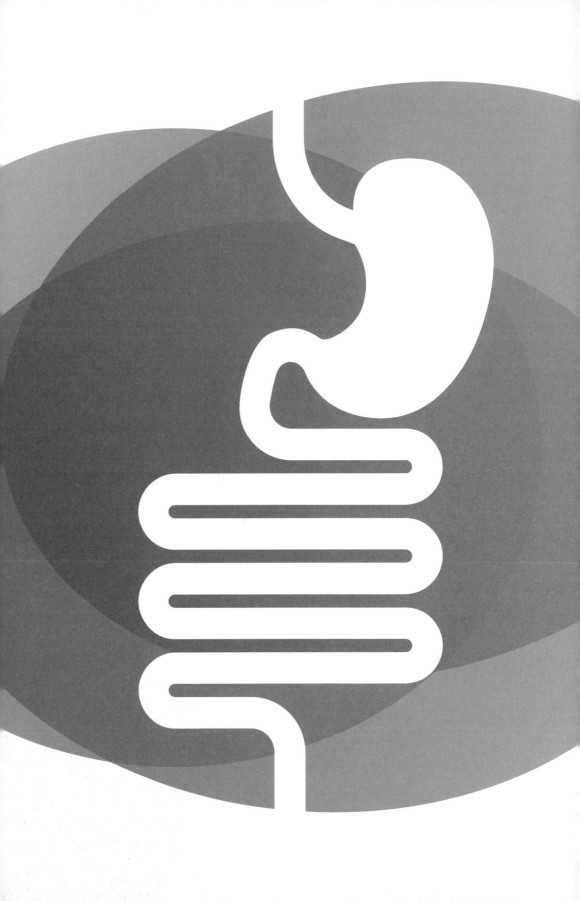

随着年龄的增长，一些人的消化道内会出现小的囊状膨出。这些囊状膨出由肠壁的内层组织穿过外侧肌层的薄弱点时形成。

单个囊状膨出被称为憩室，拉丁语意为"偏离正常路径的一小部分"。当有多个憩室时，憩室的大小可能不同，通常类似于一系列向外膨出的小气球（见第 213 页图）。

憩室可在消化道的任何部位形成，包括咽喉、食管和小肠。但最常见的部位是结肠，尤其是左侧降结肠和乙状结肠。

以上这种情况统称为憩室病。憩室本身通常不会引起问题，但有时膨出部会发炎或感染从而导致严重的腹痛。当憩室发炎或感染时，该疾病被称为憩室炎。

憩室病

憩室病相对来说较为常见，并且随着年龄的增长越来越普遍。60 岁以

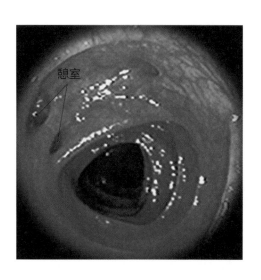

憩室

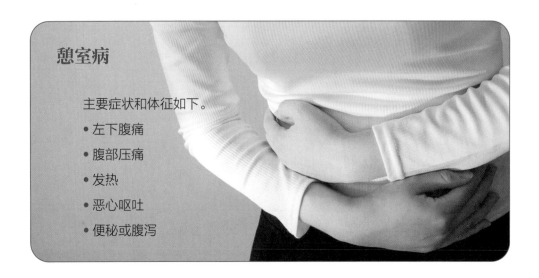

憩室病

主要症状和体征如下。

- 左下腹痛
- 腹部压痛
- 发热
- 恶心呕吐
- 便秘或腹泻

上的人群中，有一半以上的人在消化道某处有憩室，多数情况下在结肠。这些囊状膨出通常不会造成任何问题，很多人甚至都不知道自己有。

少数憩室病患者会出现轻度的腹部绞痛、腹胀、积气、腹泻或便秘。但是这些症状和体征更可能与其他情况（例如肠易激综合征）有关，而与憩室无关。出血通常不是憩室病的表现，但在部分人群中可能会发生（见第 215 页）。

压力问题

不是每个人的消化道都会形成憩室，发病原因尚未明确。诱发因素可能是消化道内施加的强大压力，这种压力迫使组织的内层通过外层的薄弱部向外膨出。

结肠被规律舒张和收缩的肌肉层环绕，这种被称为蠕动的机制有助于将食物残渣通过消化道推向直肠。血管穿过结肠壁外层的自然薄弱区域至肠壁内层以输运必需的营养物质。这些位置在结构上比结肠壁的其余部分薄弱，并更易外翻形成囊袋。

例如，当用力排便时会增加结肠内的压力，这种压力会导致肠壁内层组织通过薄弱点膨出，形成憩室。

憩室的形成可能由以下几个因素引起。

年龄 研究表明，随着年龄的增长，结肠的外侧肌层开始增厚，从而导致结肠腔的变窄。肠腔变窄会增加结肠中的压力水平，从而增加形成囊状膨出的风险。

外壁增厚也导致结肠的柔韧性降低，不能使食物残渣迅速通过。食物残渣在结肠中停留的时间也更长，从

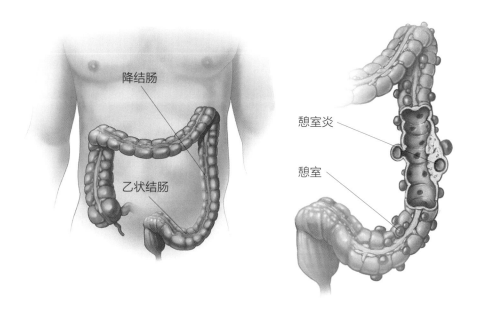

小的囊状膨出（憩室）形成最常见的位置在降结肠和乙状结肠。当憩室发炎或感染时，称为憩室炎。在第211页结肠的内窥镜图像中，在肠壁中可见明显憩室。

而增加了肠腔内的压力。

饮食习惯　憩室病常见于工业化国家，其日常饮食中精制的碳水化合物含量高而膳食纤维含量较低。在高纤维饮食的国家（通常在工业化程度不高的地方）这种疾病很少见。

饮食中膳食纤维过少会导致粪便变的小而坚硬或呈柔软糊状，这些粪便难以通过肠道，从而导致结肠内压力升高。乙状结肠部分压力最高，憩室大多见于此。

高脂肪或红肉饮食也与憩室病患病风险增加有关。

缺乏锻炼　研究表明，必要的体育锻炼可以减少憩室病的患病风险。锻炼得越少，患病风险就越大。

肥胖　至少有一项大型研究发现，肥胖与憩室病患病风险和憩室出血风险增加有关。

吸烟　吸烟人群比不吸烟人群患病风险要高。

药物　一些药物似乎会增加憩室病患病风险，这些药物包括非甾体类抗炎药、类固醇类和鸦片类药物。

治疗始于自我保健

治疗憩室病的关键是减轻结肠内部的压力，通常可以通过在家中完成。

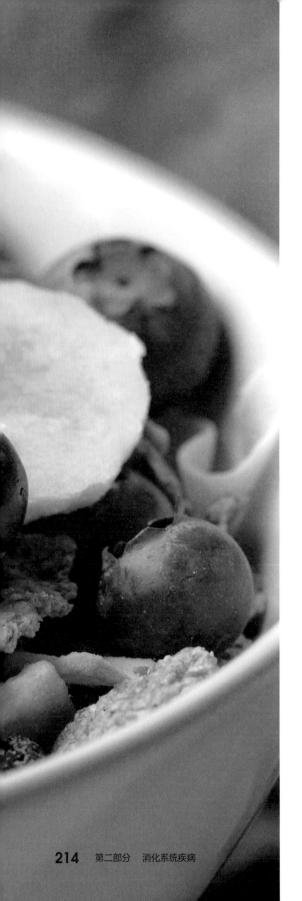

重要的是建立良好的生活习惯以保持消化道健康并且正常运转。以下是治疗憩室病的自我保健方法。

摄入更多的膳食纤维 富含膳食纤维的食物，例如新鲜水果和蔬菜以及全谷类食品，可以软化粪便并帮助其更快地通过结肠。这样可以减轻消化道内的压力并有助于预防憩室炎的发生。

有关每天膳食纤维摄入量的更多信息，请参见第37页。

有轻度症状和体征的患者，在增加膳食纤维摄入1~2周后，自身的状况开始好转。但是，应避免膳食纤维摄入量的突然增加，这可能会导致肠道积气、痉挛、腹胀和腹泻。建议在数周内逐步增加膳食纤维摄入量。

如果每日难以达到膳食纤维摄入的推荐量，请咨询医生有关使用天然膳食纤维补充剂的信息，包括非处方药，例如车前草膳食纤维和甲基纤维素。这些产品还有助于预防便秘。

多饮水 膳食纤维可以充当结肠中的海绵，吸收水分进入粪便。随着膳食纤维摄入量的增加，需要饮用大量的液体来补充丢失量，并防止便秘。每天需要喝至少8杯8盎司（250毫升）的水或其他非酒精饮料。

对便意作出反应 任何时候需要

囊袋出血

少数憩室病患者会有无痛性直肠出血。血液可能是深色的并且与粪便混合在一起，但更常见的是鲜红色，在马桶中清晰可见。这种突发的出血通常是由于血管破裂导致。

大多数情况下，出血是短暂的并且可以自行停止，但有时可能会出现需要立即就医的严重情况。如果排便时带有明显的血液需要立即就诊。

对于严重或持续性的出血，需要做相关检查以确定出血部位。有时止血的唯一方法是手术切除出血囊袋所在的结肠部分。

排便时，不要延迟排便。排便延迟导致大便干结，从而需要更大的力量才能将其排出，增加结肠内的压力。

规律锻炼 锻炼可促进肠道功能正常，并减轻结肠内的压力。争取每天尝试锻炼 30～60 分钟。

憩室炎

当憩室发炎或感染时称为憩室炎。大多数人只有轻微的炎症，称为单纯性（非复杂性）憩室炎。少部分人可能出现并发症，包括脓肿或瘘管，此时可能需要手术。

憩室炎的发病原因可能是一小部分粪便滞留在其中的一个囊袋中。粪便阻塞了囊状膨出部的血液供应，使其容易受到细菌的侵袭。在憩室中也有可能出现小的撕裂（穿孔），由此导致感染，有时还会引起脓液。

通常，炎症或感染仅限于憩室周围的区域。在极少数情况下，囊袋会出现较大的穿孔，从而将肠液溢出至腹腔中，导致腹膜炎。腹膜炎非常痛苦，并经常伴有发热和畏寒，这是一种急腹症，需要立即关注行抗感染治疗并处理潜在疾病。

憩室炎通常会引起疼痛、发热、畏寒和恶心。疼痛常是突发的并较为严重。但有些人开始时疼痛不重，在几天内逐渐加重。

憩室炎的症状与阑尾炎相似，只是疼痛通常在腹部的左下侧而不是右下侧。不太常见的症状和体征包括呕吐、腹胀、直肠出血、尿频以及排尿困难或尿痛。

诊断

由于单纯憩室的存在通常不会引起症状和体征，所以大多数人是在检查其他肠道疾病或结直肠癌筛查的过程中得知自己患有憩室病。在结肠镜、乙状结肠镜、计算机断层扫描（CT）或结肠X线等影像学检查中，可能会发现一个或多个囊状膨出。有关这些成像过程的更多信息，请参阅第5章。

另一方面，憩室炎通常在急性发作期间被诊断出来，急性发作时腹部疼痛、发热和恶心等症状和体征迫使患者去医院就诊。医生可能会检查腹部压痛部位。

患者可能会接受血液检查以确定是否有感染迹象。白细胞计数升高及左下腹压痛可能提示憩室炎。此外，还可以进行其他检查，例如肝脏酶学检查，来排除引起腹痛的其他原因。

CT平扫等影像学检查有助于检测炎症或感染并确定诊断。在憩室炎的急性发作期间，不应进行结肠镜、乙状结肠镜、钡剂灌肠和CT结肠造影等检查。

不用担心种子和果仁

一些人可能听说吃果仁、爆米花或含有种子的食物（例如覆盆子、草莓或猕猴桃）是危险的，因为食物颗粒和微小的种子可能会进入憩室并引起发芽或感染。

最近的研究发现，这些食物与憩室炎发生的风险增加无关。此外，大多数人也不想因为担心感染而放弃食用含有种子的健康水果和蔬菜。这些食物提供的营养和膳食纤维的价值超过了其导致憩室炎发生增加的风险。

憩室炎的治疗

憩室炎的急性发作提示憩室中有炎症或感染。如果体温超过100℉（约为37.8℃），有逐渐加重或严重的腹部绞痛，或者无法进食或者进水，请立即就诊。

发作性憩室炎的治疗取决于患者症状和体征的严重程度，以及是否为首次发作。如果症状和体征较轻，可以通过改变饮食习惯和一定疗程抗生素治疗来控制感染，可以居家治疗。如果症状较为严重，则需住院治疗。

出现呕吐、高热、白细胞计数增高或可能出现肠梗阻、有腹膜炎风险的患者，住院的可能性比较大。如果患者年纪较大，正在服用类固醇药物，患有其他疾病或者免疫系统较弱，也更可能住院治疗。

非手术治疗包括如下。

- 休息和限制饮食　休息可以有助于感染的恢复。流质或者低纤维饮食可以减少结肠收缩，从而有助于发病愈合。如果出现严重的恶心呕吐，可能需要禁食并采取静脉输液。一旦症状和体征改善（通常在2~3天），即可恢复进食。
- 抗生素　抗生素可以杀灭引起感染的细菌，患者可以住院静脉注射或以口服药的形式在家治疗。
- 镇痛药　对于中度至重度疼痛，医生可能会建议短时间内服用非处方镇痛药或处方镇痛药，直至疼痛减轻。

非手术治疗通常是憩室炎首次发作的有效治疗方法。但是，对于反复发作的憩室炎疗效不那么显著。

反复发作的憩室炎

20%~50%的憩室炎患者会反复发作。如果憩室炎首次发作时年纪较小，则将会面临更大的风险。患者可以通过增加膳食纤维摄入量、饮用大量液体和进行适度运动来预防再次发作。

对于反复发作的患者，可以使用抗生素治疗该病，医生也可能建议手术切除结肠病变部分。手术通常可以防止憩室炎的反复发作。

医生会根据患者的个人情况，来确定预防疾病复发的最佳治疗方案。

手术治疗

如果发作期间出现以下任何一项并发症，则可能需要接受手术治疗。

- 囊状膨出破裂导致内容物溢出

是否有患癌风险

目前没有证据表明憩室病或憩室炎会增加罹患结肠癌或直肠癌的风险，也不会增加结肠或直肠内膜癌前病变（腺瘤）形成的风险。但是，憩室病会导致癌症的诊断更困难。

憩室炎发作后，医生可能会建议做结肠镜检查或其他筛查，以确保没有癌症或其他一些结肠或直肠的炎症性疾病。筛查通常在发病数周后进行，以便有时间康复。

至腹腔中，引起感染（腹膜炎）
- 瘢痕组织导致小肠或结肠梗阻
- 囊状膨出中脓液的聚集（脓肿）
- 瘘管形成，两个器官之间形成异常通道

腹膜炎需要紧急手术，术后可能需要佩戴附着在体外的临时结肠造瘘袋来收集粪便。对于其他并发症，例如结肠狭窄或瘘管形成，可能在炎症消退后（通常在发作后6~8周）进行手术治疗。

单个脓肿可以进行引流，通常无需手术，可在计算机断层扫描（CT）引导下穿刺引流脓液。该治疗方法通常在发作时进行，以后可能仍需手术来防止复发。

如果患者憩室炎曾发作过，也可能需要手术治疗。医生可能建议切除结肠的患病部位以防止以后发生感染。

手术方式有两种。

原发性肠切除 该术式适用于不需要紧急手术的大部分患者。外科医生切除结肠的患病部位，然后重新连接其余的健康肠段（吻合）。此种方式可使结肠通道保持通畅并能够正常排便。

结肠中炎症的严重程度和其他复杂因素（例如肥胖）决定患者适合于传统手术还是微创（腹腔镜）手术。

在传统手术中，外科医生在腹部做一长切口，而在腹腔镜手术中，在腹部做三个或四个小切口。腹腔镜手术术后恢复时间较短，但是通常不适用于肥胖或者有腹腔广泛炎症或感染的患者。

肠切除联合结肠造口术 当炎症严重而无法重新连接结肠和直肠时，通常需要采取该种术式。结肠造口术是必要的，以此来排出粪便。

外科医生切除结肠的患病部位，关闭直肠上部，并在腹壁上开口，将结肠连接至该开口来进行结肠造口术。粪便通过造口部进入附在腹壁上的造瘘袋中。

结肠造口术可以是暂时的或永久的。在炎症治愈的几个月后，医生会考虑进行二次手术以重新连接结肠和直肠。与医生讨论该种手术的获益与风险非常重要。

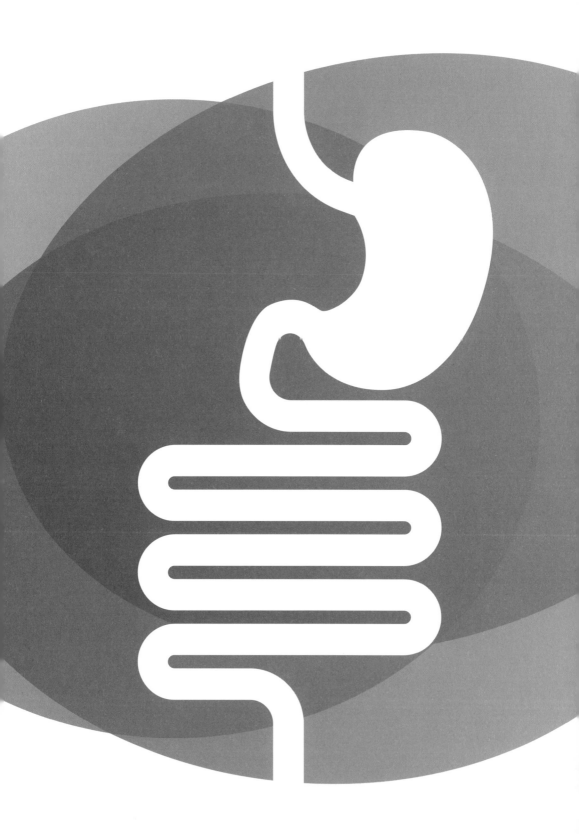

第14章

胆囊疾病

夜深了，你却辗转反侧睡不着。你的上腹持续疼痛，抗酸药、止痛药都不能缓解。改变姿势也没有帮助。站起来，弯腰，躺下，疼痛仍然持续。随后，你开始出现恶心。

当疼痛蔓延到胸部和背部时，因担心心脏病发作，你只好去医院看急诊。医生发现问题不在心脏，而是在胆囊。你的胆结石发作了！

胆结石

胆结石是胆囊中消化液形成的硬质沉积物。胆囊很小，呈梨形，位于右上腹，在肝脏下方。它含有的消化液，被称为胆汁，胆囊将胆汁排入小肠。有时胆汁中的沉积物（结石）可以在胆囊颈部停留，胆囊颈部是胆囊与胆囊管相连的狭窄部位。沉积物阻断胆汁流动，胆囊压力升高，出现炎症，引起疼痛和恶心。

胆结石很常见。每年100多万美国人被诊断为胆结石。对大多数人来说，胆囊结石不会引起症状也不需要治疗。然而在另一些人当中，胆结石会导致疼痛发作。切除胆囊的手术叫作胆囊切除术。胆囊切除是美国最常见的外科手术之一。

胆结石如何形成

胆囊是个梨形的囊袋，在右上腹，藏在肝脏下面。胆囊是胆道系统的一部分。胆道系统包括肝脏和输送胆汁的复杂的胆管网络。

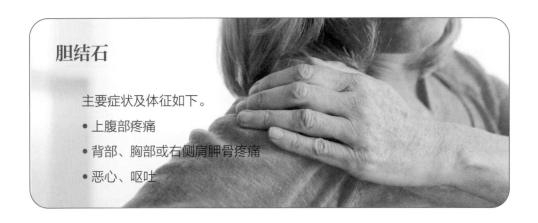

胆结石

主要症状及体征如下。

- 上腹部疼痛
- 背部、胸部或右侧肩胛骨疼痛
- 恶心、呕吐

胆汁是肝脏分泌的消化液。胆囊的作用是储存胆汁，进食时输送胆汁到小肠里。胆汁中含有胆红素，一种从肝脏产生的黄绿色液体。所以，如果胆道梗阻，胆汁回流入血，会导致皮肤和眼睛变黄（黄疸）。胆汁还含有胆固醇、胆盐以及卵磷脂。胆盐和卵磷脂使胆固醇溶解在胆汁中，排出体外。

胆汁的主要功能是帮助分解食物中的脂肪分子。当你吃了含有脂肪或蛋白质的食物时，胆囊就开始工作了。胆囊收缩并排出储存的胆汁，通过胆管排入上消化道（十二指肠）。一旦进入十二指肠，胆汁帮助小肠消化吸收脂肪、脂溶性维生素 A、维生素 D、维生素 E 和维生素 K。没有胆汁的帮助，这些营养物质会无法被吸收。

当胆汁未达到化学平衡时，它会形成硬化的颗粒，小的可以像沙子，大的比高尔夫球还大。有些胆结石患者只有一块石头，有些则有多块石头，可能多达几百块甚至数千块，有时被称为砂石、泥沙样结石或胆泥沉积物。

很多因素可能加速胆结石形成，

肝脏

胆囊

胰腺

其中一些因素还不甚明确，这些因素包括：

- 胆固醇过高 正常情况下，胆汁中含有肝脏产生的足够的化学物质以溶解胆固醇。但是如果你的胆汁胆固醇含量过饱和后，不能溶解的胆固醇最终会形成结石。肥胖、遗传因素、快速减重等因素可能加速这一过程。

- 胆囊不能正常排空 在怀孕期间或长期禁食时，胆囊可能无法收缩、排空。胆汁在胆囊停留的时间越长，就越浓稠。胆汁太浓稠会变成胆泥并形成结石。

- 胆红素过高 某些情况下（如肝硬化），可能导致胆汁中胆红素过多。过多的胆红素可能导致胆结石。

胆结石的种类

并非所有的胆结石都有相同的成分。胆结石是由胆固醇、胆红素钙盐或棕榈酸酯、蛋白质和黏蛋白混合物构成。胆结石大致分为以下几种。

- 胆固醇结石 胆固醇结石患者约占所有胆结石患者的80%。胆固醇结石主要由肝脏中产生的胆固醇组成，而胆汁无法保

持溶解。它们一般包含其他成分，通常为黄色。

- 胆色素结石 胆汁胆红素含量过高时会形成胆色素结石。胆色素结石一般很小，呈棕色或黑色。有些与红细胞破坏导致胆红素过多有关，还有的与其他严重的肝硬变有关。

从胆囊排出到胆管中的结石被称为继发或残留的胆管结石。原发胆管结石实际上是胆管中形成的结石。原发胆管结石通常是柔软、棕色的，由胆汁分解而来，当胆管因感染、创伤、手术、疾病等原因引起狭窄时会发生。

胆结石发作

胆结石通常位于胆囊底部，大部分时间不会造成问题。有人认为胆结石与某些症状和体征有关，如烧心、消化不良、腹部胀气等。然而，没有证据显示胆囊疾病引起以上这些症状和体征。

结石移动到胆囊的颈部可能会出现问题。当胆囊把胆汁排到胆道系统时，一些结石可能会随胆汁一起被排出。

最小的结石通常从胆管排入肠道，离开身体，不造成任何问题。但较大

的胆结石会卡在胆囊管出口处、胆管或胆管汇入小肠处。

胆石堵塞，阻碍胆囊内胆汁排泄，会导致恶心和持续的疼痛。这就是所谓的胆结石发作，疼痛可能会持续几分钟到几小时。

通常，结石会从胆囊颈回到胆囊底部。胆囊颈部重新开放，胆汁排泄通畅，通常标志着胆结石发作的结束。如果结石不能回到胆囊底，胆囊可能发生炎症、感染（胆囊炎）。一旦胆结石发作，再次发作的危险性就增加。

胆结石发作的其他症状和体征可能包括发热、发冷、恶心、呕吐、打嗝、胀气，特别是感觉饭后饱胀（早饱）。

如果出现以下情况，胆结石可能发生其他并发症。

- 小肠出口的结石聚积会堵塞胰管，引起胰腺炎。
- 胆囊管长时间阻塞、感染，导致胆囊穿孔，尽管胆囊穿孔比较少见。
- 结石嵌顿使得胆管梗阻，胆汁无法从肝脏排出，可能引起黄疸、发热、寒战、菌血症、胆管炎、胰腺炎和败血症（免疫系统对细菌感染反应，严重时可能危及生命）。

有胆结石病史的人患胆囊癌的风险增加。但是胆囊癌很少见，即使在高风险的情况下，发展成胆囊癌的机会仍然很小。

你会有危险吗

有一些人会形成胆结石，而另一些人却不会，其背后的原因还不清楚。但以下因素可能使你患结石的风险增加。

年龄和女性

胆结石的风险随着年龄增长而增

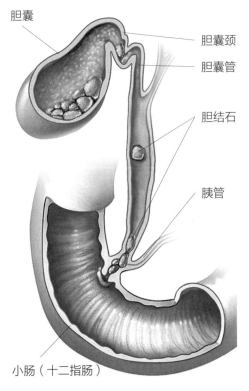

胆囊

胆囊颈

胆囊管

胆结石

胰管

小肠（十二指肠）

当结石滞留在胆囊管或胆囊颈时，就会引起胆结石发作。

加。其原因可能是随着年龄增长，肝脏会向胆汁中分泌更多胆固醇。

女性比男性更容易患胆结石。然而，随着年龄的增长，两者之间的差异会减小。在一项研究中，50 岁或以下的女性胆结石患病率是同龄男性的 2~3 倍，但 50 岁以后，这种差异不到两倍。

可能是因为雌激素，女性的雌激素水平远远高于男性。雌激素使肝脏分泌更多胆固醇进入胆汁，增加结石的可能性。

家族史

胆结石通常是家族性的，可能与遗传有关。一项涉及双胞胎的研究表明，大约 25% 的胆结石患病风险与潜在的遗传倾向有关。

妊娠

妊娠是胆固醇结石发生的危险因素。妊娠会增加胆汁中的胆固醇水平，降低胆囊排空的能力。两者都促进了胆囊结石的形成。

肥胖

研究表明，肥胖的人比体重正常的人患胆结石的风险要大得多。超重者胆汁中往往分泌过多的胆固醇。超重也减少胆盐的形成、胆囊收缩和排空的能力。

快速减重

禁食、快速减重也会增加胆结石形成的风险，原因还不完全清楚。一种可能是快速减重会改变胆汁盐和胆固醇的水平，使胆汁化学成分失去平衡。

糖尿病

糖尿病与胆固醇结石的风险增加有关，但它如何增加风险还不清楚。胰岛素抵抗的机制，即阻止血糖（葡萄糖）进入人体细胞，被认为起着关键作用。

药物

一些药物可能会增加患胆结石的风险。其中包括用于降低血液甘油三酯水平的贝特类药物、用于抗感染的抗生素头孢曲松、用于控制激素产生的生长抑素类似物，以及用于控制雌激素水平的激素替代疗法。口服避孕药的妇女在使用的最初几年，胆囊结石的风险可能略有增加。

诊断

如果医生怀疑你可能因为胆结石引起严重的持续性腹痛，你可能需要一个或多个胆结石的检查。通常包括超声波检查和血液检查（更多详情见第 5 章）。

胆囊影像

医生可能会推荐腹部超声波或计算机断层扫描（CT）生成胆囊图像。这些图像可以看到胆结石的影像。超声波检查能探测到胆囊内的结石，其准确度更高。当胆结石含钙时，计算机断层扫描（CT）腹部扫描可显示。

胆管检查

使用特殊造影剂突出显示胆管可以帮助医生确定胆结石是否导致堵塞。检查可能包括放射性核素（HIDA）肝胆扫描、磁扫描共振胰胆管显影（MRCP）、内镜逆行胰胆管造影（ERCP）。医生将基于多方面因素推荐检查，包括该检查找到胆管结石的可能性。

放射性核素扫描使用放射性示踪剂追踪你体内胆汁从肝脏到小肠的排泄过程，该检查并不可靠。静脉注射小剂量的示踪量会被肝脏吸收，核素扫描显示含示踪剂的胆汁进入胆囊的情况。

磁扫描共振胰胆管显影（MRCP）是一种使用磁共振无创使胆道和胰管成像方法。这个检查可以帮助确定胆囊周围的胆囊管、胆总管是否有结石存在。

内镜逆行胰胆管造影（ERCP）可以检查胆管是否梗阻。检查过程中，

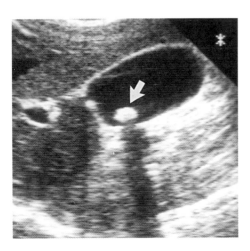

超声图像显示胆囊内有一个大结石（箭头）。

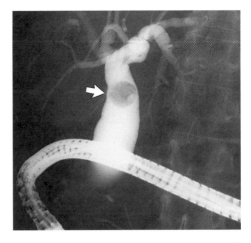

内镜逆行胰胆管造影图像显示了扩张的胆管中一个巨大的胆结石（箭头），在前景中可见用于成像的可弯曲的内镜。

患者处于镇静状态，内镜（可弯曲镜头）经过食管、胃到达十二指肠胆总管开口处。从导管内注入的造影剂进入胰胆管，以在 X 光图像上清楚地勾勒胆道系统轮廓。如果在胆道中发现了结石，通常可以用网篮将结石随内镜取出体外。

血液检查

血液检查可能会发现由胆结石引起的炎症、黄疸、胰腺炎或其他并发症。

治疗方案

通常情况下，对不会引起问题的结石（无症状结石）的最佳治疗方案就是观察和等待。无症状结石通常是在体检或因为其他疾病进行检查时偶然发现的。

如果万一急性胆结石发作时，第一步经常是用药物来减轻疼痛。非甾体抗炎药通常可以控制胆囊疼痛。在医院治疗剧痛的处方药物可以通过静脉给药，然后在家改用口服药。医生也可以建议手术切除胆囊防止将来再次发作。

当有炎症或感染的迹象、癌前病变（息肉）或癌变时，建议切除胆囊。幸运的是，胆囊切除后，肝脏可以直接把胆汁分泌到胆管，最后进入小肠。当无法接受手术的时候，可以选用其他疗法。

外科切除

胆囊的手术叫做胆囊切除术。一般来说是安全、有效的，而且是美国最常见的外科手术。完整胆囊切除是胆囊疾病的首选治疗方法，因为如果只是切除胆结石，通常是暂时的方法，不久以后会形成新的结石，胆绞痛也会复发。

完成胆囊切除术有以下两种方式。

腹腔镜手术 大多数胆囊手术是通过腹腔镜完成。手术在腹部做几个小切口，而不是一个大腹壁切口。插

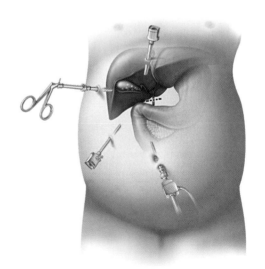

腹腔镜胆囊切除术使用特殊手术工具通过腹壁四个小切口插入腹部。

你能预防胆结石吗?

一些居家治疗方案建议饮用橄榄油、苹果汁或柠檬汁刺激胆囊排出小结石。然而，这些做法没有显示出效果。到目前为止，还没有证据显示饮食可以预防胆结石。然而，有迹象表明服用维生素 C 补充剂、吃富含单不饱和脂肪和多不饱和脂肪的坚果，以及喝咖啡可以减少胆结石的形成。

其他降低胆结石风险的措施如下。

- **保持健康的体重**　如果你超重了，采取措施逐渐减少体重。这是预防胆结石最重要的措施之一。一个好方法是三餐要均衡膳食，膳食要富含纤维、钙、其他必需营养素和低饱和脂肪。每天定时吃饭有助于促进胆囊排空。

- **锻炼**　运动有助于你保持健康的体重。研究人员推测，体力活动也可能有助于稳定胆汁微妙的化学平衡，帮助胆固醇在胆汁中溶解，并抑制结石的形成。

- **避免过度饮食**　远离低热量饮食摄入和快速减重。如果你长时间禁食或迅速减重，身体会代谢脂肪，使肝脏分泌过多胆固醇进入胆汁，使你增加患胆结石的风险。

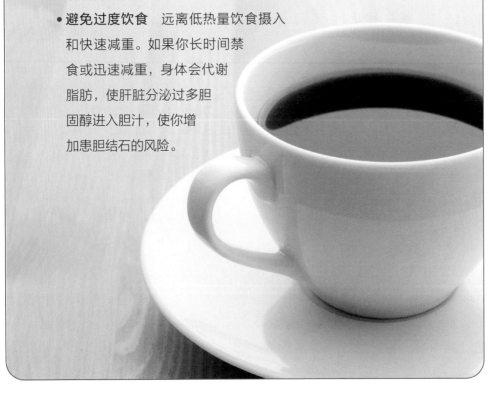

入切口的器械包括一个装有摄像头用来观察胆囊的内镜和其他切除胆囊器械。

因为切口小、不必切断腹壁肌肉，恢复时间短于需要更长时间才能痊愈的开放手术。其他优势包括疼痛轻、疤痕小。

开放手术　在这个手术中，通过腹部大切口切除胆囊。如果胆囊壁又厚又硬，或者是早期腹部手术留下疤痕组织，医生可能会选择开放手术。恢复时间通常更长。

其他选择

如果合并症或者担心手术风险，医生可能会告诉你其他选择。

胆汁酸溶解疗法　服用胆汁酸片，它可能需要几个月或几年时间溶解胆固醇结石，可能对某些小结石的患者有效。然而，这些药片对胆色素结石不起作用，对于任何被钙重重包围的结石也不起作用。不幸的是，停止治疗后，胆结石会复发。为了防止胆结石复发，可能需要无限期地服药。

经皮胆结石取出术　这项手术需要在高度专业化的医疗中心进行，将一根小软管（导管）插入胆囊，以引流和缓解结石引起的梗阻。放置导管的孔在数周内逐渐扩大，并通过孔取出结石。然而，胆结石通常会在几年内复发。

冲击波疗法　在有些情况下，可以采用冲击波将胆结石分解成非常小

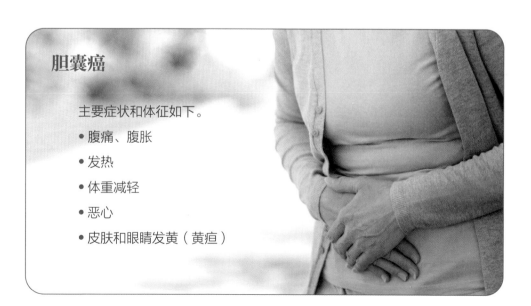

胆囊癌

主要症状和体征如下。

- 腹痛、腹胀
- 发热
- 体重减轻
- 恶心
- 皮肤和眼睛发黄（黄疸）

的碎片，然后用药物溶解碎片。这个手术可能会让人不舒服，而且并不总是有效的。

没有胆囊的生活

大多数接受手术切除胆囊的人可以正常生活。肝脏还在继续产生足够多的胆汁以消化饮食中食用的脂肪。但是与手术前胆汁在胆囊里储存不同的是，胆汁从肝脏流出经过胆道直接进入小肠。

手术后你不需要改变饮食习惯。然而，随着胆汁更频繁地流入小肠，排便次数可能增多以及大便可能比较软。不过，大多数情况下这些变化只是暂时的。随着时间的推移，肠道会调节并适应，排便变得正常。

在某些人，小肠内的胆汁增多会导致胆盐相关性腹泻。如果小肠胆汁量过多，药物治疗可以解决这个问题。

胆囊癌和胆管癌

胆囊癌很少见。最常见于患有胆结石的人，但是即使在这个群体中，胆囊癌也很少见。其他会增加胆囊癌的因素包括：女性（胆囊癌在女性中更常见），年龄增长和其他胆囊疾病（如慢性感染或胆囊息肉）。

大多数胆囊癌是腺癌。腺癌是起源于排列在胆囊内层的腺体细胞。肿瘤发现越早，找到治疗方法的机会就越大。但是，因为这种病几乎没有什么征兆，而且在早期阶段症状很少，所以当症状和体征出现时，通常癌细胞已侵入邻近组织，如侵犯胆管，引起黄疸。

胆管癌可累及肝内的细小胆管或出现在肝外的胆管。原发性硬化性胆管炎与溃疡性结肠炎，是已知的危险因素。

诊断和治疗

早期胆囊癌常在切除胆结石的手术中偶然发现。超声成像可以识别胆囊癌，但通常这种病已经到晚期。其他成像技术，如计算机断层扫描（CT）或磁性共振成像（MRI），在早期胆囊癌的检测中提供的信息很少，但可能有助于确定癌症进展程度。影像学中胆管造影检查，可以发现胆管被肿瘤阻塞的征象。

胆囊切除术可治疗早期癌症，但对晚期阶段无效。胆囊癌从胆囊发展到肝脏，手术需要切除胆囊，以及胆囊周围的肝和胆管。对于晚期癌症，治疗将侧重于通过药物或放射治疗，缓解疼痛和提高生活质量。

胆管癌通常生长、扩散缓慢，并

且经常直到晚期才确诊，一般都是通过手术切除肿瘤。治疗也可能包括放射治疗。如果手术不可行，医生可以把一个细管（支架）放入胆管癌部位，保持胆管通畅，防止阻塞，解除黄疸。

胆囊癌和胆管癌的预后取决于癌症进展及扩散的程度。

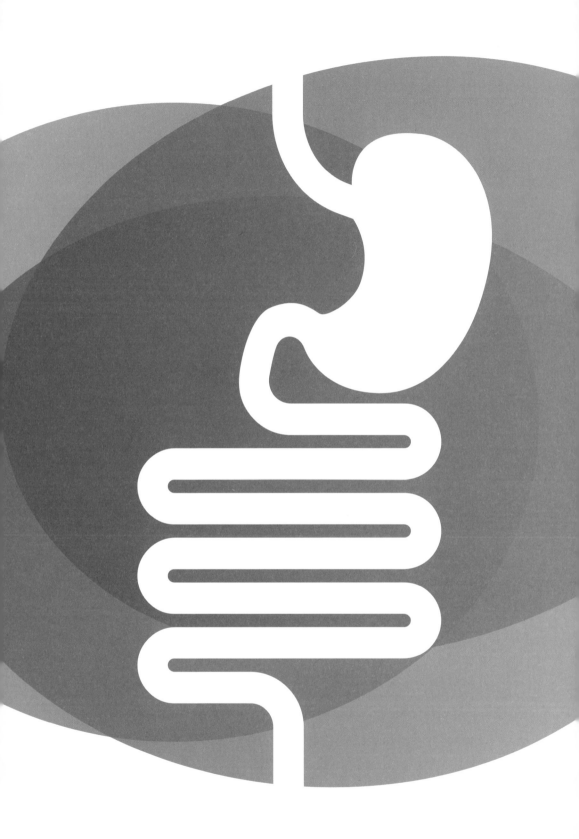

第15章

胰腺疾病

这种腹痛你以前或许从未经历过。剧烈的疼痛从上腹部到右上腹，从胸部放射到背部。平躺会使腹痛加重，而前倾和翻身可以缓解一些疼痛。呼吸会由此变浅，因为深呼吸会加重疼痛。这些症状和体征是典型的胰腺炎（胰腺的炎症）的表现。

胰腺是消化系统的重要器官，但很少有人了解它的功能。这个器官是一个长而扁平的腺体，在腹部脏器的后方，脊柱的前方。胰管和胆囊下方的胆总管汇合后形成十二指肠壶腹，进入小肠的上段（十二指肠）。

胰腺有两个主要功能。

- 产生有助于分解小肠内的脂肪、碳水化合物、蛋白质的消化液和酶。

- 分泌进入血液的胰岛素、胰高血糖素，以及控制胰岛素和胰高血糖素功能的生长抑素。胰岛素和胰高血糖素的主要作用是调节身体糖（葡萄糖）代谢。

胰脏的炎症扰乱了这些功能。有两种类型的胰腺炎——急性和慢性胰腺炎。急性胰腺炎的疼痛常突发、严重、持续数天。相反，慢性胰腺炎间歇性发作，疼痛通常逐渐加重。慢性胰腺炎可能会持续多年。

大多数胰腺炎是轻度的，但有一些人可能会是中度到重症胰腺炎，但不会永久性损害胰腺或其他器官。

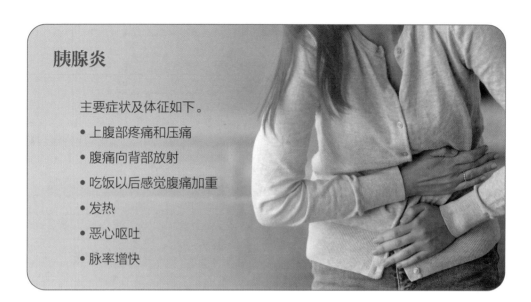

胰腺炎

主要症状及体征如下。

- 上腹部疼痛和压痛
- 腹痛向背部放射
- 吃饭以后感觉腹痛加重
- 发热
- 恶心呕吐
- 脉率增快

急性胰腺炎

在美国每年有 27.5 万例急性胰腺炎患者住院。急性胰腺炎变得越来越普遍，原因不明。其主要症状是突然出现的上腹持续疼痛。疼痛经常辐射到背部和胸部，通常持续数小时或数天不缓解。

急性胰腺炎的病因是身体的消化酶激活的太早。正常情况下，胰腺中产生的酶处于非活性状态。只有通过胰管，进入十二指肠，在消化过程中胰腺消化酶才被激活。如果这些酶在胰腺中被激活，它们会刺激和引起腺体炎症，损坏脆弱的胰腺组织。

吃东西或喝酒可能让症状加重。许多急性胰腺炎患者更愿意坐起来向前弯曲，或蜷缩成胎儿姿势，因为这样可以减轻疼痛。

患胰腺炎者给人的感觉是极为虚弱。他们经常感到恶心和呕吐。其他症状和体征可能包括高热、呼吸困难、腹胀。疼痛变得非常严重，需要住院治疗。

急性胰腺炎的病因

急性胰腺炎有多种病因，在某些情况下病因不明。两个常见的病因是胆结石和饮酒过度。

胆结石 许多急性胰腺炎患者也患有胆结石。有时这些结石从胆囊中排出至胆总管。结石可能卡在胰管和胆管连接处，此处靠近小肠入口（十二指肠入口），阻断了胰液流入消化道，引发轻度到重度胰腺炎发作。通常，堵塞管道是暂时的，结石会自

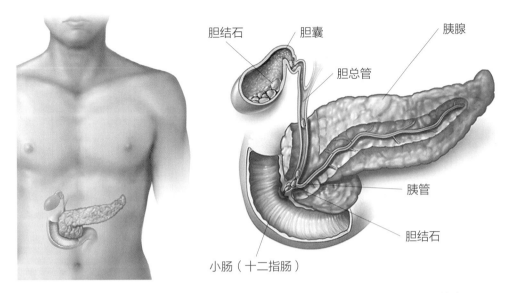

胆结石　胆囊　胰腺

胆总管

胰管

胆结石

小肠（十二指肠）

胆囊排出胆结石堵塞胰管是急性胰腺炎的常见原因。胰腺产生的消化液潴留，使脆弱的胰腺组织发炎。

然排入十二指肠。然而尽管结石被排出或被移走，胰腺炎仍然会发生。

酒精　长期大量饮酒是胰腺炎的另一个重要原因。目前还不清楚酒精如何损害胰腺，一种理论认为酒精直接损伤胰腺组织，遗传和环境因素也可能影响胰腺炎的发病。许多大量饮酒的人也会吸烟。

不太常见的病因　其他一些因素可能导致急性或慢性胰腺炎，这些因素包括：

- 某些药物，包括利尿性降压药、自身免疫制剂、抗生素和抗癌药物
- 遗传性疾病，如高甘油三酯血症
- 腹部损伤
- 腹部大手术或某些侵入性检查

- 急性胰腺炎家族史

尽管许多胰腺炎病因已经被确认，但是还有大量患者没有明显病因，被称为特发性胰腺炎。胰腺炎发作后大约六周，医生可能会推荐内镜超声检查，以明确病因。有些发病可能与胆结石有关，结石太小，最初无法识别。

急性胰腺炎也可能与结构异常或遗传变异有关。建议 35 岁以下特发性胰腺炎患者做基因检测。

急性胰腺炎并发症

急性胰腺炎可导致部分胰腺破坏（胰腺坏死）、炎症和液体在腺体内与周围积聚，以及其他器官衰竭，包括心脏、肺和肾脏。严重并发症如下。

坏死性胰腺炎 严重的炎症导致胰腺组织坏死。含有坏死组织的液体集聚于胰腺。当液体积聚时，可能会压迫邻近脏器。

感染性胰腺坏死 坏死的胰腺导致的感染会引起高烧和疾病恶化。治疗通常包括引流感染的液体，并切除坏死组织。

器官衰竭 重症胰腺炎可能与其他器官衰竭有关，尤其是肾脏、肺、心脏、凝血系统。这些并发症，可伴有严重的感染，严重威胁生命。幸运的是，多器官衰竭比较少见。

肾衰竭 如果肾衰竭很严重而且持续恶化，可以透析。

呼吸问题 身体内化学物质变化会影响肺功能，导致血液中的氧含量下降到较低的危险水平。

急性胰腺炎的诊断

如果医生怀疑你患有急性胰腺炎，会检查你的腹部是否疼痛、压痛，同时进行一些检查。用于诊断急性胰腺炎的试验和检查如下。

- 血液检测胰酶升高水平
- 计算机断层扫描（CT）检查肿块和确定炎症范围
- 腹部超声检查胆囊结石、胆总管结石和炎症
- 超声内镜检查炎症、肿块和胰管或胆管梗阻
- 磁共振成像（MRI）检查胆囊、胰腺和胰管有无异常

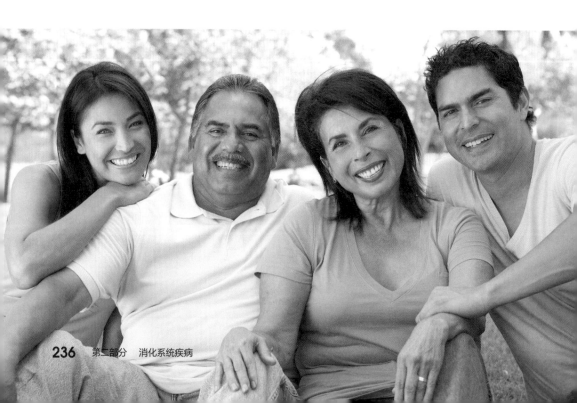

自身免疫性胰腺炎

自身免疫性胰腺炎（AIP）是一种新发现的慢性炎症，被认为是由机体免疫系统攻击胰腺引起的。自身免疫性胰腺炎有两种亚型。

1型 这种类型也被称为 IgG4 相关胰腺炎，是 IgG4 相关疾病（IgG4-RD）的一部分，通常影响多个器官，包括胰腺、肝脏胆管、唾液腺、肾脏和淋巴结。在美国，大约 80% 的自身免疫性胰腺炎患者为 1 型。这些人通常是 60 岁以上的男性。

2型 这种类型也被称为特发性导管中心性胰腺炎。看似只影响胰腺，但大约 1/3 的 2 型自身免疫性胰腺炎患者伴有炎症性肠病，如溃疡性结肠炎。2 型最常见于 40 岁或 40 岁以上的人，男女发病率相同。

自身免疫性胰腺炎是一种罕见的疾病，可误诊为胰腺癌。这两种情况有相似的症状和体征，但治疗方法却截然不同，因此区分两者很重要。

自身免疫性胰腺炎最常见的症状是无痛性黄疸，由胆管梗阻引起。自身免疫性胰腺炎也会导致体重减轻。许多自身免疫性胰腺炎患者，在胰腺和其他器官有肿块，或整个胰腺肿大。因为它的症状和体征与胰腺癌非常相似，所以很难诊断。为了做出准确的诊断，并确定是哪种类型的自身免疫性胰腺炎，医生可能会对患者进行血液和影像学检查。

这种病通常用类固醇治疗。对类固醇没有反应的人，可能会用到影响身体免疫反应的药物（免疫调节药物）。自身免疫性胰腺炎一般不需要手术。

根据患者的特殊情况，医生可能会推荐其他检查。如果其有三个主要症状和体征（胰腺炎的特征性疼痛，胰腺酶显著升高以及影像显示胰腺炎症或胰腺组织坏死）中的两个，胰腺炎的诊断可能成立。

急性胰腺炎的治疗

急性胰腺炎通常需要住院治疗。如果出现并发症，你会被安排住 ICU 病房。治疗包括静脉输液、控制疼痛、识别和治疗并发症。

最初，在诊断出来之前，患者会

被要求禁食。在确诊胰腺炎之后，如果可以耐受，你可以被允许进食。如果进食困难，可以短期内插入鼻胃营养管。随着症状的改善，医生可能会推荐你恢复口服进食。早期重新开始进食可以改善预后。

如果胰腺炎是由胆总管结石梗阻引起的，医生会推荐一种叫作内镜逆行胰胆管造影（ERCP）的手术取出结石。一根装有相机镜头的长管从喉咙进入十二指肠，通过注入造影剂检查你的胰腺和胆管。监视器上会显示消化道的图像。除了诊断胆胰管的问题外，逆行胰胆管造影还可用于取出较小的结石。

如果有胆结石，很可能还需要手术切除胆囊。此外，内镜检查、手术有时对引流出胰液或清除病变组织是必要的。

如果是酒精引起的急性胰腺炎，治疗应该包括戒酒治疗。戒酒有助于减少未来急性胰腺炎的发作。然而，这并不能保证完全治愈。如果你吸烟，戒烟治疗也很重要。

轻度急性胰腺炎一般在几天内好转。中重度病例可能需要更长时间。一旦炎症得到控制，就可以开始进食，喝清淡的流食，吃清淡的食物。随着时间的推移，你可以逐渐恢复到正常饮食。

慢性胰腺炎

慢性胰腺炎不同于急性胰腺炎，因为炎症持续了数年。慢性胰腺炎可能更难诊断，因为损伤发生缓慢，在症状和体征出现之前可能进展了一段时间。在慢性胰腺炎的早期，患者可能会经历轻度到重度的类似于急性胰腺炎发作的表现。

有时，急性胰腺炎的并发症，比如胰管损伤，会导致慢性胰腺炎。囊性纤维化和基因异常的年轻人急性胰腺炎发作，会发展为慢性胰腺炎。另外，一些人生来就有胰腺炎遗传基因，在童年或青春期可引起急性胰腺炎的发作，最终发展成慢性胰腺炎。

一些慢性胰腺炎患者没有疼痛，很多人是间歇性的轻度至中度腹部疼痛。疼痛也可能是剧烈的，持续几小时，或者可能是隐痛持续数周。除了疼痛，慢性胰腺炎的其他症状包括恶心、呕吐、发热、腹胀、排气。饮食或饮酒可能会加重症状。

急性胰腺炎通常可以自愈，无长期并发症。慢性胰腺炎常导致永久性胰腺损伤。持续炎症会慢慢破坏胰腺

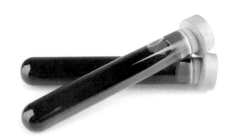

组织。腺体生产消化酶和激素的能力下降。

消化酶、激素不足会导致营养吸收障碍，特别是脂肪。营养吸收不良导致体重减轻和排松散、恶臭、油腻的脂肪便。最终，胰岛细胞受损，导致糖尿病。直到几乎所有的腺体被破坏，吸收不良和糖尿病通常才会出现。

慢性胰腺炎的病因

慢性病胰腺炎最常见的病因如下。

- 大量饮酒
- 急性胰腺炎反复发作
- 慢性胰腺炎家族史
- 遗传异常
- 胰管阻塞
- 囊性纤维化
- 高甘油三酯

慢性胰腺炎的并发症

急性胰腺炎的并发症，如组织坏死、感染和器官功能衰竭，很少在慢性胰腺炎患者身上发生。慢性胰腺炎的并发症如下。

假性囊肿 急性胰腺炎发作后，胰腺可能形成囊状、充满液体的水泡，或在胰腺周边。如果囊肿较小，则无须特殊治疗。如果很大，感染或引起出血，就必须进行干预。医生可能会通过内镜或放射线引导穿刺引流囊肿，或者可能需要手术去除囊肿。

糖尿病 慢性胰脏炎对胰岛素细胞的损害会导致糖尿病。

营养不良 急性胰腺炎和慢性胰腺炎都会导致胰腺产生的用于分解和处理食物中营养素的酶减少。即使你可能摄入相同类型或相同数量的食物，也会导致营养不良、腹泻和体重减轻。

胰腺癌 慢性胰腺炎引起的胰腺长期炎症，是发生胰腺癌的一个危险因素。

慢性胰腺炎的诊断

为了确认慢性胰腺炎的诊断，医生

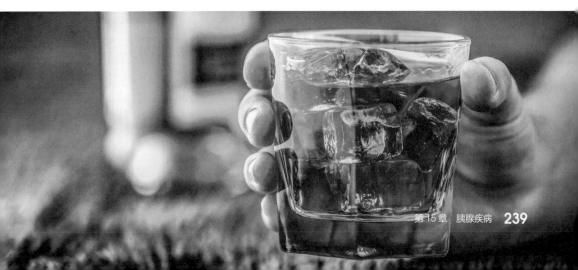

可能会采集血液和粪便样本。验血有助于确定胰腺炎的病因，也有助于检查炎症。大便检查测试粪便中的脂肪含量。当脂肪没有被小肠吸收时，它就通过大便排出。

医生可能会让患者接受 X 光片、计算机断层扫描（CT）、核磁共振成像（MRI）或内镜检查，以寻找胰管或胆总管梗阻或胰腺瘢痕的征象。如果医生怀疑其他疾病，比如胰腺癌，你可能还需要其他检查。慢性胰腺炎会使患胰腺癌的风险增高。

慢性胰腺炎的治疗

慢性胰腺炎治疗的主要目标是控制疼痛和治疗吸收不良。急性胰腺炎的疼痛通常在几天到几周内消失，而慢性胰腺炎则不同，疼痛会持续。事实上，持续性疼痛可能是治疗慢性胰腺炎的最大挑战。

除了传统的止痛药外，医生可能会给你开一些含有胰酶的补充剂。这种疗法被认为可以提高消化酶的水平，这些酶在小肠（十二指肠）中工作，减少了胰腺分泌酶的需求，减少了伴随的疼痛和胰管内的压力。

对于无法控制的剧烈疼痛，治疗方案包括切除受损组织、阻断疼痛信号、损毁传递疼痛的神经。

吸收不良治疗

含有胰酶的补充剂可以帮助治疗吸收不良，因为胰腺炎导致消化过程中吸收不良。胰酶片取代了胰腺分泌不足的胰酶，有助于恢复正常的脂肪、蛋白质和碳水化合物的消化。

根据进食的量调整胰酶补充剂的剂量，每餐最多可以服用 3 ~ 5 片，吃几口食物后吃 1 ~ 2 片，快结束时再吃 1 片，剩余 1 ~ 2 片可以在进餐时服用。胰酶补充剂也可以和零食一起吃。

糖尿病的治疗

慢性胰腺炎可引起糖尿病。治疗方法与 2 型糖尿病相似，包括保持健康饮食、经常锻炼。有些人需要注射胰岛素。医生会告诉你如何控制病情，预防并发症。

慢性胰腺炎患者的生活

急性胰腺炎经常可以完全康复，而慢性胰腺炎患者时常出现症状和体征。即使没有反复出现慢性胰腺炎的症状和体征，保持胰腺健康也是非常重要的。

- 饮酒　如果不能自主戒酒，那就接受戒酒治疗。戒酒不能减轻疼痛，但它会减轻死于疾病的风险。

- 戒烟 吸烟对胰腺炎患者有很多不良影响。它减少了胰腺的分泌功能，加速胰管结石的形成，堵塞胰管，增加胰腺癌的发生。如果你吸烟，请戒烟。
- 饮食 一顿饭吃得越多，胰脏就必须产生更多的消化液帮助消化。与其一顿吃很多，不如少吃多餐。
- 疼痛 和医生讨论疼痛控制方案。处方和非处方止痛药，尽管非常有效，但这些药物有副作用，包括药物依赖和胃溃疡等问题。

胰腺癌

美国癌症协会估计，2019 年约有 56 770 人被诊断为胰腺癌，约 45 750 人将死于胰腺癌。虽然胰腺癌只占美国所有癌症病例的 3%，但它却造成了 7% 的癌症死亡。

胰腺癌通常会迅速扩散到邻近器官。癌症不会马上引起症状，当症状出现时，也不典型。

危险因素

目前尚不清楚胰腺癌的病因。危险因素如下。

- 胰腺慢性炎症（慢性胰腺炎）
- 糖尿病
- 某些遗传病家族史，如 BRCA2、p16 和导致 Lynch 综合征的基因
- 胰腺癌家族史
- 肥胖
- 吸烟
- 年龄，尤其是 65 岁以上的人

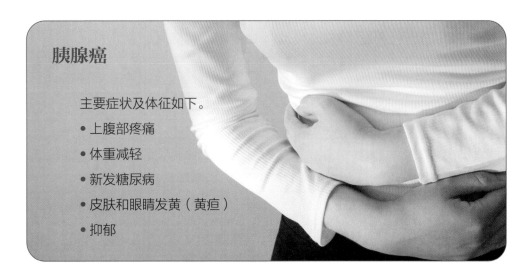

胰腺癌

主要症状及体征如下。
- 上腹部疼痛
- 体重减轻
- 新发糖尿病
- 皮肤和眼睛发黄（黄疸）
- 抑郁

诊断

如果医生怀疑你是胰腺癌，他（她）可能会让你接受以下一种或多种检查。

- 影像检查创建内脏图像　这些检查可以帮助医生看到你的内脏，包括胰腺。用于诊断胰腺癌的技术包括超声、计算机断层扫描（CT）、磁共振成像（MRI），有时还包括正电子发射断层扫描（PET）。

- 使用超声内镜构建胰腺图像　超声内镜（EUS）使用超声波设备从腹内部拍摄胰腺图像。这个装置通过一根细的、可弯曲的管子（内镜）进入食管、胃，以获得图像。

- 组织样本活检　在活组织检查中，取下一小部分组织样本并在显微镜下检查。医生可以将针经过皮肤插入穿刺胰腺（细针抽吸），从胰腺获取组织样本。医生也可能会在胃内超声内镜引导下，用特殊工具穿刺胰腺活检。

- 验血　医生可能会检测血液中胰腺癌细胞分泌的特定蛋白质（肿瘤标志物）。一种用于胰腺癌诊断的肿瘤标志物被称为CA19-9。但测试并不一定总是可靠的。一些医生会在治疗前、治疗中和治疗后检测 CA19-9 水平。

胰腺癌的治疗

胰腺癌治疗包括手术、放疗、化疗或联合治疗。研究人员发现治疗的顺序很重要。对于需要手术的人来说，术前化疗和放疗（放化疗）叫作新辅助治疗，可能是最合适的治疗方案。对一些人来说，化疗使手术变得可行。

当胰腺癌进展到晚期，这些治疗不太可能带来获益时，治疗的目标就是让患者尽可能舒服。

胰腺癌患者的手术类型如下。

- 胰头肿瘤切除　如果癌症位于胰头，医生可能会推荐胰十二指肠切除术。胰十二指肠切除术是有一定技术难度的手术，用于切除胰头、十二指肠、胆囊和部分胆管。在某些情况下，部分胃和附近的淋巴结也可能被切除。外科医生重新连接胰腺、胃和小肠，重建消化道以恢复进食。

- 胰腺体尾部肿瘤切除　切除胰腺左侧（胰体和尾部）的手术称为远端胰腺切除术。外科医生也可能同时切除脾脏。

- 全胰腺切除　有些人可能需要

尽早发现癌症

研究人员认为，胰腺癌是从胰腺上皮内瘤变（PanIN）通过一系列的过程发展来的。在这个过程的早期，少数基因发生了突变，胰腺的导管细胞看起来相当正常。在之后的步骤中，一些基因发生了突变，导管细胞出现了更多的异常。

研究人员正利用这些研究成果，希望开发出能在早期阶段识别癌症的检测方法。其中最常见的是 DNA 突变影响 KRAS 癌基因，进而影响细胞生长的调节。在内镜逆行胰胆管造影（ERCP）检查中收集的胰液样本，通常能识别这种突变，帮助早期诊断。

目前，检测某些基因（如 KRAS）变化的基因测试，适合于有胰腺癌家族史的人。不建议在没有症状的中等风险人群中进行广泛的测试。

研究正在其他几个方面进行。研究表明，在 50 岁以上患糖尿病的人中，大约 1% 的人患有胰腺癌。研究人员正在积极研究如何利用这些信息帮助早期诊断胰腺癌。

研究人员也在寻找血液中发现的蛋白质组，研究是否可以用于胰腺癌早期发现。这种方法的一些早期结果是可喜的，但是还需要更多的研究来证实它的有效性。

切除整个胰腺。这叫作全胰腺切除术。没有胰腺，患者可以相对正常的生活，但需要终身使用胰岛素和胰酶补充剂。

• 侵犯血管的胰腺癌手术　许多晚期胰腺癌患者如果肿瘤累及附近血管，就不适合胰十二指肠切除手术或其他胰腺手术。在美国的一些医疗中心，高度专业化和经验丰富的外科医生可以安全地切除并重建部分血管。

化疗常与放疗相结合。放化疗通常用于治疗已经有胰腺以外扩散的胰腺癌，但仅限于胰腺邻近脏器转移，而不是身体的远处转移。在特殊的医疗中心，放化疗可以在手术前用来帮助缩小肿瘤。有时手术后用放疗来降低胰腺癌复发的风险。

对于晚期胰腺癌患者，化疗可用于控制肿瘤生长和延长生存期。

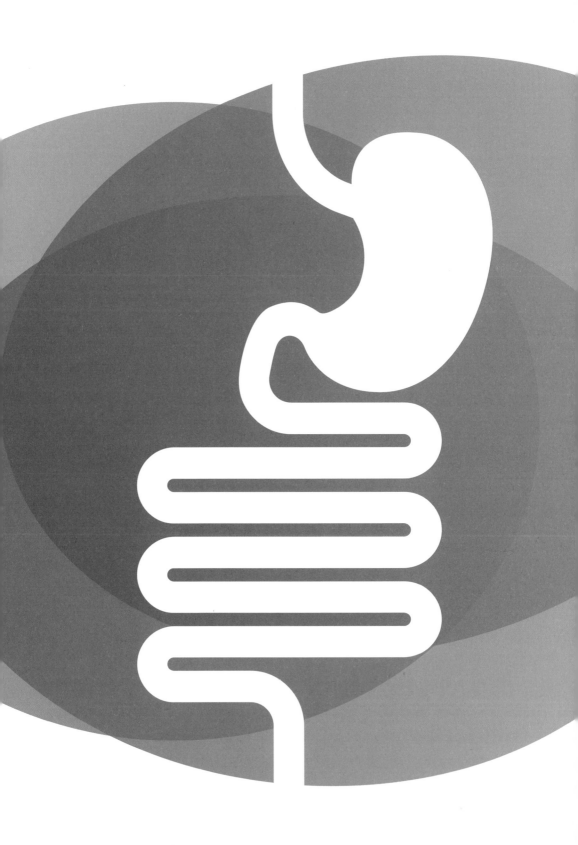

第16章

肝脏疾病

肝脏是最大的内脏器官，也可能是最复杂的。肝脏由左右两个肝叶组成。它通过胆道系统将肝脏细胞连接在一起，形成一个复杂的胆道和血管系统。

肝脏是一个努力工作的多任务器官，它尽职尽责却没有得到足够的关注，很容易被忽视，直到出现问题。人们经常以为是由胃部或肠道问题引起的症状和体征，如食欲不振、体重减轻和恶心，实际上可能是由肝脏疾病引起的。

由于肝脏的复杂性和频繁地暴露于许多潜在的有害物质，肝脏很容易受到感染、炎症和堵塞。肝脏的疾病超过 100 多种，有时对器官造成的损害很难逆转。

肝脏有什么作用

肝脏在人体的代谢、消化和调节系统中起着至关重要的作用。可以认为它是人体的主要制造中心。

生产

肝脏处理从肠道吸收的大部分营养物质，并将它们转化为可供身体作用的营养素。肝脏还制造胆固醇、凝血因子、白蛋白和胆汁等特定蛋白质，其中胆汁是消化脂肪所必需的。此外，它还调节血液成分，特别是进入血液的糖（葡萄糖）、蛋白质和脂肪的含量。

排毒

肝脏过滤血液中的废物。它能将

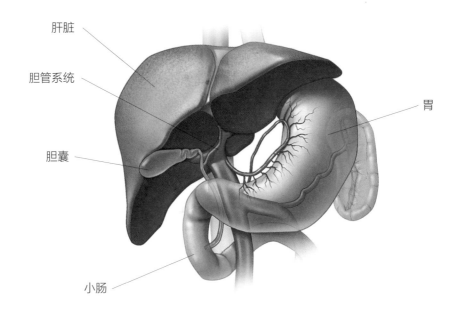

肝脏

胆管系统

胆囊

胃

小肠

一些潜在的有害物质、药物和毒素转化为危害较小的形式，并能通过胆汁和粪便排出体外。

储存

肝脏储存铁、维生素和碳水化合物（糖原）等营养物质以备日后使用，并在需要时提供。

肝脏疾病

肝脏问题包括一系列损害肝组织或损害其功能的疾病。这些疾病可能与多种因素有关，例如感染、创伤或接触毒素。它们也可能来自肝脏的炎症或纤维化。

如果肝脏功能不正常，身体可能就得不到所需的营养。由此导致体重下降和疲劳。血液中废物和毒素的积聚会导致皮肤、眼睛发黄（黄疸），以及食欲不振、恶心，有时还会呕吐。其他可能预示肝脏疾病的迹象包括：脚踝肿胀、腹腔积液（腹水）、青肿和意识混乱（肝性脑病）。

肝病诊断

对于某些肝脏疾病，疲劳和黄疸是早期的症状。其他方面，体重减轻或腹部不适可能是最常见的症状。

如果医生怀疑你有肝病，他（她）可能会问一系列关于健康和生活方式的问题。下一步通常是体格检查。医生可能会触诊你的上腹部，寻找肝脏肿大、萎缩或硬化的迹象。还会寻找肝病的其他体征和症状，如腹部、腿部和脚踝肿胀以及黄疸。

此外，你可能会接受血液检查以检测血液中的某些酶或蛋白质。肝病的血液检查，称为肝功能检查，可以识别多种异常。

- 肝细胞和胆管损伤　如果肝细胞发炎或受损，通常这些细胞中的酶会泄漏到血液中，并被检测出来。两种肝酶水平会升高，分别是丙氨酸转氨酶（ALT）和天冬氨酸转氨酶（AST）。碱性磷酸酶主要由肝脏小胆管中的细胞产生。它的水平可能会随着胆管或肝脏受影响而升高。
- 肝功能减退　当肝脏受损时，通常是因为严重的创伤，它不能像平常那样产生蛋白质（白蛋白），或提供某些凝血因子（凝血酶原）。白蛋白水平和凝血酶原时间检测这些功能。低白蛋白和凝血酶原时间延长，表明肝功能下降。

- 胆红素升高　胆红素是红细胞正常分解产生的物质。如果肝脏不能清除胆红素，会检测到血液循环中胆红素水平升高。某些血液疾病也会使血液中的胆红素水平升高。

对于某些肝脏疾病，血液检测可以提供足够诊断指标。其他方面，医生可能会要求患者做额外的检查，如肝脏影像，肝组织样本（活检）进行实验室检查。这些样本有助于识别特定疾病，显示肝脏炎症的严重程度，以及是否有永久性肝损伤。

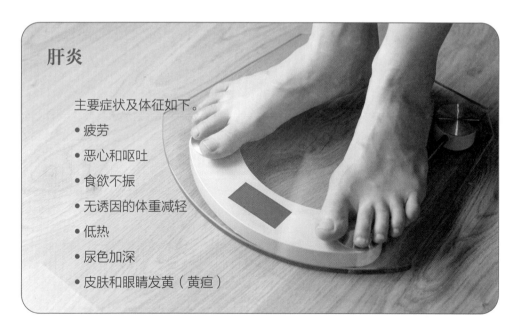

肝炎

主要症状及体征如下。

- 疲劳
- 恶心和呕吐
- 食欲不振
- 无诱因的体重减轻
- 低热
- 尿色加深
- 皮肤和眼睛发黄（黄疸）

传染性肝炎

最常见的肝病是肝炎，一种肝脏炎症。如果器官发炎，身体会试图战胜感染，愈合创伤。除了疼痛和肿胀，炎症会扰乱肝脏从身体里滤除有害物质的功能。

当这种情况发生时，胆红素等废物会在血液中积聚，导致皮肤和眼睛变黄（黄疸）。如果炎症持续而不加控制，肝脏可能会永久性受损。肝炎有以下几种。

甲型肝炎

甲型肝炎是由甲型肝炎病毒引起的高度传染性的肝脏感染。这种病毒是几种肝炎病毒中的一种，会引起肝脏炎症并影响肝脏的功能。

一般感染病毒数周后，才会出现如疲劳和恶心的症状和体征。但并不是每个甲肝患者都会出现上述症状。

传播 甲型肝炎的常见传播途径如下。

受污染的食物和水 甲型肝炎最常见的传播方式是摄入一些被粪便污染过的东西，即便只是微量的。经由上完厕所后没有彻底洗手的人处理的食物，如果被你食用后，就会发生这种情况。

其他传播途径包括饮用受污染的水，食用在受污染的水中采集的生贝类，或食用在污染的水中漂洗过的未剥皮水果或蔬菜。有的甲型肝炎的爆发，可以追溯到用于浇灌草莓、大葱和其他农产品的被污染的灌溉水。

与感染者接触 甲型肝炎可以通过与病毒感染者的密切接触传播，即使该携带者没有任何症状或体征。病毒不会通过打喷嚏或咳嗽传播。

治疗 甲型肝炎没有特殊的治疗方法。身体会自己清除病毒。在大多数甲型肝炎病例中，6个月内可以痊愈，完全康复。

与其他类型的病毒性肝炎不同，甲型肝炎不会造成长期的肝脏损害，也不会变为慢性。在极少数情况下，甲型肝炎会导致肝功能突然衰竭，尤其是老年人或慢性肝病患者。

治疗的重点包括减轻痛苦、控制症状和体征。

- **休息** 许多人感到疲倦和不适，精力不足。
- **控制恶心** 试着少吃多餐，而非吃一顿饱饭。为了获得足够的热量，多吃高热量的食物。例如，喝果汁或牛奶以代替喝水。如果发生呕吐，大量饮水对防止脱水很重要。
- **避免饮酒并限制用药** 肝脏可能难以处理药物和酒精。不要喝酒。告诉医生你现在服用的药物，包括非处方药。

为了减少将甲型肝炎传染给他人的风险，患者应该：

- 换完尿布后彻底洗手 用力擦洗至少 20 秒。用一次性毛巾擦干双手。
- 不要为他人准备食物 这样很容易把感染传染给别人。

免疫 甲型肝炎疫苗通常是在孩子 1~2 岁时接种。这种疫苗也适用于有甲型肝炎风险的人群。疫苗分两次注射，第一次注射后，六个月后再加强注射一次。

美国疾病控制和预防中心建议以下人群接种甲型肝炎疫苗。

- 未接种儿童疫苗的儿童
- 儿童和成年人前往疾病高发国家
- 可能接触甲型肝炎的实验室工作人员
- 与男性发生同性性关系
- 使用任何类型的非法药物，而不仅仅是注射毒品的人
- 接受凝血因子治疗的人
- 慢性肝病患者
- 在世界上甲肝常见地区工作或旅行的人
- 与来自甲肝常见国家的国际领养人接触的人

乙型肝炎

这种肝炎病毒，也有高度传染性，在血液和精液中可以发现乙型肝炎病毒，通常经过无保护的性接触或在静脉注射毒品期间共用受污染的注射器和针头而得病。最危险的是有多个性伴侣、非法药物使用者和暴露接触污染血液的医院工作人员。

如果母亲已经感染了乙型肝炎，新生儿在出生时会感染。但是，有些人没有任何已知的风险因素也会被感染。乙型肝炎不会通过拥抱、打喷嚏、咳嗽、进食、饮水传播，或者共用饮食餐具传播。

大多数成年人乙肝患者可以完全康复，即使他们的症状和体征很严重。对一些人来说，乙型肝炎会变成慢性感染，这意味着它会持续六个月以上。患有慢性乙型肝炎会增加患肝衰竭、肝癌或肝硬化的风险，而肝硬化是一种永久性损伤肝脏的疾病。婴儿和儿童更容易患上慢性（长期）乙型肝炎。

治疗 如果确认自己接触了乙型肝炎病毒，并且不确定是否接种过疫苗，请立即看医生。在接触病毒 12 小时内注射一种抗体（免疫球蛋白）可能有助于防止你患上乙型肝炎。因为这种治疗只提供短期保护，如果你从未接种过乙肝疫苗，则应该同时接种

预防肝炎

以下预防措施可能有帮助避免病毒性肝炎。

免疫接种

有预防甲型和乙型肝炎的有效疫苗。取决于使用的疫苗类型，可能需要注射 2~3 次。当前到世界上大部分地区旅行，甲型肝炎是一个普遍的危险因素，在旅行之前请咨询医生关于甲肝疫苗的问题。

几乎每个人都能接种乙肝疫苗，包括婴儿、老年人、成年人和免疫系统受损的患者。母亲患乙型肝炎，新生儿出生后可以马上接种疫苗。

食品准备

甲型肝炎和戊型肝炎可以通过被污染的食物和饮料传播，所以需遵循以下安全食品处理原则。

- 彻底清洗所有水果和蔬菜
- 彻底煮熟食物——冷冻不会杀死病毒
- 到甲肝高发地区旅行时，只喝瓶装水，用瓶装水做饭、刷牙，或者自来水至少煮沸 10 分钟以上

工作场所预防措施

在医疗环境中，遵循所有感染防控程序，包括洗手和戴手套。儿童保育机构是甲型肝炎感染的高风险地区，更换或者处理尿布后手要彻底清洗。

其他预防措施

还要养成这些良好的健康习惯，以降低患肝炎的风险。

- 经常、彻底地洗手

- 如果有多个性伴侣——这是乙型和丙型肝炎的风险因素——每次性接触都使用乳胶避孕套

- 不要共用药物注射器

- 如果接受针灸治疗，确保针头已消毒

- 避免刺青和文身，除非你能确定仪器和染料是安全的（只对一个人专用的）

- 不要共用牙刷、剃须刀，指甲钳或其他可能接触到血液的物品

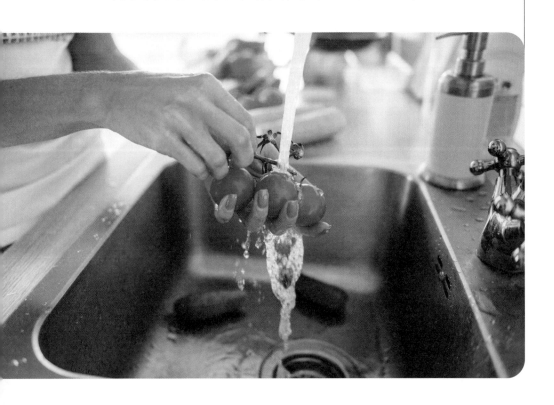

乙肝疫苗。

急性乙型肝炎感染　如果医生确定你的乙肝感染是急性的——意味着它是短暂的，可能会自行消失——你可能不需要治疗。同时，医生可能会建议你休息，补充适当的营养和充足的水份。在病情严重的情况下，需要抗病毒药物或住院治疗来预防并发症。

慢性乙型肝炎感染　大多数被诊断为慢性乙型肝炎的人需要终生治疗，以降低患肝病的风险，并防止他们将感染传染给他人。慢性乙型肝炎的治疗如下。

• 抗病毒药物　抗病毒药物，包括恩替卡韦、替诺福韦、拉米夫定和阿德福韦可以帮助对抗病毒，

乙肝疫苗

乙肝疫苗可以预防乙型肝炎感染。乙肝疫苗在出生时开始注射，6 个月内注射 3~4 次。疫苗接种推荐如下。

- 新生儿
- 出生时未接种疫苗的儿童和青少年
- 乙型肝炎患者的性伴侣
- 任何患有性传播疾病的人
- 与其他男性发生性接触的男性
- 有多个性伴侣的人
- 与乙型肝炎患者生活在一起的人
- 医护人员、急救人员和其他与血液或体液接触人员
- 残疾人发展区域的工作人员和居民
- 监狱里的工作人员
- 共用针头、注射器或其他药物注射设备的人
- 患有慢性肝病、肾病、艾滋病毒感染或糖尿病的人
- 前往乙型肝炎高感染率地区的旅客
- 任何想要预防乙型肝炎的人

有关预防乙型肝炎感染的其他方法的信息，请参阅 250—251 页。

减轻病毒对肝脏的损害。这些药是口服的。其他治疗乙型肝炎的药物也在开发中。

- 干扰素注射　干扰素 α–2b（内含子 A）是人工合成的一种人体产生的抗感染物质的类似物。它主要用于希望避免长期治疗的年轻乙肝患者，或妇女完成一个疗程的治疗后想在几年内怀孕。怀孕期间不能使用干扰素。

- 肝移植　如果肝脏已经严重受损，肝移植可能是一种选择。在肝脏移植过程中，外科医生会切除受损的肝脏，并用健康的肝脏代替。大多数移植肝脏来自于已故捐献者，但也有一小部分来自活体捐献者，他们捐献部分肝脏。

丙型肝炎

丙型肝炎是病毒性肝炎最常见的病因。据估计，美国有 350 万人患有丙型肝炎，大约一半的人因为没有症状，而不知道自己感染了丙型肝炎。

丙型肝炎的感染率随着时间的推移而波动。美国年轻人丙型肝炎感染率上升，这可能反映了阿片类药物和注射药物的流行。在 1945—1964 年出生的人中，丙型肝炎仍然是一个令人担忧的问题，他们中的许多人并不知道自己感染了丙型肝炎。

与甲型肝炎和乙型肝炎不同，丙肝没有疫苗。

传播　丙型肝炎主要通过血液、血液制品和受污染的针头传播。共用针头或注射器的非法药物使用者是感染者增多的原因。

最有可能感染丙型肝炎的人是目前或以前注射毒品的人，包括多年前只注射过一次的人。病毒最常见的传播途径如下。

- 共用针头、注射器或注射药物设备
- 卫生保健环境中针刺伤
- 母亲患有丙型肝炎

不太常见的是，一个人可以通过以下途径感染丙型肝炎病毒。

- 与他人分享接触血液的个人护理用品，如剃须刀或牙刷

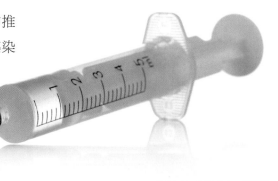

- 与丙型肝炎患者发生性接触
- 在不受监管的环境下文身或刺青

其他高危人群是1992年前接受输血或器官移植、1987年前接受凝血因子治疗或长期接受血液透析治疗的人。

丙型肝炎病毒不会通过共用餐具、哺乳、拥抱、接吻、握手、咳嗽或打喷嚏传播。它也不会通过食物或水传播。

急性和慢性丙型肝炎 丙型肝炎感染始于急性期。急性丙型肝炎通常得不到诊断，因为它很少引起症状。症状和体征包括黄疸，伴有疲劳、恶心、发热和肌肉酸痛。急性症状通常出现在接触病毒后1~3个月，持续2周至3个月。

急性丙型肝炎感染并不总是变成慢性。一些人在急性期后清除体内的病毒，这种结果被称为自发病毒清除。

丙型肝炎筛查

一个简单的筛选检查可以确定血液中的丙型肝炎抗体，通常可以在症状和体征出现之前确定肝炎肝损伤发生。如果有以下情况应该进行筛查。

- 生于1945—1965年（美国）
- 目前正在注射毒品
- 曾经注射过毒品，甚至几年前注射过一次
- 接收1987年之前生产的凝血因子（美国）
- 曾接受过长期血液透析
- 丙氨酸转氨酶（ALT）水平持续异常
- 感染艾滋病毒
- 从后来检测为丙型肝炎病毒阳性的捐献者处获得血液
- 1992年7月前接受输血、血液成分或器官移植（美国）
- 卫生保健或公共服务人员接触过丙型肝炎阳性的血
- 母亲怀孕时丙型肝炎阳性
- 曾与任何被诊断为丙肝感染的人发生过性关系
- 在监狱里服过刑（美国）
- 无明显原因的肝功能检查异常

对另一些人来说，这种感染会持续很长时间。慢性丙型肝炎通常在很多年里都是一种"隐匿"的感染，直到它对肝脏造成足够的损害而引发病状，诸如：

- 容易擦伤和出血
- 疲劳
- 食欲不佳
- 皮肤和眼睛出现黄色（黄疸）
- 尿液变深
- 皮肤瘙痒
- 腹部积液（腹水）
- 腿部肿胀
- 体重减轻
- 困惑、困倦和言语含糊不清（肝性脑病）
- 皮肤上的蜘蛛状血管（蜘蛛血管瘤）

持续多年的丙型肝炎感染会导致严重的并发症，如肝纤维化（肝硬化）和肝功能衰竭。少数人可能患上肝癌。

治疗 一旦诊断出丙型肝炎，很重要的是要确定病毒基因型。这种病毒有几种形式，叫作基因型，每一种都必须区别对待。在美国，基因型1是最常见的。

与几年前不同的是，现今丙型肝炎通常是可以治愈的，每天服用正确的药物，几个月后可以痊愈。以前没有接受过丙型肝炎治疗的人治愈率超过90%。早期治疗不成功或肝硬化的患者治愈率略低，但治愈率随着新治疗方法的出现而提高。

药物治疗 丙型肝炎感染用多种抗病毒药物治疗，目的是清除体内的病毒。治疗的目标是药物治疗后至少12周内，没有检测到病毒。

研究人员在使用新的"直接作用"的抗病毒药物治疗丙型肝炎取得了重大进展，治疗通常包括两到三种药物联合运用。由此，人们会体验到更好的结果、更少的副作用和更短的治疗时间——有些甚至只需要8周。联合用药的例子包括索福斯布韦和莱迪帕斯韦，索福斯布韦和韦尔帕塔斯韦，索福斯布韦、韦尔帕塔斯韦和伏西拉普列韦，格列卡普列韦和皮布伦塔斯韦。

药物的选择和治疗的时间长短取决于多种因素，包括病毒基因型、现有的肝脏损害程度和可能同时患有的其他疾病。

肝移植 如果你因慢性丙型肝炎感染而出现严重并发症，肝移植可能是一种选择（见第266页）。

在大多数情况下，单靠肝脏移植并不能治愈丙型肝炎，感染很可能会复发，需要抗病毒药物治疗，以防止移植肝脏受损。一些研究表明，新的、直接作用的抗病毒药物治疗方案在治疗移植后丙型肝炎方面是有效的。在

肝炎患者的生活

一旦得了肝炎，感染另一种病毒的风险就会增加。因此，重要的是保持健康，避免接触其他风险。自我护理因人而异，但下面的内容适用于每个人。

- **休息** 如果得了急性肝炎，要充分休息，多喝水，吃健康、高热量的饮食。这样能提高机体的免疫功能，把病毒清除掉。
- **避免饮酒** 酒精会加重炎症，加速肝脏疾病发展为肝硬化和器官衰竭。
- **谨慎用药** 许多药物会损害肝功能，特别是长期服用药物。如果肝脏不能正常工作，药物产生的有毒物质无法被排除。你应该告知医生正在服用的所有药物，包括非处方药。
- **保持健康的生活方式** 健康的生活方式包括吃均衡营养的饮食，适当锻炼。除了有助于身体健康，充足营养和锻炼有助于克服抑郁症，对于肝炎患者这是一个常见的问题。
- **接种疫苗** 如果对甲肝和乙型肝炎没有免疫力的话，就接种甲型和乙型肝炎疫苗。及时更新所有的疫苗接种，包括肺炎疫苗接种和每年的流感疫苗接种。

肝移植前，直接作用的抗病毒药物，对经过筛选的患者也有效。

丁型和戊型肝炎

这些形式的肝炎很少见。要感染丁型肝炎——一种血源性病毒，必须已经患有乙型肝炎。丁型肝炎通过附着在乙型肝炎病毒上而存活下来。戊型肝炎是一种食源性病毒。在美国报告的大多数病例均涉及世界上该病流行地区的旅行者，如中东、亚洲和南美洲，还有墨西哥。

酒精或药物引起的肝炎

酒精或药物引起的肝炎，也被称为中毒性肝炎，是一种肝脏对接触的某些物质的炎症反应。除了酒精和药物，中毒性肝炎可能是由营养中的补充剂或工业化学品引起。可通过摄入、吸入或皮肤接触的化学品而发生。

最常见的中毒性肝炎发生在饮酒过量或服用某些药物的人身上。炎症源于人体分解酒精或药物时产生的有毒化学物质。随着时间的推移，这些化学物质会损害肝细胞并干扰肝脏的功能。

在一些情况下，在接触毒素的几小时或几天内就会发展成中毒性肝炎。在另一些情况下，它可能需要数月或数年，才会出现表现和症状。中毒性肝炎的症状通常在停止接触毒素后消失。但是中毒性肝炎会永久性损害你的肝脏，导致不可逆的肝组织纤维化（肝硬化），在某些情况下导致肝功能衰竭，可能危及生命。

最常见的导致药物性肝炎的药物是非处方止痛药，尤其是如果经常服用药物，或与酒精合用。它们包括对乙酰氨基酚、阿司匹林、布洛芬和萘普生钠。

对大多数人来说，处方药不会引起肝脏问题，但在某些情况下或某些肝病患者中，有些可能会造成损害。与严重肝损伤相关的药物，包括用于治疗高胆固醇的他汀类药物、复方药阿莫西林克拉维酸、苯妥英钠、硫唑嘌呤、烟酸、酮康唑、某些抗病毒药物和合成代谢类固醇，以及其他的药物。

治疗

医生会努力确定是什么原因导致了肝脏损伤。有时原因很清楚，有时需要更多的调查工作。在大多数情况下，停止接触引起肝脏炎症的毒素会减轻症状和体征。

如果肝脏损伤是由于服用过量的对乙酰氨基酚造成的，可以马上服用一种叫作乙酰半胱氨酸的化合物。这种药物越早使用，对肝脏损害就越小。

如果在服用过量对乙酰氨基酚后 16 小时内服用，效果最好。

当肝脏炎症正在恢复时，避免饮酒非常重要。在没有事先咨询医生的情况下，不要服用任何药物或补充剂。

在肝功能严重受损的情况下，对某些人来说，肝移植是一个潜在的选择（见第 266 页）。

非酒精性脂肪肝

非酒精性脂肪肝已成为肝病的常见病因，尤其是在西方国家。随着全球超重或肥胖人数的增加，非酒精性脂肪肝的患病率也在增加。在美国，它是最常见的慢性肝病。

在这种情况下，多余的脂肪会在肝脏堆积，与酒精肝相似，但它发生在很少饮酒或不饮酒的个体中。

大多数人发展成一种称为单纯性脂肪肝的形式，它不会引起任何症状

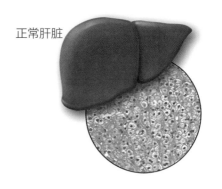

正常肝脏

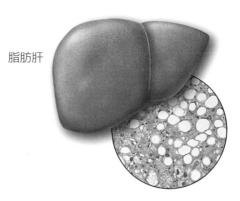

脂肪肝

或体征。少数人遭遇一种更严重，称为非酒精性脂肪性肝炎（NASH）的疾病。

在单纯性脂肪肝的情况下，肝脏有脂肪，但很少或没有炎症或肝细胞

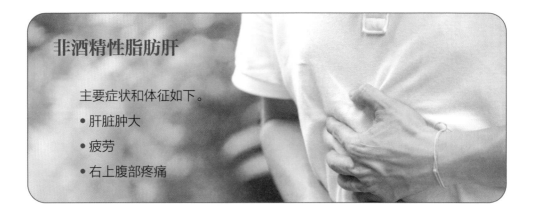

非酒精性脂肪肝

主要症状和体征如下。

- 肝脏肿大
- 疲劳
- 右上腹部疼痛

损伤。单纯性脂肪肝通常不会导致肝脏损害或并发症。患非酒精性脂肪肝，除了肝脏中的脂肪外，还会出现肝脏炎症和肝细胞损伤，从而导致肝脏纤维化（肝硬化）。

非酒精性脂肪肝可影响任何年龄段的人，甚至儿童，但它往往发生在40～50多岁的人群中，最常见于肥胖，或有2型糖尿病、高甘油三酯的人。这种情况也与代谢综合征密切相关，代谢综合征是一组异常现象，包括腹部脂肪增加、胰岛素抵抗、高血压和高甘油三酯。

专家们不确定为什么有些人会在肝脏中积累脂肪，而有些人则不会。同样，对于为什么有些脂肪肝会导致炎症并最终发展为肝硬化，人们的理解也很有限。

治疗

治疗的第一步通常是通过健康饮食和锻炼相结合来减重。减重去除导致非酒精性脂肪肝疾病的病因，可以改善肝脏的健康。对于那些需要大幅度减重的人来说，减重手术可能是一种选择。

医生也会建议你戒酒，因为饮酒，尤其是大量饮酒时，会加重病情。

如果没有糖尿病，医生可能会推荐维生素E补充剂。一些迹象表明维生素E可以减少脂肪堆积和肝脏炎症。然而，维生素E有一些安全隐患，所以与医生讨论其益处和风险非常重要。如果患有糖尿病，采取措施控制疾病很重要。

对于发展为肝硬化的非酒精性脂肪肝患者，肝移植可能是一种选择。这一人群的肝移植效果一般都很好。

自身免疫性疾病

某些形式的肝病是自身免疫性疾病的结果，在这种情况下，身体免疫系统攻击并损害自己的肝脏组织。

自身免疫性肝炎

自身免疫性肝炎是由于免疫系统攻击肝脏而引起的肝脏炎症。自身免疫性肝炎的确切病因尚不清楚，但研究人员认为，这可能源于控制免疫系统功能的特定基因与环境因素（包括接触特定病毒或药物）之间的相互作用。

自身免疫性肝炎的症状和体征因人而异，可能会突然发作。有些人在疾病的早期阶段几乎没有意识到问题，而另一些人可能会感到疲劳、腹部不适、皮肤和眼睛发黄（黄疸）、瘙痒、皮疹和关节疼痛。如果不治疗，自身免疫性肝炎可能会导致肝纤维化（肝硬化）和肝功能衰竭。

可能增加自身免疫性肝炎风险的因素如下。

- **女性** 男性和女性都会发展为自身免疫性肝炎，但这种疾病在女性中更为常见。
- **某些感染史** 自身免疫性肝炎可能在感染麻疹、单纯疱疹或EB病毒后发生。这种疾病也与甲肝、乙肝或丙肝感染有关。
- **遗传** 有证据表明，家族中存在易感自身免疫性肝炎的可能。
- **患有自身免疫性疾病** 已经患有自身免疫性疾病的人，如乳糜泻、类风湿性关节炎、原发性甲亢或桥本甲状腺炎，可能更容易发展为自身免疫性肝炎。

类型 医生已经确定了两种主要的自体免疫性肝炎。

- **类型 1** 这是最常见的一种疾病，它可以发生在任何年龄段。大约一半的 1 型自身免疫性肝炎患者有其他自身免疫性疾病，如乳糜泻、类风湿性关节炎或溃疡性结肠炎。
- **类型 2** 虽然成年人可以发展为 2 型自身免疫性肝炎，但它最常见于女孩和年轻女性。这种类型的自身免疫性肝炎可能伴随其他自身免疫性疾病。

诊断和治疗 自身免疫性肝炎是通过血液检查和肝活检来诊断。早期诊断和治疗时，通常可以使用抑制免疫系统的药物治疗。为了让你的肝脏尽可能地健康，避免饮酒也很重要——即使是少量饮酒也会使病情恶化，并造成其他损害。在没有和医生商量的情况下，不要服用任何药物或补充剂。

不管患有哪种类型的自身免疫性肝炎，治疗的目标都是减缓或阻止免疫系统对肝脏的攻击。为了达到这个目标，需要服用抑制免疫系统活性的药物。最初的治疗通常是糖皮质激素类药物，如强的松。除了强的松外，还可以推荐其他药物，硫唑嘌呤、6- 巯基嘌呤。

在治疗开始的第一个月，医生通常会应用大剂量强的松。之后，为了降低副作用，在接下来的几个月里逐渐减少剂量，直到达到控制疾病的最低剂量。强的松，尤其是长期服用，会引起严重副作用。添加另一种药物可能有助于避免强的松的副作用。然而，硫唑嘌呤和6- 巯基嘌呤也会产生副作用，包括过敏反应、白细胞计数低、胰腺炎症、恶心和肝功能异常。

大多数人只需要连续几个月服用强的松，许多人需要终生服用。尽管在服药几年后疾病得以缓解，但常常在停药后会复发。

当药物不能阻止疾病的发展，或者出现不可逆的纤维化（肝硬化）或肝功能衰竭时，可以考虑肝移植（见第266页）。

原发性硬化性胆管炎

原发性硬化性胆管炎是一种胆管疾病，胆管是从肝脏将胆汁输送到小肠的微小管道。慢性炎症导致胆管内形成瘢痕。这些瘢痕使胆管变得又硬又窄，最终导致严重的肝脏损伤。

目前尚不清楚原发性硬化性胆管炎的病因。免疫系统对感染或毒素的反应，可能会触发遗传易感人群患病。原发性硬化性胆管炎患者中，有很大一部分也患有炎症性肠病。

大多数原发性硬化性胆管炎患者，病情进展缓慢，患者持续几年无不适。当症状和体征出现时，通常会出现疲劳和瘙痒。这种疾病最终会导致肝功能衰竭、反复感染和胆管或肝脏肿瘤。

原发性硬化性胆管炎的照护重点是监测肝功能，对症治疗，必要时通过手术扩张阻塞的胆管。许多药物已经在原发性硬化性胆管炎患者进行了研究，但到目前为止，还没有一种药物能够减缓或逆转这种疾病相关的肝损害。

肝移植是目前已知治愈原发性硬化性胆管炎的唯一治疗方法。原发性硬化性胆管炎引起严重并发症时，可以考虑肝移植。但在少数情况下，肝移植后原发性硬化性胆管炎有可能复发。

遗传性肝病

有些肝脏疾病是遗传的，由于遗传缺陷而发展。

血色病

血色素沉着病（血色病）是一种遗传性异常，它会导致肠道从摄入的食物中吸收过多的铁，导致铁超载。多余的铁进入血液，储存在某些器官中，主要是肝脏、心脏和胰腺。

最常见的原因是HFE基因的突变，它帮助控制小肠吸收铁。你从父母那里各继承一个HFE基因。如果父母双方都把突变的HFE基因传给后代，就可能患上血色病。如果只有一个突变基因是不会得这种病的。

虽然人从一出生就带有这种遗传病，但症状和体征通常要到中年才会出现——男性在30~50岁，女性在50岁以后。有些人不会出现症状和体征。对其他人来说，早期症状和体征与其他常见病相似，难以诊断。

诊断和治疗 在任何阶段，甚至

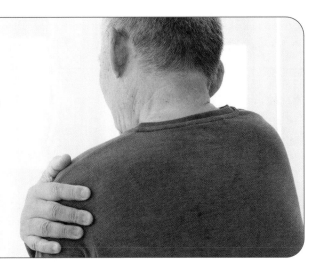

血色病

主要症状和体征如下。

- 慢性疲劳
- 关节疼痛
- 性欲丧失或阳痿
- 不孕
- 甲状腺功能减退

在症状和体征出现之前，医生可以通过验血来检测铁超载。血清转铁蛋白饱和度测试检测血液中的铁含量。血清铁蛋白测试检测肝脏中储存了多少铁。因为其他疾病也会导致检测结果升高，所以诊断血色病这两种检查都需要。基因测试可以确认是否携带了两个异常 HFE 基因。

当兄弟姐妹和孩子中的任何人被诊断出血色病时，建议所有一级亲属——父母检测 HFE 基因。如果只在父亲或母亲身上发现突变，那么孩子们就不需要进行检测了。

血色病的治疗方法是定期抽取体内的血液（静脉切开术）。目标是将铁含量降至正常水平。一周 1~2 次，从胳膊上的静脉里抽出约 570 毫升的血，就像献血一样。在达到正常的铁水平后，大多数人仍然需要每隔

2~4 个月抽放一次血液，以防止铁再次积聚。

如果血色病发现的早，常可以防止器官的永久性损伤。如果不加以治疗，这种疾病会导致器官损伤，特别是心脏和肝脏，以及生殖系统。

α-1- 抗胰蛋白酶缺乏症

这种疾病是由基因缺陷引起的，这种缺陷导致身体产生异常的 α-1-抗胰蛋白酶蛋白（一种有助于保护肺部的酶抑制剂）。这种蛋白的缺乏可能导致肺部和肝脏疾病，尽管大多数 α-1- 抗胰蛋白酶缺乏的人不会发展成严重的肝病。

威尔逊氏病

在这种情况下，身体积累了过量的铜，导致器官损伤。像血色病一样，

威尔逊氏病源于一个有缺陷的基因。几乎每个患有此病的人到 40 岁时都出现症状和体征，可能会有肝脏压痛、体重减轻、疲劳、轻度黄疸以及神经或精神问题。如果及早发现，威尔逊氏病可以用药物治疗，从身体里排除多余的铜。

吉尔伯特综合征

这种轻微的疾病很常见，不会导致肝脏损害，但黄疸可能会周期性地发展，特别是在长期禁食、感冒或流感等感染之后。

肝硬化

肝硬化是用来描述肝脏纤维化的术语。肝硬化最常见的病因包括酗酒、慢性乙型或丙型肝炎感染和非酒精性脂肪肝。

每次肝脏受伤，它都会试图自我修复。在修复过程中，会形成纤维组织。轻度肝硬化时，肝脏会修复并继续发挥功能。但随着纤维组织的增多，肝功能变得越来越差。晚期肝硬化危及生命。

肝硬化通常由酗酒或肝炎引起的

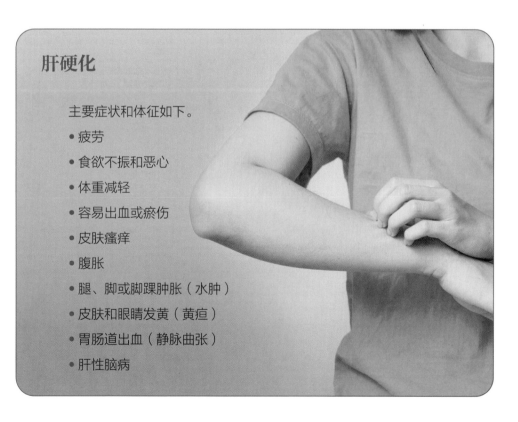

肝硬化

主要症状和体征如下。

- 疲劳
- 食欲不振和恶心
- 体重减轻
- 容易出血或瘀伤
- 皮肤瘙痒
- 腹胀
- 腿、脚或脚踝肿胀（水肿）
- 皮肤和眼睛发黄（黄疸）
- 胃肠道出血（静脉曲张）
- 肝性脑病

慢性炎症导致，包括乙型肝炎、丙型肝炎和自身免疫性肝炎。肝硬化也可由多种其他疾病引起，如非酒精性脂肪肝、血色病、威尔逊氏病、α-1-抗胰蛋白酶缺乏症。

如果不进行治疗，肝硬化会导致各种并发症，包括门静脉高压症、腿肿、腹胀、出血、脾脏肿大、感染、营养不良、黄疸、脑内毒素积聚（肝性脑病）。

肝硬化的诊断

早期肝硬化患者通常不会出现症状。肝硬化经常是通过血常规检查或体检首先发现的。

如果症状和体征表明有肝脏疾病，医生会触诊你的上腹部，寻找肝大而硬的迹象。然而，随着肝硬化的发展，肝脏实际上可能萎缩。腹腔积液引起的腹胀（腹水）可能是该病的另一个警告信号。

如果医生怀疑有肝硬化，他（她）可能会要求你做腹部的影像学检查，例如超声波检查或磁共振成像（MRI）。这些检查还可以检测肝硬化导致的肝脏变硬或缺乏弹性。医生也可能会要求肝活检，使用细针穿刺获取肝组织样本，检查肝脏病理。

治疗

肝硬化没有治愈方法，对肝脏的

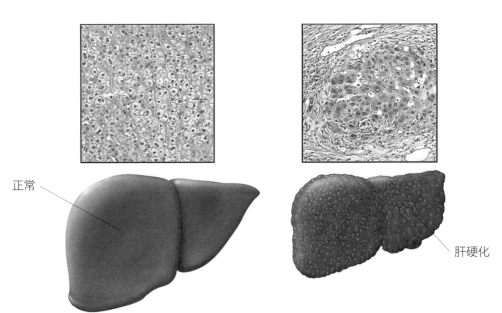

正常的肝脏（左），横切面显示没有纤维化的迹象。肝硬化（右）显示广泛的纤维化和萎缩。

损害往往是不可逆转的。肝硬化的治疗通常取决于损伤的原因和程度。治疗的目的是减缓肝脏纤维化的进程，预防或治疗并发症。

在肝硬化早期，通过治疗潜在的病因，例如酒精依赖或肝炎，可以将肝脏损害降到最低。非酒精性脂肪肝引起的肝硬化患者，如果能够减重并控制血糖水平，可能会改善病情。

处理并发症　对于晚期肝硬化的并发症，医疗照护的重点常常是处理并发症。

预防肝硬化内出血　肝硬化会减缓或阻断通过门静脉的血流。这时，可能导致门静脉侧支的小血管扭曲（静脉曲张）和管壁变薄，最常见的是在食管或胃。由于血管壁承受高压，常见血管破裂、出血。

为了止血，医生可能会推荐药物来帮助降低静脉曲张内的压力。另一种选择是内镜手术使用橡皮圈结扎曲张静脉，来阻止出血。

减少液体潴留　利尿剂可以用来帮助减少腹腔内的腹水。医生也可能

饮酒多少是太多？

有些人很难区分什么时候"正常饮酒"变成了"饮酒过量"。你怎么知道酒精含量过高？专家们用很多术语来定义不同类型的酒精相关性病症。一般说来，对个人或职业生活造成负面影响，失去对自己饮酒量的控制，或者会引起健康问题，意味着喝酒过量。

如果你喝酒，建议适量。美国国家酒精滥用和酒精中毒研究所将适度饮酒定义为：

- 女性：每天不超过一杯
- 男性：每天不超过两杯
- 65 岁及以上的人：每天不超过一杯

饮酒的定义是：

- 12 盎司（约354ml，1 听普通罐装啤酒）普通啤酒，通常酒精含量为5%
- 5 盎司（约148ml）葡萄酒，通常酒精含量约为 12%
- 5 盎司（约148ml）蒸馏酒，酒精含量约为 40%

会要求你限制钠的摄入量，包括减少食盐，以减少液体滞留。

有时，积聚在腹部的腹水会出现感染，引起疼痛和发热。如果发生这种情况，医生可能会在腹部插入导管，留取液体样本。对样本进行实验室分析有助于确定感染的病原菌，并给予合适的抗生素。

抗组胺药和胆甾胺可以用来减少由血液中毒素（胆汁酸）引起的皮肤瘙痒。

疾病晚期　伴有晚期肝硬化，病人可能会变得迷茫、神志不清或进入昏迷状态。这种情况称为肝性脑病，当大脑受到血液中的毒素（如氨）的攻击时就会发生，这些毒素通常是由健康的肝脏从体内排出的。

胃肠道感染和出血可引起肝性脑病发作。治疗通常需要找到感染或出血的源头并进行治疗。此外，可以通过服用药物增加排便，帮助清除体内的氨和其他毒素。医生也会推荐抗生素来减少肠道中产氨细菌。有助于降低有毒性氨的水平。

肝移植　在肝硬化晚期病例中，肝移植可能是唯一的治疗选择。肝硬化是肝移植最常见的适应症之一。

从历史上看，酒精性肝硬化并不是肝移植的最佳适应症，因为患者有可能在移植后继续饮酒。然而，最近的研究表明，严格选择的重度酒精性肝硬化患者肝移植后存活率与其他类型肝病的肝移植患者相似。

肝脏移植

肝移植是一种外科手术，切除功能不再正常的肝脏，并用健康的肝脏代替。对于因肝衰竭（终末期慢性肝病）而出现严重并发症的患者，肝移植通常是最后的治疗选择。

肝衰竭可能发展很快，也可能持续很长时间。在几周内迅速发生肝功能衰竭，称为急性肝衰竭。它通常与急性药物性肝脏损伤有关。

慢性肝功能衰竭更为常见，发生缓慢，往往需要数月或数年。慢性肝衰竭可能由多种情况引起。最常见的原因是肝脏纤维化（肝硬化），在这个过程中纤维组织取代了正常的肝组织，损害了肝功能。

导致肝硬化需要肝移植的最常见的原因如下。

- 乙型和丙型肝炎
- 酒精性肝炎
- 非酒精性脂肪肝
- 影响肝脏的遗传性疾病（包括血色病和威尔逊氏病）
- 影响胆管的疾病，如原发性胆汁性肝硬化和原发性硬化性胆管炎

肝移植类型

肝移植有两种类型：死亡后捐献供体肝移植和活体供体肝移植。

死亡后捐献供体 死亡后捐献供体移植是最常见的。要移植的肝脏来自一个近期去世的人。不幸的是，肝脏的需求远远超过了现有能够提供器官的数量。受体等到一个死亡后捐献的供体肝脏的时间长短不同。

活体供体 这种类型的肝移植不太常见，但却是最常实行的移植手术。活体捐献者肝移植，是一个活着的人——通常是一个亲密的家庭成员或朋友——捐献他（她）的部分肝脏移植到病人身上。

活体供体肝移植最初是在需要肝移植的儿童中进行的，因为缺乏大小合适的死亡后捐献的供体。这种手术也成了成年人终末期肝病的一种选择。

对于死亡后捐献的供肝移植，能否获得肝脏主要取决于肝脏疾病的严重程度。活体供体移植，取决于是否有健康的活体供者，并且能够安全地接受外科手术，同时供体也需要有合适的肝脏体积和血型相配。

外科手术

手术方式取决于移植类型。

死亡后捐献供体肝移植 外科医生在腹部开一个很长的切口以切除肝脏。切口的位置和大小取决于外科手术的入路和机体的解剖结构。

外科医生切断肝脏的血液供应和胆管，切除病变的肝脏。然后将供肝放入体内，重新连接血管和胆管。手术可能需要 12 小时，取决于每个个人情况。

活体供体肝移植 如果接受活体供体肝移植，外科医生首先要对供体进行手术，切除要移植的部分肝脏。接下来，医生会取出患病的肝脏，并将捐赠的肝脏部分放入受体体内。最后，将血管和胆管连接到新的肝脏。

捐赠者剩余的肝脏将在手术后几个月内恢复到正常体积和容量。移植入体内的部分肝脏也一样，它迅速再生，在几个月内达到正常体积。

对于这两种类型的移植，医生会定期检查受体的肝功能，并监测是否有并发症。

恢复

肝移植后，患者需要服用一些药物以防止器官排斥。可能需要终生服药。

被称为免疫抑制剂的药物有助于防止免疫系统攻击新肝脏。这些药物会引起副作用，包括骨质疏松、糖尿病、腹泻、头痛、高血压和高胆固醇。

同时可能需要额外的药物来帮助降低免疫抑制剂的并发症。

经过六个月或更长的时间，受者开始感觉痊愈。恢复的时间取决于手术前的状况。

肝癌

肝癌是一种发生于肝脏细胞的癌症。肝脏可以有几种类型的癌症。最常见的是肝细胞癌，它起源于肝脏主要功能细胞的肝细胞。

并非所有影响肝脏的癌症都被认为是肝癌。癌症开始于身体的另一个部位，如结肠癌、肺癌或乳腺癌，然后扩散到肝脏，称为转移癌，而不是肝癌。这种类型的癌症是以它原发的器官命名的，比如转移性结肠癌，用来描述从结肠癌开始并扩散到肝脏的癌症。扩散到肝脏的癌症比原发于肝细胞的癌症更常见。

大多数人的早期症状和体征都不明显。原发性肝癌男性发病率是女性的 2 ~ 3 倍，一般发生在 50 岁以后。下面这些因素可能会增加患病风险。

- 慢性乙型或丙型肝炎感染
- 肝硬化
- 某些遗传性肝病
- 非酒精性脂肪肝
- 糖尿病
- 在受污染食品中发现环境毒素，包括黄曲霉毒素
- 过度饮酒

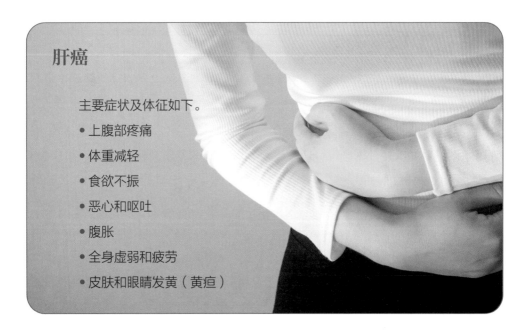

肝癌

主要症状及体征如下。

- 上腹部疼痛
- 体重减轻
- 食欲不振
- 恶心和呕吐
- 腹胀
- 全身虚弱和疲劳
- 皮肤和眼睛发黄（黄疸）

诊断

与大多数其他消化道肿瘤一样，原发性肝癌在早期通常很少出现症状和体征。当症状和体征出现的时候，癌症通常进展到晚期。

血液检测可以发现功能异常，影像学检查——超声、计算机断层扫描（CT）或磁共振成像（MRI）——通常是诊断肝癌的第一步。取肝组织（活检）样本，送到实验室进行确诊。

一旦肝癌被诊断，医生将进一步确定癌症的分期以及是否已经扩散。

治疗

任何癌症治疗的目标都是彻底消除肿瘤，而手术往往是最有效的手段。手术方案取决于肿瘤的数量、大小和位置，以及肝脏的功能。如果肿瘤很小，而且没有扩散到肝脏以外，医生可能会成功地切除所有的癌组织。

对于一小部分早期肝癌患者，肝移植可能是一种选择。有赖于从逝世后或活体捐赠者身上找到捐赠的肝组织。

当手术或肝移植不可能时，治疗重点可能是防止肿瘤进一步生长或扩散。可采用以下方法。

- 阻断通往肝脏的肝动脉，直接注射强效抗癌药物（化疗栓塞）
- 向肿瘤内注射浓缩酒精以摧毁癌细胞（乙醇消融）
- 用含液氮的仪器冷冻肿瘤（冷冻手术）
- 利用高频无线电波的能量加热肿瘤（射频消融）
- 将充满辐射的小球放入肝脏。将含有辐射的小球放置在肝脏中，其射线直接杀伤肿瘤

传统的化疗和放疗也可以用来暂时缩小肝脏肿瘤。靶向药物治疗是另一种潜在的治疗选择。靶向药物通过干扰肿瘤内的特定靶点而起作用。这些药物，如索拉非尼和瑞格非尼，显示了非常好的前景，但还需要更多的研究以了解靶向治疗如何用于控制晚期肝癌。

研究人员也在试验用病毒杀死癌细胞。通过这种方法，一种含有重组病毒的溶液被注射到肿瘤中，导致癌细胞死亡或产生被人体免疫系统攻击的蛋白质。与靶向治疗相似，早期的研究结果是可喜的，但还需要更多的研究。

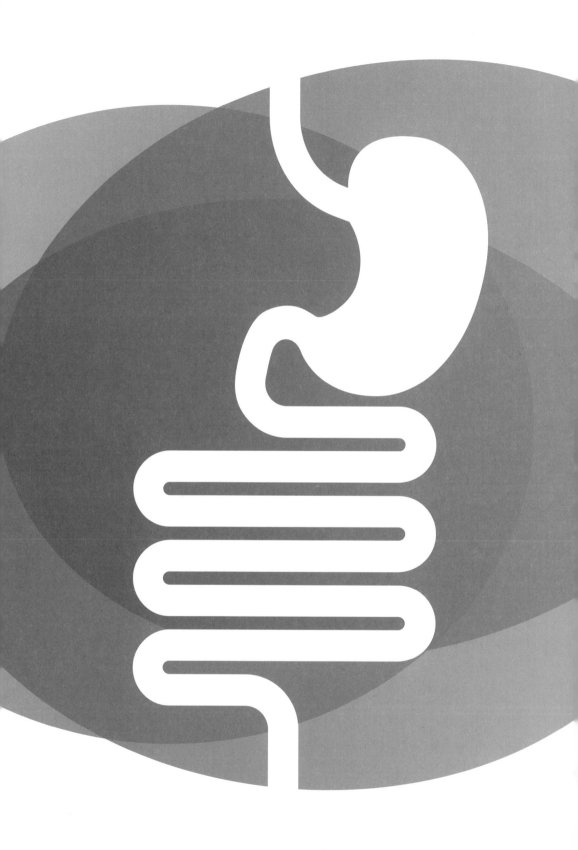

第17章

结直肠癌

当消化系统出现症状和体征时，人们往往首先担心是否患癌症。其实只在偶尔情况下癌症才会是这些症状和体征的病因，大多数时候与癌症无关。几乎在身体的任何部位都会患癌症，但大多数胃肠道癌症发生在结肠和直肠，在那里食物残渣移动缓慢，毒素残留时间长。

结肠癌开始于结肠，结肠是肠道的最末部分。直肠癌发生在直肠，即结肠的最后十几厘米。它们一起被称为结直肠癌。

结直肠癌是所有消化道癌症中最常见的。在美国，每年约有 13.5 万例确诊。大多数癌症开始于结肠内壁小的、良性生长的息肉。息肉可能很少有症状和体征，但随着时间的推移，有些息肉会癌变。

症状和体征

大多数结直肠癌患者在疾病早期没有任何症状和体征。当有症状和体征出现时，它们通常会因癌症所在的部位和在结肠扩散程度的不同而有所不同。

位于结肠或直肠下部的癌症会阻碍大便通过，导致腹部绞痛，也可能出现排便困难。可能会有排便冲动，但大便之后，有排不尽感。血液混入大便里或出现在马桶里，是结直肠癌的另一个预警信号。

结肠上部的癌症会导致贫血，尤其是缺铁性贫血，以及由于失血而导

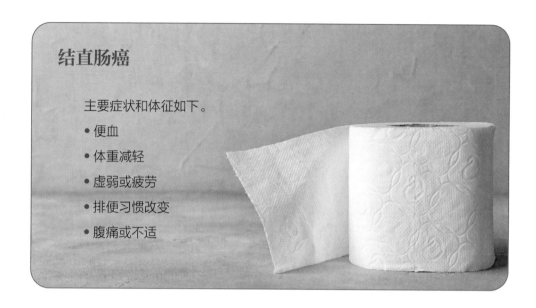

结直肠癌

主要症状和体征如下。

- 便血
- 体重减轻
- 虚弱或疲劳
- 排便习惯改变
- 腹痛或不适

致的疲劳，这些都是不容易知道或看不到的。出血可能不被查觉，因为它常常与粪便混合，颜色较深，而不是鲜红色。

结肠上部癌症的其他体征和症状包括持续腹泻或便秘、食欲下降、无诱因的体重减轻和腹痛。

请注意，这些症状和体征可能是由其他疾病引起，而不一定是由结直肠癌所致。但不管是什么原因，尽早就诊进行全面评估非常重要。

你有危险吗

与其他消化道癌症一样，遗传因素和生活方式似乎共同影响着结直肠癌的发生和发展。

家族史

如果父母、兄弟姐妹或孩子患有结直肠癌，你就有较大的患癌风险。基因突变可以通过家族遗传，增加患结肠癌风险。然而，遗传基因只与一小部分结肠癌有关。遗传性基因突变并不能使癌症成为必然，但它们可以显著增加一个人患癌症的风险。

最常见的遗传性结肠癌综合征有以下几种。

遗传性非息肉病性结直肠癌（HNPCC） 也称为 Lynch 综合征，遗传性非息肉病性结直肠癌增加了患多种癌症的风险，尤其是结直肠癌。遗传性非息肉病性结直肠癌受影响的基因负责纠正遗传密码的突变，但它没有进行基因修复的能力。基因遗传码错误的累积，会导致细胞内基因损伤的增加，并最终导致细胞癌变。患有遗传性非息肉病性结直肠癌的人在 50 岁之前，往往会患上结肠癌。

家族性腺瘤性息肉病（FAP） 这种罕见的疾病是由腺瘤性大肠息肉病基因缺陷引起的，导致结肠和直肠内壁出现数千个息肉。息肉也可以发生在上消化道。大多数人从父母那里继承缺陷基因，但对另一些人来说，基因突变是自发的。未经治疗的 FAP 患者在 40 岁之前患结肠癌的风险大大增加。一些人表现为一种温和的疾病，称为衰减型家族性腺瘤性息肉病（AFAP）。AFAP 患者通常结肠息肉较少，并较晚发展成癌症。

HNPCC、FAP 和其他遗传性结肠癌综合征可以通过基因检测帮助确诊。如果担心自己有家族结肠癌病史，和医生谈谈你的家族病史，了解是否有患这些疾病的风险。患有遗传性疾病的个体应进行早期结直肠癌筛查。

饮食

对人群的研究显示，典型的西方饮食与患结直肠癌风险之间存在关联。典型的西方饮食是高脂肪低纤维饮食。

当人们从一个典型的低脂肪、高纤维饮食地区迁移到西方饮食地区，他们患结肠癌的风险会显著增加。不太清楚为什么会这样。研究人员正在研究高脂肪低纤维饮食是否会影响生活在结肠中的微生物，或者是会导致潜在的炎症，从而增加致癌风险。目前正在进行相关的调查和研究。

其他因素

除了饮食，还有其他一些因素可能会增加患结直肠癌的风险。包括以下内容。

年龄 约 90% 的结直肠癌患者年龄在 50 岁以上。这种疾病也发生在年轻人身上，但发生率要低得多。

种族 非洲血统的美国黑人比其他种族的人患结直肠癌的风险更大。他们也会在较早的年龄被发现结直肠癌。如果是非裔美国人，医生可能会建议其尽早接受结直肠癌筛查。

结直肠癌或息肉病史 如果曾经患有结肠癌或结肠息肉，将来患结肠癌的风险更大。

糖尿病 患有糖尿病和胰岛素抵抗的糖尿病患者，患结肠癌的风险增加。

炎症性肠道疾病 有溃疡性结肠炎或克罗恩病病史，累及结肠大部分，会增加患结直肠癌的风险，并在较年轻的时候发病。

肥胖 与体重正常的人相比，肥

什么是癌症？

所有癌症的基本特征都是一样的——异常（恶性）细胞不受控制地生长和扩散。与健康细胞不同，癌细胞缺乏生长控制，或者失去自然细胞死亡（凋亡）的能力。癌细胞无限制地分裂，排挤邻近的细胞，争夺可用的营养素，并干扰正常的身体功能。

不受控制的细胞生长的结果往往发展为肿瘤。肿瘤会压迫神经、阻塞动脉、出血、阻塞肠道或干扰临近器官的工作。

癌细胞也可以通过血液或淋巴系统转移到身体的其他部位。当癌症扩散到原发部位以外时，就会变得更致命，更难以治疗。

为什么癌症会在某些人身上发生而另一些人却没有，还不完全了解其原因，研究人员正在研究、发现更多可能导致癌症发生的原因。生活方式、环境和基因等多种因素的综合作用，很可能是导致健康细胞变成癌细胞的原因。

胖的人患结直肠癌和死于癌症的风险增加。

不爱运动的人 不爱运动的人患结直肠癌的风险增加。这可能与不爱运动的个体也容易超重有关。

吸烟和酗酒的人 吸烟或大量饮酒的人患结直肠癌的风险更大。

放射治疗 腹部放射治疗增加了患结直肠癌的风险。

筛查

什么时候应该做结直肠癌筛查？

美国癌症协会最近修改了筛查指南。它建议处于结直肠癌平均风险的成年人从 45 岁就开始筛查，而不是 50 岁。然而，并不是所有的医疗机构都采用这个指南。许多人仍然建议处于中等风险的人，在 50 岁时开始大肠癌筛查。

最好的方法是根据自己的健康状况、生活方式和家族史，与医生讨论何时开始筛查。同时，请咨询医疗保险公司，看看在什么年龄范围内筛查更好。

接受筛查应该坚持多长时间？通

阿司匹林与癌症预防

在结直肠癌高危人群中，研究发现一些药物可以降低癌前息肉或结肠癌的风险。

例如，有证据表明，经常使用阿司匹林或类似阿司匹林的药物可以降低息肉和结肠癌的风险。但目前还不清楚需要服用阿司匹林的时间长短，以及需要服用多少剂量才能降低患这种疾病的概率。

每天服用阿司匹林也有一些风险，包括胃肠道出血和溃疡。因此，医生通常不建议将此作为预防策略，除非患结肠癌的风险增加，或者需要服用阿司匹林来帮助预防心脏病和脑卒中。对于中等风险的人来说，还没有足够的证据证明获益大于风险。

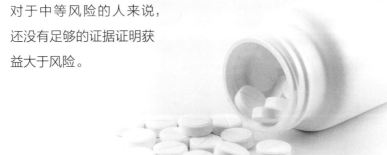

常有如下建议。

- 健康状况良好的成年人应在 75 岁之前，持续进行结直肠癌筛查。
- 在 76–85 岁，应根据之前的筛查历史、健康状况和预期寿命，咨询医生做出筛查决定。
- 超过 85 岁一般不建议进行筛查。

筛选检查

一些筛查可以用来发现息肉或结直肠癌。结肠镜检查被认为是检查结直肠癌的金标准，但也可以使用其他方法。咨询医生哪种检查适合你。

大便检查 大便中的血液，表明可能是癌症，或是癌细胞脱落的

大肠息肉

结肠内壁通常是光滑的。但有些人的赘生物会从结肠内壁向结肠腔内生长，这些赘生物被称为息肉。很多人都会有一个或多个息肉，但有些人可能有几百个或几千个息肉。

长息肉的风险会随着年龄的增长而增加——多达 50% 的美国人在一生中都会长息肉。大多数息肉不会癌变，但有些会癌变。

息肉越小，癌变的可能性就越小。癌前息肉是一个机会窗口，可以被发现并去除，医生比较容易做到。息肉切除通常是在结肠癌筛查过程中通过结肠镜操作来完成的。

从 45 岁或 50 岁开始，就应该做结肠镜检查，或其他形式的筛查。如果患结直肠癌的风险高于平均水平，医生可能会建议你尽早开始筛查。

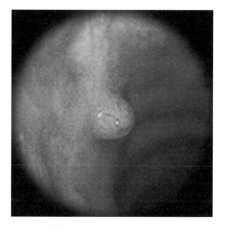

息肉可以是各种形状和大小的非癌性赘生物，可能会在结肠和直肠中出现。

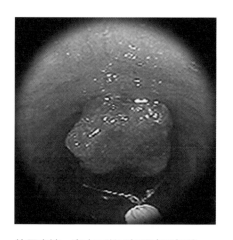

使用内镜，息肉可以用细圈套器切除。

DNA。如果这些检查结果是阳性的，则需要做结肠镜检查结肠和直肠，并寻找癌症的迹象。

• 便潜血试验（gFOBT） 使用愈创木酚来检测粪便中的血液。每年进行一次测试，你将从医生那里收到一个测试包。在家里，大便后用棍子或刷子取少量大便。

然后把检测试剂盒交还给医生或实验室，在那里检查粪便样本是否有血液。这个测试不如其他大便测试可靠（敏感）。

- **粪便免疫化学试验（FIT）** 这个测试用抗体来检测粪便中的血液。它也像便潜血试验一样每年检查一次。

- **粪便 DNA 检测** 这个测试，也称为 FIT-DNA 测试，结合粪便免疫化学试验检测粪便中 DNA 变化。Cologuard 实验是目前美国唯一批准用于结直肠癌筛查的大便 DNA 检测。这项测试是针对健康人的，不允许用于已知患有息肉或癌症的人。在这个测试中，需要把全部大便收集在一个专门的容器里，然后送到实验室，在那里检查癌细胞。如果没有异常发现，一般建议你每 3 年做一次检查。

乙状结肠镜检查 医生将一个细短、可弯曲的光纤管子插入直肠。检查直肠和结肠下 1/3 处是否有息肉或癌症。这个检查的缺点是它不能观察到整个结肠，导致一些潜在的癌性病变可能会被漏掉。

乙状结肠镜检查建议每 5 年进行一次，或者每 10 年进行一次。

结肠镜检查 结肠镜检查与乙状结肠镜检查相似，只是它用一个较长的管子，这使得医生可以观察整个结肠。在管子顶端有一个微型摄像机，医生可以观察结肠内部的变化或异常，附加的器械可以同时切除息肉。如果在其他的筛查中发现任何异常情况，结肠镜检查可作为后续检查。

如果没有患结直肠癌风险，建议每 10 年做一次结肠镜检查。如果是高危人群，医生可能会建议你多做一次检查。

虚拟结肠镜 虚拟结肠镜又称计算机断层扫描（CT）结肠造影，利用 X 线和计算机扫描重建整个结肠的图像，并显示在计算机屏幕上，供医生分析。如果发现异常，则需要进行结肠镜或乙状结肠镜检查。

建议每 5 年做一次虚拟结肠镜检查。

癌症分期

如果在检查中发现癌症，医生将决定是否需要进行额外的检查。与其他一些癌症不同，肿瘤的大小并不是决定结直肠癌预后的主要因素，更重要的是癌症扩散的程度。称为分期，分期决定了疾病的预后和应采取什么样的治疗。

附加的检查，可能包括体检、组织活检和各种影像学检查，如计算机

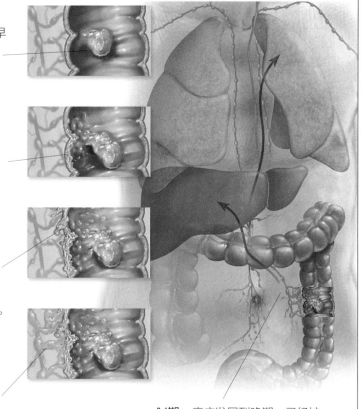

0 期 癌症正处于早期阶段，还没有超出结肠或直肠的内层（黏膜）。

I 期 癌细胞已经穿透黏膜，但没有扩散到结肠或直肠壁之外。

II 期 癌细胞已经穿过结肠或直肠壁生长，但还没有扩散到附近的淋巴结。

III 期 癌细胞已经扩散到附近的淋巴结，但还没有扩散到身体的其他部位。

IV 期 癌症发展到晚期，已经扩散到远处的器官，如肝或肺、或腹腔。

与其他一些癌症不同，结直肠癌的肿瘤大小不是决定预后的主要因素，更重要的是癌症扩散的程度。

断层扫描（CT）或磁共振成像（MRI）。手术也可能是判定分期的一部分。

医生在分期过程中考虑的主要因素如下。

- 癌细胞通过结肠壁是否从内层扩散到外层

- 是否扩散到附近淋巴结
- 癌症是否扩散（转移）到身体其他部位的器官，如肝脏或肺部

当检查完成后，医生会进行癌症分期。0–4 期表明癌症的扩散程度在不断增加（见上图）。

治疗

医生推荐的治疗方式主要取决于癌症的分期、患者的健康状况、现有的医疗条件以及肿瘤的大小和位置。手术、放疗和化疗是结直肠癌的主要治疗方法。不过，还包括其他正在研究中的治疗方案。

结肠癌手术

如果结肠癌肿瘤很小，医生可能会推荐一种微创方法。更大的肿瘤可能需要传统的开腹手术。

- 结肠镜检查时切除息肉　如果肿瘤很小，并且局限，限于息肉内，而且是在非常早期的阶段，医生可以在结肠镜检查中完全切除它。
- 内镜黏膜切除术　较大的息肉可能需要在内镜下行黏膜切除术切除，同时切除少量结肠或直肠正常的黏膜。
- 微创手术　结肠镜检查中不能切除的息肉可以用腹腔镜手术切除。在腹壁上做了几个小切口，外科医生通过这些切口插入带有摄像头的仪器，在视频监视器上显示结肠。同时也可以清扫肿瘤区域的淋巴结。

如果癌症已经发展到或穿透结肠，外科医生可能会建议如下。

- 结肠部分切除术　在这个过程中，医生会切除含有癌组织的结肠，以及癌组织周围正常组织的边缘。通常能够重新吻合健康的结肠或直肠。这种手术可以通过微创手术（腹腔镜）进行。
- 结肠造口手术　当无法重新吻合结肠或直肠时，可能需要进行造口术。这包括在腹壁上开一个口（造口），把剩下的肠道连接到造口上，以排出大便。将一个袋子牢固地连接在开口处收集粪便。有时造口术只是暂时的，以让结肠或直肠在手术后有时间愈合。在有些情况下，结肠造口术可能是永久性的。
- 淋巴结切除　在结肠癌手术中，附近的淋巴结通常被切除，并进行病理检测。

如果是癌症晚期或者患者的整体健康状况很差，医生可能会建议做手术来缓解结肠梗阻或其他症状，以改善症状，比如疼痛或出血。这种手术的目的不是为了治愈癌症。

直肠癌手术

直肠癌手术不同于结肠癌。根据肿瘤的大小和位置，可以使用多种方法来治疗癌症。

对于没有扩散的早期、小的肿瘤，可以通过局部切除进行治疗。这个手术不包括淋巴结清扫。

对于位于肛门括约肌附近的直肠肿瘤，外科医生可能需要同时切除肿瘤和括约肌。手术后，不能再通过肛门排便。结肠造口术将结肠末端连接到下腹部的一个造瘘口。大便排出到造瘘口上的可拆卸的粪袋中。

对于位于肛门括约肌上方的肿瘤，可以不切除括约肌。直肠全部或部分切除。剩余的直肠的另一端可以形成一个囊袋与结肠相连。或者，结肠的末端可以直接连接到肛门或直肠的剩余部分。

放射治疗

放疗，无论是单独治疗还是联合化疗，都是结直肠癌治疗的标准选择之一。术前，放疗可以用来缩小大的肿瘤，使它们更容易被切除；术后，杀死可能残留的癌细胞；或者缓解症状。

术中放射治疗（IORT） 手术关腹前，在原肿瘤部位给予一个高剂量的辐射。辐射束聚焦肿瘤，辐射防护罩保护周围组织免受辐射损伤。

该治疗的主要目的是在外科医生无法切除肿瘤周围更多的健康组织时，可以减少切缘癌症复发的机会。

化疗

如果结直肠癌已经扩散到淋巴结，通常在手术后给予化疗。有时化疗可以在手术前使用，目的是在手术前缩小肿瘤。直肠癌术前化疗比结肠癌更常见。

靶向药物治疗

晚期结肠癌患者可以使用针对特定功能靶点的药物，阻止癌细胞生长。这些药物包括贝伐单抗、西妥昔单抗、帕尼单抗、雷莫芦单抗、瑞格非尼和 ziv-aflibercept。

靶向药物可以与化疗同时使用，也可以单独使用。有些人可以通过靶向药物获得控制，而另一些人则不能。研究人员正在确定谁最有可能从靶向药物中获益。医生在决定是否使用这些治疗方法时，会仔细权衡靶向药物的可能获益、副作用风险和成本。

免疫疗法

一些晚期结肠癌患者可以通过使用帕博利珠单抗和纳武单抗等抗体进行免疫治疗。免疫治疗药物刺激免疫系统靶向攻击癌症细胞。对肿瘤组织进行特殊的检测，可以帮助确定癌症是否有可能对这些药物产生反应。

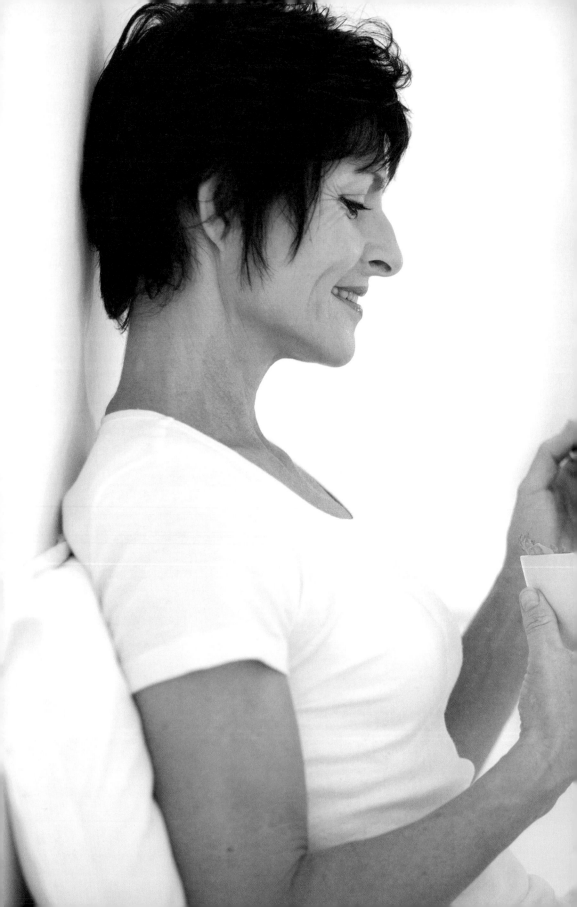

FODMAP 饮食计划

FODMAPs 是食品中的膳食糖，是一组碳水化合物，通常在小肠中无法有效吸收。术语"FODMAP"代表：

- 可发酵的（Fermentable）
- 寡聚糖（Oligosaccharides）在小麦、大蒜和豆类（干豆子和豌豆）中发现的果糖和半乳糖
- 双糖（Disaccharides）乳糖，存在于乳制品（牛奶和其他产品）中
- 单糖（Monosaccharides）过量果糖，存在于蜂蜜和某些水果中
- 和（And）
- 多元醇（Polyols）山梨醇和甘露醇以及某些其他低热量甜味剂

FODMAPs 是肠道细菌的"食物"来源。FODMAPs 存在于小肠内，会将水分吸入肠道，同时细菌会使碳水化合物发酵，会导致内脏敏感的人出现胃肠道问题。症状和体征包括腹胀、产气和腹痛。FODMAPs 还可以引起腹泻和便秘等排便习惯的改变。

低 FODMAP 饮食旨在通过限制 FODMAPs 含量高的食物来缓解胃肠道症状。这种饮食计划的原理是，清除所有含有 FODMAPs 的食物，然后再逐渐将这些食物重新添加到饮食中，直到确定是哪种碳水化合物引发了腹部疼痛、不适和其他症状。

这种饮食不是终身的，而是可以帮助你了解哪些食物适合自己，哪些不适合的工具。

FODMAP 饮食

FODMAP 饮食有三个阶段：

- 清除
- 重新引入
- 维持

清除　在清除阶段，你要在 2 ~ 4 周内避免摄入所有 FODMAP 食物。请看下面的食物清单。大多数人在几天之内就开始感觉好多了。但是，在改变饮食习惯之后，你可能需要几个星期才能感觉到健康的状态。

重新引入　清除 FODMAP 食物后，如果症状得到控制，你可能会开始吃之前清除的食物。这是重新引入阶段。一次只"重新引入"一种食物。这一阶段很重要，因为要知道哪些食物可能会导致症状，哪些食物不会引起症状。在清除阶段停止吃的许多食物对你的健康是有好处的。所以如果再吃一次也没问题，就可以吃了。

在开始重新引入阶段之前，最好再去咨询一下营养师。他（她）可以告诉你如何更好地执行下一阶段。

一般来说，对于重新引入食物的顺序没有任何规定。但以下是一些关键的指导原则。

- 记食物日记。描述对所吃食物的反应，你的反应也被称为对食物的"容忍度"。
- 每次只重新引入一个 FODMAP 组，一次只引入一种食物。
- 从一组食物中选择一种食物或配料。然后在饮食中加入这种食物或配料，每天一次，连续三天，从第一天只吃半份开始。
- 如果清除了不在食物清单上的食物，就可以在此期间再引入一次。

维持　在这个阶段，你的目标是吃各种各样的饮食。只要不产生任何症状，就可以尽可能多地选择自己想吃的含 FODMAP 食物。

清除阶段

在这个阶段，找到在清除阶段可以吃的食物以及在此阶段要避免的食物信息。

甜味剂

使用允许的适量甜味剂。查看包装上关于一分量的信息。把摄入量限制在这个数量。检查食品和饮料标签上的成分表，看看哪些 FODMAPs 食品可能包括在内。

注意：

- 糖醇最常见于无糖口香糖和糖果中。但它们也可以用于其他无糖食品和一些药物。

- 其他糖替代品不受限制。

可以吃的食物

- 棒糖
- 甜菜糖
- 红糖
- 甘蔗糖、甘蔗汁、甘蔗糖浆
- 玉米糖浆
- 右旋糖
- 蒸发蔗糖
- 葡萄糖
- 葡萄糖聚合物
- 葡萄糖浆
- 葡萄糖片
- 转化糖
- 麦芽糖糊精
- 麦芽糖
- 枫糖
- 纯枫糖浆
- 有机糖
- 原糖
- 大米糖浆
- 蔗糖
- 白砂糖
- 糖粉
- 生红糖，通常称为原糖

糖替代品

- 阿斯巴甜代糖
- 糖精
- 三氯蔗糖

- 甜菊糖苷

要避免的食物

- 龙舌兰糖浆
- 果糖和结晶果糖
- 浓缩果汁
- 高果糖玉米糖浆
- 蜂蜜
- 枫香糖浆 / 煎饼糖浆
- 糖蜜

糖醇

这些人工甜味剂用于许多无糖产品，如无糖口香糖、糖果、药物、甜点和蛋白质饮料或棒糖。

- 赤藓糖醇
- 异麦芽
- 麦芽糖醇
- 甘露醇
- 山梨醇
- 木糖醇
- 用赤藓糖醇制成的甜菊糖苷

其他食物

标有 * 的项目，请检查产品的食品标签，查看其是否含有 FODMAP 成分。

可以吃的食物

- 香醋，1 汤匙
- 由允许成分制成的肉汤
- 马槟榔，1 汤匙
- 可可粉，1 汤匙

- 黑巧克力和牛奶巧克力，1 块 *
- 普通或无糖明胶
- 瓜尔胶
- 果酱或果冻 *
- 味噌酱
- 芥末 *
- 果胶
- 大豆卵磷脂
- 大豆分离蛋白
- 塔玛丽酱油
- 塔巴斯科酱
- 塔希尼酱，1 汤匙
- 木薯
- 醋
- 伍斯特郡酱，2 汤匙

调味料

- 肉桂
- 姜根和姜黄
- 新鲜或干燥的绿叶草本植物：
  欧芹、牛至、香菜、莳萝、马
  郁兰、百里香、迷迭香、薄荷
- 柠檬和酸橙汁
- 辣椒粉
- 胡椒粉
- 盐
- 种子香料，如香菜、芥末、孜
  然、香菜籽、莳萝籽、芹菜籽、
  芝麻、肉豆蔻
- 香草精，真品或仿制品

要避免的食物

用甜味剂增甜的调味品：

- 烧烤酱
- 酸辣酱
- 番茄酱
- 李子酱
- 糖醋汁
- 番茄酱
- 番茄汤

调味料

- 大蒜粉
- 大蒜盐
- 洋葱粉
- 洋葱盐

菊苣、菊粉、低聚果糖（FOS）

纤维

这些成分经常被添加到食物中以增加纤维。检查添加了纤维的食物的成分表。

水果

- 每天最多吃三份允许的水果，
  但每餐不得超过一份。水果可
  以是新鲜的，也可以是冷冻的。
- 水果要与其他食物一起吃。这
  会减缓对果糖的消化。
- 注意食用量。除非另有说明，
  建议食用水果为 1/2 杯或 1 个小
  的或者中等大小的。

可以吃的食物

- 牛油果，1/8 个
- 香蕉，1 个中等大小生的或 1/3 个熟的
- 蓝莓
- 哈密瓜
- 小柑橘
- 椰子，1/4 杯
- 蔓越莓
- 火龙果
- 葡萄
- 白兰瓜
- 猕猴桃
- 柠檬或酸橙
- 柑橘
- 橙子
- 木瓜
- 百香果
- 菠萝
- 石榴，1/2 个
- 覆盆子
- 大黄
- 草莓
- 红莓干、葡萄干、黑醋栗，1 汤匙
- 香蕉干，10 片

要避免的食物

- 苹果
- 杏子
- 黑莓
- 博伊森莓

- 水果罐头，所有不加糖和加糖的品种
- 樱桃
- 海枣（伊拉克蜜枣）
- 果干（允许的除外）
- 无花果
- 果汁，全部不加糖和加糖品种
- 果皮（水果卷和零食）
- 葡萄柚
- 芒果
- 油桃
- 桃子
- 梨
- 柿子
- 李子
- 西梅干
- 树番茄
- 西瓜

蔬菜

除非另有说明，一份的分量约为半杯熟的或 1 杯生的蔬菜。从每餐一份开始，只要你能忍受，就增加你的进食量。为了饮食健康，每天吃五份或更多份。

可以吃的食物

- 苜蓿和豆芽
- 竹笋
- 甜菜，2 片
- 甜椒

- 白菜
- 西兰花，1 杯
- 芽甘蓝，半杯
- 卷心菜：红色、普通或半杯皱叶甘蓝
- 胡萝卜
- 芹菜，1/4
- 红、绿辣椒
- 韭菜
- 玉米，1/2 根或 1/3 杯玉米粒
- 黄瓜
- 茄子
- 莴苣
- 茴香茎和叶
- 生姜根
- 绿豆
- 豆薯
- 甘蓝
- 生菜：冰生菜、莴苣叶、小莴苣等
- 秋葵
- 橄榄
- 防风草
- 甜土豆，1/2 杯
- 白土豆
- 南瓜，1/4 杯
- 萝卜
- 甜菜头
- 雪豆，5 个豆荚
- 菠菜
- 葱（仅绿色部分）
- 冬南瓜，1/4 杯
- 西红柿，新鲜或罐装，不含洋葱或大蒜
- 芜菁
- 水栗子
- 西葫芦

要避免的食物
- 朝鲜蓟
- 芦笋
- 花椰菜
- 苦苣根或叶
- 绿蒲公英
- 大蒜
- 韭菜
- 蘑菇
- 洋葱和青葱
- 糖豌豆

面包和谷物制品

以小麦、黑麦和大麦为基础的食品含有 FODMAP 果聚糖。你可以用不含 FODMAPs 的无小麦和无麸质食品代替，一定要看一下食品标签。每天至少吃 4 ~ 6 份这组食物。一份包括半杯熟谷物、一杯干麦片或一片面包。

注意：全谷物是膳食纤维的良好来源。全麦食品包括燕麦、糙米、野生米、米糠、小米、纯荞麦和爆米花。

可以吃的食物

- 杏仁粉，1/4 杯
- 面包，不含面筋
- 100% 荞麦粉和谷类食品
- 玉米、大米、燕麦制成的谷类食品
- 玉米粉（玉米糊）
- 玉米饼
- 玉米粥
- 小米
- 燕麦、燕麦麸、燕麦粉
- 由玉米、大米或藜麦制成的面食
- 爆米花
- 普通椒盐卷饼，半杯
- 无麸质椒盐卷饼
- 藜麦
- 大米：白色、棕色或野生
- 米糠
- 米粉
- 米糕 / 年糕
- 咸饼干
- 100% 荞麦面条
- 酸面包、小麦或白面包（制作这种面包的过程会分解果聚糖）
- 玉米饼片

要避免的食物

- 苋菜粉
- 大麦
- 小麦粒
- 椰子粉

- 粗麦粉
- 无麸质烘焙食品、面包、谷类食品、无配料的小吃
- 小麦
- 果蔬燕麦片，所有品种，包括无麸质的黑麦粗面包
- 黑麦
- 以小麦为主的食物：面食、谷类食品、饼干、面包、烘焙食品

肉类和肉类替代品

没有食品添加剂的肉、家禽肉和鱼，不含 FODMAP。

可以吃的食物

- 鸡肉
- 鸡蛋、鸡蛋替代品
- 鱼
- 野味肉
- 含允许成分的鹰嘴豆，1/4 杯
- 豆类：
  - 鹰嘴豆，1/4 杯，罐装
  - 扁豆，半杯，罐装
  - 红或绿扁豆，1/4 杯，煮熟
  - 毛豆，1 杯带壳的或半杯去壳的
- 瘦肉
- 坚果黄油，2 汤匙
- 坚果：杏仁、澳洲坚果、花生、山核桃、松子、核桃（小把）
- 内脏

- 含允许成分的蛋白质粉
- 种子，不加糖：奇亚籽、南瓜籽、芝麻、向日葵籽，2 汤匙
- 贝类
- 大豆分离蛋白
- 豆豉，1/2 杯
- 豆腐，仅老豆腐
- 火鸡肉

要避免的食物

- 裹了面包屑的肉
- 可能含有 FODMAP 成分的商业化肉类
- 豆类：
  - 烤豆
  - 干豌豆或碎豌豆
  - 青豆
  - 利马豆或黄油豆
  - 干豆
  - 猪肉和豆子
  - 炒豆
  - 花斑豆
  - 芸豆
  - 黑豆
  - 海军豆
- 坚果：开心果和腰果
- 由植物蛋白（TVP）制成的大豆蛋白
- 豆腐丝

乳及乳制品

对于标有 * 的项目，请检查产品的食品标签，查看其是否含有 FODMAP 成分。

可以喝的饮料和可以吃的食物

- 杏仁奶
- 椰奶，仅罐装
- 亚麻牛奶
- 羊酸奶
- 硬质 / 陈年奶酪：切达干酪、科尔比干酪、瑞士干酪、砖干酪、帕尔马干酪、马苏里拉干酪
- 麻仁奶
- 酸牛奶（99% 不含乳糖）*
- 无乳糖牛奶
- 无乳糖冰淇淋、无乳糖冷冻酸奶 *、无乳糖酸奶 *
- 无乳糖白干酪
- 米浆

应避免的饮料和食物

- 羊奶
- 盒装椰奶
- 牛奶
- 牛奶食品：
  - 蛋奶冻
  - 冻酸奶
  - 冰淇淋
  - 布丁
  - 加工奶酪

    ▪ 酸奶

  • 豆浆

脂肪

可以吃的食物

- 黄油

- 烹饪喷雾

- 奶油，1 汤匙

- 用允许的面粉或玉米淀粉做成
  的肉汁

- 人造奶油

- 允许成分的蛋黄酱

- 任何类型的油

- 酸奶油，1 汤匙

要避免的食物

- 含有 FODMAP 成分的沙拉酱

饮料

列出的饮料应限制在每天的分量
范围内。

可以喝的饮料

- 啤酒，12 盎司（约 360 毫升）

- 咖啡（非菊苣），8 盎司（约 240
  毫升）

- 无糖碳酸饮料

- 蒸馏酒（也称为烈性酒精）：白
  兰地、杜松子酒、伏特加、威
  士忌，其他

- 含允许甜味剂的运动饮料

- 无糖粉饮料

- 用允许的甜味剂制成的加糖碳
  酸饮料，8 盎司（约 240 毫升）

- 茶（非洋甘菊、菊苣、蒲公英、
  茴香茶或乌龙茶）

- 干葡萄酒：红或白，5 盎司（约
  150 毫升）

要避免的饮料

- 苹果酒

- 椰子水

- 甜点酒：波尔图、马萨拉、马德
  拉、马斯喀特、米酒、托卡伊

- 果汁和果汁饮料

- 朗姆酒

- 茶：洋甘菊、菊苣、蒲公英、
  茴香茶和乌龙茶

菜单创意

有了一长串应该避免的食物，你
可能想知道在低 FODMAP 饮食的清除
阶段你能吃什么。以下是一些用餐建
议和小吃建议。

早餐

- 燕麦麦片，如燕麦片、芝麻饼等

- 玉米食品，如玉米片、玉米早
  餐等

- 米粉，如米脆饼、米粉早餐、
  奶油米饭等

- 玉米粥

- 炸土豆条

- 鸡蛋

- 火腿
- 培根
- 用陈奶酪、蔬菜做成的煎蛋卷
- 无麸质烤面包，含黄油或人造黄油
- 酸面包、小麦面包或白面包
- 无乳糖牛奶、米浆或 1 杯杏仁奶
- 可以吃的水果，1 份
- 一把坚果

午餐

- 可以吃的蔬菜、黄瓜、西红柿、陈奶酪、鸡肉、鸡蛋、金枪鱼沙拉
- 葡萄酒、醋和油沙拉酱。如果使用香醋，限 1 汤匙
- 用无麸质面包制成的三明治——金枪鱼沙拉、鸡肉沙拉、鸡蛋沙拉、烤奶酪或肉
- 玉米饼加调味瘦肉蛋白、生菜丝、西红柿、芝士丝
- 芝士玉米片
- 自制汤料
- 无豆辣椒配奶酪丝和玉米片
- 上一顿饭的剩饭
- 可以吃的水果，1 份

晚餐

- 瘦肉
- 由瘦肉制成的肉饼，加鸡蛋、燕麦片和可以吃的调味品
- 鸡肉

- 火鸡肉
- 鱼
- 贝类
- 与可以吃的食物一起炒
- 蒸米饭：白米、糙米或菰米
- 土豆：烘焙、煮熟或捣碎
- 藜麦
- 米饭或玉米面
- 可以吃的蔬菜
- 可以吃的水果，1 份

小吃

- 陈奶酪
- 无乳糖酸奶
- 原味玉米片
- 可以吃的的坚果（小把）
- 原味薯片
- 爆米花
- 爆米花蛋糕
- 生蔬菜，如胡萝卜、樱桃，番茄、黄瓜和其他可以吃的蔬菜
- 年糕
- 花生酱，2 汤匙
- 米糕
- FODMAP 友好型沙拉和鹰嘴豆

重新引入阶段

经过 4~6 周的清除饮食，如果症状有所改善，你可以开始尝试含有 FODMAP 的食物。

如果症状没有改善，问问自己是否严格遵守了饮食禁忌。如果不完全了解饮食，请与营养师再次回顾一下饮食。或者，你可能是那 1/4 不适合这种饮食的人。想想是否还有其他因素会导致症状，比如压力或焦虑。

如何开始

对于从哪种食物开始或者再次尝试食物的顺序，没有明确的规定。然而，如果想弄清楚是什么食物导致了你的症状，有一些关于如何重新引入这些食物的指导方针。

- 每次重新引入一个 FODMAP 组，如果聚糖。一次只吃同一组的食物。查看下面发布的 FODMAP 组列表。
- 记食物日记。记下重新尝试的每种食物和吃了多少，注意吃了那组食物后是否有任何症状。
- 等大约三天（72 小时）后再继续吃下一种食物。
- 下面食物组中的食物是根据食物中含有那些类型 FODMAP 所列出。决定你从哪个食物组开始尝试一种食物。
- 从第一天吃半份开始。第二天吃一份，第三天再吃一份。
- 如果有症状，就停止食用，这意味着你不能忍受这种食物。

等待症状消失。那就试试其他 FODMAP 组的食物。以后，你可以在少量的情况下再尝试一些耐受性差的食物。

添加更多来自同一 FODMAP 组的食物。继续添加这个组的食物，直到准备好尝试另一组食物。你不必尝试每一组中的所有食物。吃自己喜欢的。

在开始新组之前

在开始一个新的 FODMAP 组之前，回到基本饮食。先停止第一组的所有食物。等三天（72 小时）后，再把另一组食物引入你的饮食中。

继续这样做，直到尝试了所有的食物组。在任何时候尝试到一种你吃了有反应的食物，应立即停止吃这种食物。稍后再试一次，量要小一些，看看反应是否有所不同。

如果一种食物中不止含有一种 FODMAP 成分，等分别尝试过每个 FODMAP 组的食物后再去尝试它。如果你能分别耐受这些 FODMAP 食物，它们混合在一起时很可能也可以耐受。

乳糖组

- 奶、奶牛、山羊奶，8 盎司（约 240 毫升）
- 软奶酪、白干酪、乳清干酪

检查标签，查看这些食品中除了乳糖以外的其他 FODMAP 成分：

- 冰淇淋、冷冻酸奶
- 布丁
- 普通酸奶
- 希腊酸奶

果糖组

- 龙舌兰糖浆或花蜜，1 汤匙
- 芦笋
- 新鲜无花果
- 蜂蜜，1 汤匙
- 芒果
- 朗姆酒，1.5 盎司
- 糖豌豆
- 苹果。注意含果糖和山梨醇
- 朝鲜蓟。注意朝鲜蓟罐头含有果糖，耶路撒冷洋蓟含有果聚糖和果糖
- 樱桃。注意含果糖和山梨醇
- 果汁。注意含果糖和山梨醇
- 梨。注意含果糖和山梨醇
- 含有高果糖玉米糖浆的产品。注意检查标签，查看其他 FODMAP 成分
- 西瓜。注意含果糖、果聚糖和甘露醇

果聚糖类

- 香蕉，成熟度超过 1/3，有褐色斑点
- 大麦
- 甜菜，2 片以上
- 西兰花，1 杯以上
- 芽甘蓝，半杯以上
- 皱叶甘蓝，超过半杯
- 海枣
- 干果：葡萄干、小红莓、黑醋栗、1 汤匙以上
- 大蒜，1 瓣
- 葡萄柚
- 菊粉和菊苣根
- 秋葵，超过 6 个
- 洋葱、葱、韭菜
- 柿子
- 开心果、腰果，1/4 杯。注意含果聚糖和半乳聚糖
- 石榴，超过 1/2 小杯
- 南瓜，超过 1/4 杯
- 黑麦
- 茶：洋甘菊、茶、茴香茶、乌龙茶，8 盎司
- 以小麦为主的食物：面食、谷类食品、饼干、面包、烘焙食品
- 洋蓟。注意洋蓟含有果聚糖，耶路撒冷洋蓟含有果聚糖和果糖
- 油桃。注意含有果聚糖和山梨醇
- 梅子 / 梅子干。注意含果聚糖和山梨醇
- 西瓜。注意含果聚糖、果糖和甘露醇

多元醇组　糖果、口香糖和含糖醇的药物：

- 赤藓糖醇

- 异麦芽糖醇

- 麦芽糖醇

- 甘露醇。另见多元醇（甘露醇）组

- 山梨醇。另见多元醇（山梨醇）组

- 木糖醇

多元醇（甘露醇）组

- 花椰菜

- 芹菜，超过 1/4 棵

- 蘑菇

- 雪豆，超过 5 个

- 红薯，半杯以上

- 胡桃南瓜，半杯以上。注意含有半乳糖和甘露醇

- 西瓜。注意含甘露醇、果糖和果聚糖

多元醇（山梨醇）组

- 杏子

- 牛油果，大于 1/8 个

- 黑莓

- 黄桃

- 甜玉米，超过 1/2 穗，超过 1/3 杯玉米粒

- 苹果 / 苹果汁。注意含山梨醇和果糖

- 亚洲梨。注意含山梨醇和果糖

- 樱桃。注意含山梨醇和果糖

- 油桃。注意含山梨醇和果聚糖

- 梨 / 梨汁。注意含山梨醇和果糖

- 梅子 / 梅子干。注意含山梨醇和果聚糖

半乳糖组（GOS）

- 胡桃南瓜，超过 1/4 杯。注意含有半乳糖和甘露醇

- 罐装鹰嘴豆，也称三角豆，超过 1/4 杯

- 咖啡，普通或不含咖啡因，超过 8 盎司

- 毛豆

- 青豆

- 鹰嘴豆，超过 1/4 杯

- 豆薯

- 豆类：黑豆、芸豆、斑豆、烤豆。注意罐装、漂洗、沥干，煮熟的豆子，其 FODMAPs 含量最低

- 罐装扁豆，半杯以上

- 坚果：开心果和腰果，1/4 杯注意含半乳聚糖和果聚糖

- 豆浆，8 盎司

- 豆腐丝

- 蔬菜 / 大豆汉堡，1 份

维持阶段

维持阶段是应长期遵循的饮食计划。这个阶段就是尽可能多地吃含 FODMAP 的食物来享受健康多样的食物，同时避免那些在清除阶段尝试的

会引发症状的食物。

FODMAP 耐受性可以随时间变化。所以，如果在重新引入阶段不能很好地耐受食物，你可以在几个月后再试一次，看看是否有什么变化。

很多 FODMAPs 含量高的食物对健康也是有益的。为了机体的整体健康和消化系统的健康，需要尽可能多地尝试不同种类的食物，同时避免可能引发的不舒服的症状和体征。